T. Sambale

Arbeitsbuch Rettungssanitäter Heute

Tobias Sambale

Arbeitsbuch Rettungssanitäter Heute

3. Auflage

ELSEVIER

Elsevier GmbH, Bernhard-Wicki-Str. 5, 80636 München, Deutschland
Wir freuen uns über Ihr Feedback und Ihre Anregungen an kundendienst@elsevier.com

ISBN 978-3-437-48275-5 eISBN 978-3-437-06549-1

Aus Gründen der Barrierefreiheit sind die Bilder in elektronischen Ausgaben dieses Buches mit Alt-Text-Beschreibungen versehen, die von Elsevier bereitgestellt werden. Mehr Informationen erhalten Sie unter https://www.elsevier.com/about/accessibility.

Bücher und Zeitschriften, die von Elsevier veröffentlicht werden, entsprechen den geltenden Produktsicherheitsanforderungen. Für etwaige Bedenken oder Fragen zur Produktsicherheit wenden Sie sich bitte an unseren autorisierten Vertreter, Elsevier B.V., productsafety@elsevier.com.

Elsevier nimmt eine neutrale Position in Bezug auf territoriale Meinungsverschiedenheiten oder Zuständigkeitsansprüche in seinen veröffentlichten Inhalten ein, einschließlich Landkarten und institutionellen Zugehörigkeiten.

Wichtiger Hinweis: Die medizinischen Wissenschaften unterliegen einem sehr schnellen Wissenszuwachs. Der stetige Wandel von Methoden, Wirkstoffen und Erkenntnissen ist allen an diesem Werk Beteiligten bewusst. Sowohl der Verlag als auch die Autorinnen und Autoren und alle, die an der Entstehung dieses Werkes beteiligt waren, haben große Sorgfalt darauf verwandt, dass die Angaben zu Methoden, Anweisungen, Produkten, Anwendungen oder Konzepten dem aktuellen Wissensstand zum Zeitpunkt der Fertigstellung des Werkes entsprechen.
Der Verlag kann jedoch keine Gewähr für Angaben zu Dosierung und Applikationsformen übernehmen. Es sollte stets eine unabhängige und sorgfältige Überprüfung von Diagnosen und Arzneimitteldosierungen sowie möglicher Kontraindikationen erfolgen. Jede Dosierung oder Applikation liegt in der Verantwortung der Anwenderin oder des Anwenders. Die Elsevier GmbH, die Autorinnen und Autoren und alle, die an der Entstehung des Werkes mitgewirkt haben, können keinerlei Haftung in Bezug auf jegliche Verletzung und/oder Schäden an Personen oder Eigentum, im Rahmen von Produkthaftung, Fahrlässigkeit oder anderweitig übernehmen.

Für die Vollständigkeit und Auswahl der aufgeführten Medikamente übernimmt der Verlag keine Gewähr.
Geschützte Warennamen (Warenzeichen) werden in der Regel besonders kenntlich gemacht (®). Aus dem Fehlen eines solchen Hinweises kann jedoch nicht automatisch geschlossen werden, dass es sich um einen freien Warennamen handelt.

Bibliografische Information der Deutschen Nationalbibliothek
Die Deutsche Nationalbibliothek verzeichnet diese Publikation in der Deutschen Nationalbibliografie; detaillierte bibliografische Daten sind im Internet über https://www.dnb.de abrufbar.

26 27 28 29 30 5 4 3 2 1

In ihren Veröffentlichungen verfolgt die Elsevier GmbH das Ziel, genderneutrale Formulierungen für Personengruppen zu verwenden. Um jedoch den Textfluss nicht zu stören sowie die gestalterische Freiheit nicht einzuschränken, wurden bisweilen Kompromisse eingegangen. Selbstverständlich sind **immer alle Geschlechter** gemeint.

Planung: Katharina Frank; Projektmanagement: Christine Kosel, Birgit Pietzsch
Redaktion und Herstellung: Hildegard Graf, Germering
Bildredaktion und Rechteklärung: Katja Sieger-Schauer
Satz: STRAIVE, Puducherry/Indien
Druck und Bindung: Printer Trento S.r.l., Trento/Italien
Umschlaggestaltung: FAVORITBUERO, München
Umschlagabbildung: Collage von FAVORITBUERO unter Verwendung lizenzierter Motive von Shutterstock: Krankenwagen © GoodStudio / Defi © Anton Shaparenko / Infusion © Feri Ssaputra / Herz © Concept_Creator / Liege © Uswa KDT / Stethoskop + Pille © sheikhjee92 / Medikament © Telnov Oleksii / Hintergrund: © WD Ashari / Punkte + Kreise © Molibdenis-Studio / Blaulicht © YG Studio
Umschlagbearbeitung: SpieszDesign, Neu-Ulm

Aktuelle Informationen finden Sie im Internet unter **www.elsevier.de**

Vorwort

Liebe Leserinnen und Leser,
ich freue mich sehr, dass Sie dieses Buch in Ihren Händen halten. Ich bedanke mich für Ihr Vertrauen, und ich hoffe, dass wir Sie gut durch die Ausbildung zur Rettungssanitäterin beziehungsweise zum Rettungssanitäter begleiten können. Das diesem Arbeitsbuch zugrunde liegende Lehrbuch *Rettungssanitäter Heute* haben wir in der neuen Auflage umfassend überarbeitet und näher an die aktuelle Ausbildungsrealität gebracht. Gliederung und Inhalte sind nun der Musterausbildungsordnung angeglichen. Und natürlich folgen Gliederung und Inhalte dieses Arbeitsbuches dem nach.
Sie finden hier eine Vielzahl möglicher Fragen, die Ihnen während der Ausbildung, in den Prüfungen und in der späteren Praxis begegnen können. Sie bilden einen breiten Querschnitt ab, sodass Sie Ihr Wissen in allen notwendigen Bereichen testen können.
Am besten nutzen Sie das Buch ausbildungsbegleitend zur Selbstkontrolle, nachdem Sie ein Kapitel des Lehrbuchs bearbeitet haben. Nach Beantwortung der Aufgaben und Kontrolle der Lösungen sollten Sie erneut in das Lehrwerk schauen und die jeweiligen Kapitel noch einmal bearbeiten, um Ihren Lernerfolg zu steigern. Oder aber Sie nutzen das Arbeitsbuch zur Prüfungsvorbereitung. Springen Sie zwischen Kapiteln hin und her, fragen Sie sich gegenseitig ab oder stellen Sie sich vor, dass sich ein Prüfer weitere Erklärungen zu den Fragen wünscht, sodass Sie das freie Vortragen üben können.
Ich möchte Sie außerdem dazu einladen, neugierig zu bleiben. Die Tätigkeit im Rettungsdienst ist spannend, herausfordernd und verantwortungsvoll. Sie erfordert Hingabe und Wissbegierde. Geben Sie sich daher bitte mit den Fragen und Themen in diesem Arbeitsbuch nicht zufrieden, sondern versuchen Sie, die organisatorischen Rahmenbedingungen, die Arbeitstechniken und die Krankheitsbilder im Detail zu verstehen. Sie werden merken, dass Ihnen die Arbeit dann besondere Freude bringen wird und die Patientenversorgung Ihnen besonders leicht von der Hand geht. Dabei wünsche ich Ihnen viel Erfolg.
Zunächst aber drücke ich Ihnen die Daumen für die anstehende Prüfung!

Bremen, im Frühjahr 2026
Tobias Sambale

Hinweis zu den Lösungen

Bei den Aufgaben, die im Lösungsteil mit einem Sternchen versehen sind (*), kann es über die genannten Lösungen hinaus auch weitere mögliche Lösungen geben.

Fehler gefunden?

An unsere Inhalte haben wir sehr hohe Ansprüche. Trotz aller Sorgfalt kann es jedoch passieren, dass sich ein Fehler einschleicht oder fachlich-inhaltliche Aktualisierungen notwendig geworden sind.
Sobald ein relevanter Fehler entdeckt wird, stellen wir eine Korrektur zur Verfügung. Mit diesem QR-Code gelingt der schnelle Zugriff.

https://www.elsevier.com/de-de/resources/errata

Wir sind dankbar für jeden Hinweis, der uns hilft, dieses Werk zu verbessern. Bitte richten Sie Ihre Anregungen, Lob und Kritik an folgende E-Mail-Adresse: kundendienst@elsevier.com

Inhaltsverzeichnis

Aufgaben

1 Organisatorische Grundlagen ... 2
2 Im Krankentransport und Rettungsdienst mitwirken ... 4
3 Sich in Krankentransport und Rettungsdienst angemessen verhalten ... 9
4 Verschiedene rechtliche Fragestellungen berücksichtigen ... 25
5 Bei der standardisierten Patientenversorgung mitwirken ... 29
6 Nach hygienischen Grundsätzen arbeiten ... 32
7 Pharmakologische Grundlagen im Einsatz berücksichtigen ... 35
8 Dokumentieren in Krankentransport und Rettungsdienst ... 40
9 Transport und Übergabe durchführen ... 42
10 Sich in besonderen Einsatzlagen angemessen verhalten ... 47
11 Menschen mit A-Problemen versorgen ... 51
12 Menschen mit B-Problemen versorgen ... 54
13 Menschen mit C-Problemen versorgen ... 62
14 Menschen mit D-Problemen versorgen ... 82
15 Menschen mit E-Problemen versorgen ... 88
16 Informationen durch Anamneseerhebung gewinnen ... 92
17 Bei der weiteren Versorgung mitwirken ... 94
18 Menschen mit Verletzungen versorgen ... 96
19 Menschen nach Elektrounfällen versorgen ... 112
20 Menschen nach Tauch- und Ertrinkungsunfällen versorgen ... 113
21 Patientinnen mit gynäkologischen und geburtshilflichen Notfällen versorgen ... 115
22 Notfälle bei Säuglingen, Kindern und Jugendlichen versorgen ... 121
23 Ältere Menschen versorgen ... 125
24 Menschen mit abdominellen Beschwerden versorgen ... 127
25 Menschen mit psychischen Störungen versorgen ... 139
26 Menschen mit Vergiftungen versorgen ... 144
27 Menschen mit Infektionskrankheiten versorgen ... 146
28 Psychosoziale Erste Hilfe (PSNV) sicherstellen ... 148
29 Akute Belastungsreaktionen und Posttraumatische Belastungsstörungen erkennen ... 149
30 Bewältigungsstrategien (Copingstrategien) nutzen ... 151
31 Kollegiale Unterstützung sicherstellen ... 152

Lösungen

1 Organisatorische Grundlagen ... 154
2 Im Krankentransport und Rettungsdienst mitwirken ... 156
3 Sich in Krankentransport und Rettungsdienst angemessen verhalten ... 160
4 Verschiedene rechtliche Fragestellungen berücksichtigen ... 175
5 Bei der standardisierten Patientenversorgung mitwirken ... 180
6 Nach hygienischen Grundsätzen arbeiten ... 182
7 Pharmakologische Grundlagen im Einsatz berücksichtigen ... 184
8 Dokumentieren in Krankentransport und Rettungsdienst ... 189
9 Transport und Übergabe durchführen ... 191
10 Sich in besonderen Einsatzlagen angemessen verhalten ... 196
11 Menschen mit A-Problemen versorgen ... 199
12 Menschen mit B-Problemen versorgen ... 202
13 Menschen mit C-Problemen versorgen ... 210
14 Menschen mit D-Problemen versorgen ... 228
15 Menschen mit E-Problemen versorgen ... 234
16 Informationen durch Anamneseerhebung gewinnen ... 238
17 Bei der weiteren Versorgung mitwirken ... 239
18 Menschen mit Verletzungen versorgen ... 241
19 Menschen nach Elektrounfällen versorgen ... 254
20 Menschen nach Tauch- und Ertrinkungsunfällen versorgen ... 255
21 Patientinnen mit gynäkologischen und geburtshilflichen Notfällen versorgen ... 257
22 Notfälle bei Säuglingen, Kindern und Jugendlichen versorgen ... 262
23 Ältere Menschen versorgen ... 266
24 Menschen mit abdominellen Beschwerden versorgen ... 268
25 Menschen mit psychischen Störungen versorgen ... 278
26 Menschen mit Vergiftungen versorgen ... 282
27 Menschen mit Infektionskrankheiten versorgen ... 284
28 Psychosoziale Erste Hilfe (PSNV) sicherstellen ... 286
29 Akute Belastungsreaktionen und Posttraumatische Belastungsstörungen erkennen ... 287
30 Bewältigungsstrategien (Copingstrategien) nutzen ... 289
31 Kollegiale Unterstützung sicherstellen ... 291

Aufgaben

Organisatorische Grundlagen

1.1 Richtig oder falsch?

	Richtig	Falsch
1. Die Rettungssanitäterausbildung ist bundesweit anerkannt und umfasst das sogenannte „520-Stunden-Programm“.	☐	☐
2. Die Rettungssanitäterausbildung stellt die rettungsdienstliche Basisqualifikation dar. Nach ihrem Abschluss kann die Notfallsanitäterausbildung um 1 Jahr verkürzt werden.	☐	☐
3. Die Ausbildung zum Technischen Rettungsssanitäter dauert 24 Monate.	☐	☐
4. Rettungssanitäter führen selbstständig Krankentransporte durch und assistieren Notfallsanitätern und Notärzten im Notfalleinsatz.	☐	☐

1.2 Beschreiben Sie den Aufbau der Rettungssanitäterausbildung.

1.3 Nennen Sie 6 besondere Arbeitsbedingungen im Rettungsdienst.

-
-
-
-
-
-

1.4 Erläutern Sie ein Beispiel für die Bündelung von Einzelinformationen zu den sogenannten „Chunks“.

1.5 Unterscheiden Sie Fort- und Weiterbildung im Rettungsdienst.

1.6 Erläutern Sie die Abbildung.

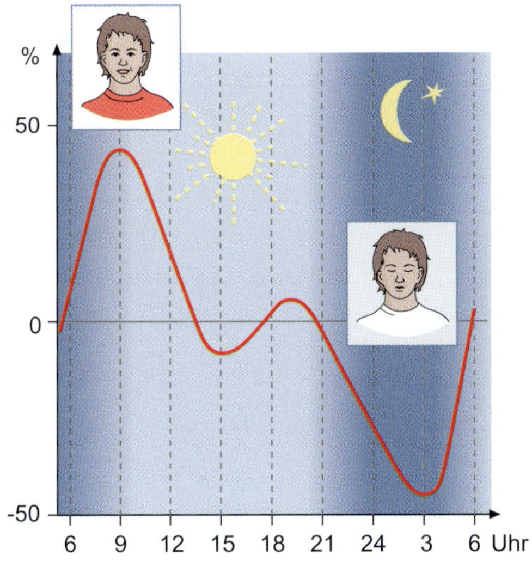

1.7 Richtig oder falsch?

	Richtig	Falsch
1. Die meisten Menschen können sich länger als 20 Minuten voll konzentrieren.	☐	☐
2. Nach spätestens 20 Minuten Lernen sollte eine individuelle Lernpause von einigen Sekunden erfolgen.	☐	☐
3. Nach ca. 45 Minuten empfiehlt es sich, eine Auffrischungspause von 15–20 Minuten zu machen.	☐	☐
4. In den kurzen Minipausen ist es ratsam, das Gebäude zu verlassen, um etwas frische Luft aufzunehmen.	☐	☐
5. Nach etwa 3 Stunden Lerntätigkeit braucht der Körper eine längere Erholungspause von etwa 1,5 Stunden.	☐	☐

1.8 Planen Sie Ihr Vorgehen.

Ihre Kurskollegin Julia hat Befürchtungen, die anstehende Rettungssanitäterprüfung nicht zu bestehen. Sie leidet seit ihrer Kindheit unter Prüfungsangst. Sie fragt Sie nach Tipps im Umgang mit ihrer Angst.

2.1 Unterscheiden Sie „Rettungsfachpersonal" und „Sanitätspersonal".

2.2 Erläutern Sie, wie die jeweiligen Berufe rechtlich geregelt sind.

Notfallsanitäter:

Rettungssanitäter:

Rettungshelfer:

2.3 Bewerten Sie die Situation.

Sie haben Ihre Rettungssanitäterausbildung erfolgreich abgeschlossen und werden von einem guten Bekannten gefragt, ob Sie nicht in seinem Unternehmen als Betriebssanitäter anfangen möchten. Ist Ihnen dies nun möglich?

2.4 Nennen Sie mindestens 5 Aufgaben des Rettungsdienstpersonals während eines Notfalleinsatzes.

-
-
-
-
-

2.5 Nennen Sie mindestens 5 Aufgaben des Rettungsdienstpersonals an einer Rettungswache.

- ___
- ___
- ___
- ___
- ___

2.6 Definieren Sie die Begriffe „Notfallrettung" und „qualifizierter Krankentransport".

Notfallrettung:

___

Qualifizierter Krankentransport:

___

2.7 Tragen Sie die jeweiligen prozentualen Anteile in die Abbildung ein.

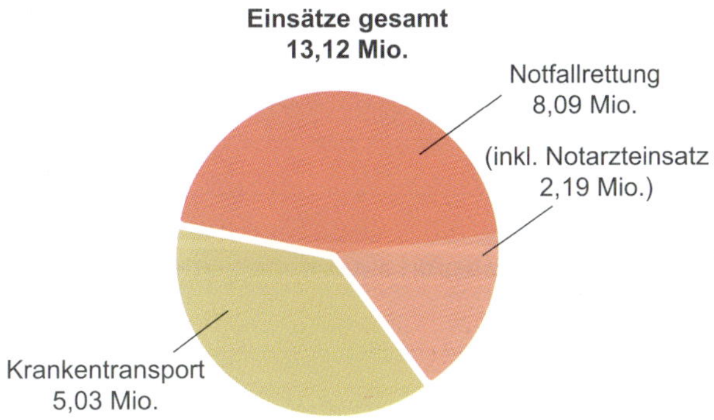

2.8 Erläutern Sie, wer im Regelfall Träger des Rettungsdienstes in den deutschen Bundesländern ist.

___

2.9 Unterscheiden Sie zwischen einsatzabhängigen und einsatzunabhängigen Kosten.

2.10 Ergänzen Sie die Tabelle.

Krankenkraftwagen

Typ	Benennung	Beschreibung
	Krankentransportwagen (KTW)	
		Konstruiert zur Erstversorgung, zum Transport und zur Überwachung eines Patienten.
Typ C		

2.11 Nennen Sie mindestens 5 mögliche Einsatzzwecke von Luftrettungsmitteln.

2.12 Erläutern Sie Situationen, in denen der Primärtransport eines Notfallpatienten auch mit einem KTW erfolgen könnte.

2.13 Erläutern Sie die Aufgaben von Schwerlastrettungswagen (S-RTW).

2.14 Benennen Sie die einzelnen Glieder der Rettungskette.

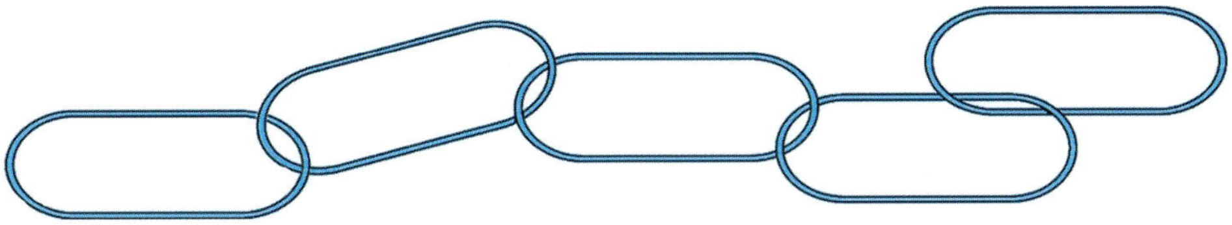

© Rüdiger Himmelhan, Heidelberg

2.15 Nennen Sie mindestens 4 Maßnahmen, die zu den „lebensrettenden Sofortmaßnahmen" zählen, und erläutern Sie, wieso diese besonders wichtig sind.

- ______
- ______
- ______
- ______

2.16 Unterscheiden Sie „qualifizierten" und „unqualifizierten Krankentransport".

______

______

______

______

______

______

2.17 Erläutern Sie die jeweiligen Transportarten.

Formen des Krankentransports	
Einweisungstransport	
Konsilartransport	
Verlegungstransport	
Entlassungstransport	

2.18 Nennen Sie mindestens 5 mögliche Transportanlässe für einen qualifizierten Krankentransport.

______

______

______

______

______

2.19 Planen Sie Ihr Vorgehen.

Sie werden zu einem Krankentransport gerufen. Der Ehemann der Patientin erläutert Ihnen, dass seine Ehefrau stark dement und nicht mehr gehfähig sei. Sie habe in den letzten Tagen einen fieberhaften Infekt entwickelt und ihr Hausarzt habe sie telefonisch eingewiesen.

2.20 Nennen und erläutern Sie die 5 Phasen des Krankentransports.

Phasen des Krankentransports

Phase	Bezeichnung	Erklärung
Phase 1		
Phase2		
Phase 3		
Phase 4		
Phase 5		

3.1 Ergänzen Sie die Abbildung.

Tipp: Es handelt sich bei der Abbildung um den sogenannten Führungskreis.

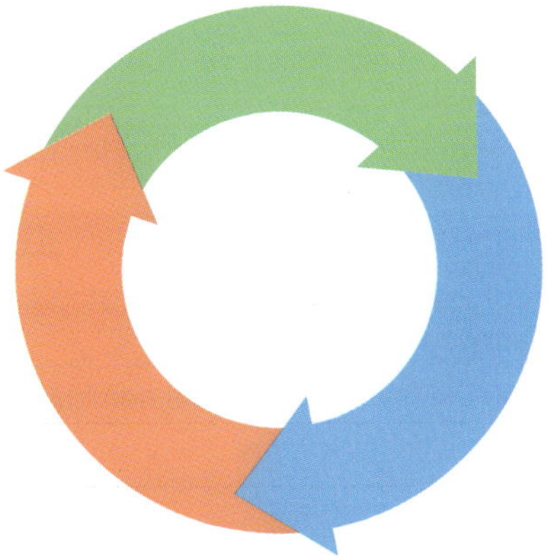

© Stefan Dangl, München

3.2 Ergänzen Sie den Text.

Altenpfleger – Berufsgruppe – Deutschland – Fachweiterbildungen – Faktoren – generalistischen – Gesundheitswesen – Kompetenzen – Personen – Registrierungspflicht – Schnittstellen

Professionell Pflegende stellen in Deutschland zahlenmäßig die größte ______________ im ______________ dar. Ihre Zahl wird auf etwa 1,5 Millionen ______________ geschätzt, wobei diese Schätzung aufgrund zahlreicher ______________, etwa der nicht vorhandenen ______________ für beruflich Pflegende, sehr grob ist. So arbeiten Rettungsfachkräfte und Pflegekräfte auch an vielfältigen ______________ zusammen.

Bisher wurden Pflegende in ______________ unterschiedlich ausgebildet. Der klassisch bekannte Beruf der „Krankenschwester" veränderte sich in den letzten Jahrzehnten zu dem der Gesundheits- und Krankenpflege. Seit 2020 werden im Rahmen der „______________ Pflegeausbildung" Gesundheits- und Krankenpfleger, ______________ und Kindergesundheits- und Krankenpfleger gemeinsam zu Pflegefachpersonen ausgebildet, die ______________ in allen drei Bereichen erwerben und sich erst später spezialisieren sollen. Nach der Ausbildung können verschiedene ______________, zum Beispiel zur Intensivpflegekraft, absolviert werden.

3.3 Wie viele Jahre dauert die ärztliche Ausbildung?

- ☐ 4 Jahre Medizinstudium, 3–4 Jahre Facharztausbildung
- ☐ 5 Jahre Medizinstudium, 4–5 Jahre Facharztausbildung
- ☐ 6 Jahre Medizinstudium, 5–6 Jahre Facharztausbildung
- ☐ 6 Jahre Medizinstudium, 4–5 Jahre Facharztausbildung
- ☐ 5 Jahre Medizinstudium, 3–4 Jahre Facharztausbildung

3.4 Richtig oder falsch?

	Richtig	Falsch
1. Heilerziehungspfleger arbeiten im sozialpsychiatrischen Dienst.	☐	☐
2. Hebammen führen auch Hausgeburten durch.	☐	☐
3. Kräften der Polizei kommt im Rahmen von Verkehrsunfällen die Aufgabe zu, die Unfallstelle abzusichern und die Unfalldaten aufzunehmen.	☐	☐
4. Im Rahmen von Gefährdungslagen durch andere Personen liegt die Einsatzleitung immer bei der Polizei.	☐	☐
5. Die Kernaufgaben der Feuerwehr lassen sich unter dem Motto „Retten“, „Löschen“, „Bergen“ und „Schützen“ zusammenfassen	☐	☐
6. Die Feuerwehr hat allerdings keine präventiven Aufgaben.	☐	☐
7. Bei technisch aufwändigen Rettungen liegt die Einsatzleitung bei den Kräften der Feuerwehr.	☐	☐

3.5 Ergänzen Sie die Tabelle.

	Notarztwagen (NAW)	Rettungshubschrauber (RTH)
Vorteile		
Nachteile		

3.6 Korrigieren Sie die Fehler im Text.

Das Technologische Hilfswerk ist die deutsche Zivil- und Katastrophenschutzeinheit des Bundeskanzlers, in der etwa 1.800 haupt- und 80.000 ehrenamtliche Helfer tätig sind. Ihre Aufgaben und Strukturen werden im THW-Gesetz sowie im Zivilschutz- und Katastrophenhilfegesetz geregelt. Das THW ist dem Bundeministerium des Äußeren unterstellt. Sein Hauptsitz liegt in Heilbronn. Die Aufgaben, die das THW im In- und Ausland wahrnimmt, sind vielfältig. Im Rahmen von größeren Schadenslagen oder Katastrophen kommt es immer wieder zu einem erhöhten Bedarf medizinischer Hilfe und Infrastrukturmaßnahmen, etwa Einsatzstellenausleuchtung, Wasserpumpeneinsatz, Räumarbeiten oder Materiallogistik. So unterstützte das THW die nationalen Einheiten von Feuerwehr und Katastrophenschutz beim Waldbrand an Ahr und Erft im Jahr 2021, bei dem insgesamt 17.000 THW-Einsatzkräfte ihren Dienst taten. Auch im Rahmen der Obdachlosenversorgung von 2014 bis 2016 oder während der Coronavirus-Pandemie war das THW im Einsatz.

3.7 Unterscheiden Sie DLRG und DGzRS.

____

____

____

____

____

____

____

3.8 Erläutern Sie die Aufgaben der Bergrettung.

3.9 Wie ist der Katastrophenschutz in Deutschland organisiert?

3.10 Nennen Sie mindestens 3 übergeordnete Ziele erfolgreicher Kommunikation.

-
-
-

3.11 Erläutern Sie die folgenden Begriffe.

- **Verbale Kommunikation:**

- **Nonverbale Kommunikation:**

- **Paraverbale Kommunikation:**

3.12 Ergänzen Sie den Text.

Umstand – Faktor – Haltung – Gesprächstechnik – Prinzipien – Interaktionsprozesses – Kommunikation – Interesse – Störungen

Für eine angemessene Kommunikation im Krankentransport stellt der wichtigste ______________ die innere Haltung des Rettungsfachpersonals dar. Besteht ein ernsthaftes ______________ am Patienten und dessen Empfinden, wirkt sich dieser ______________ in der Regel sehr günstig auf das Verhältnis zwischen dem Patienten und dem Betreuenden sowie die hieraus resultierende ______________ aus. Allerdings muss bedacht werden, dass es selbst bei einer sehr zugewandten und empathischen ______________ zu ______________ des Kommunikationsvorgangs kommen kann. Hier ist die richtige ______________ von großer Bedeutung für das Gelingen eines ______________. Die richtige Gesprächstechnik kann durch das Einüben bestimmter kommunikativer ______________ entwickelt werden.

3.13 Unterscheiden Sie „offene" und „geschlossene Fragen".

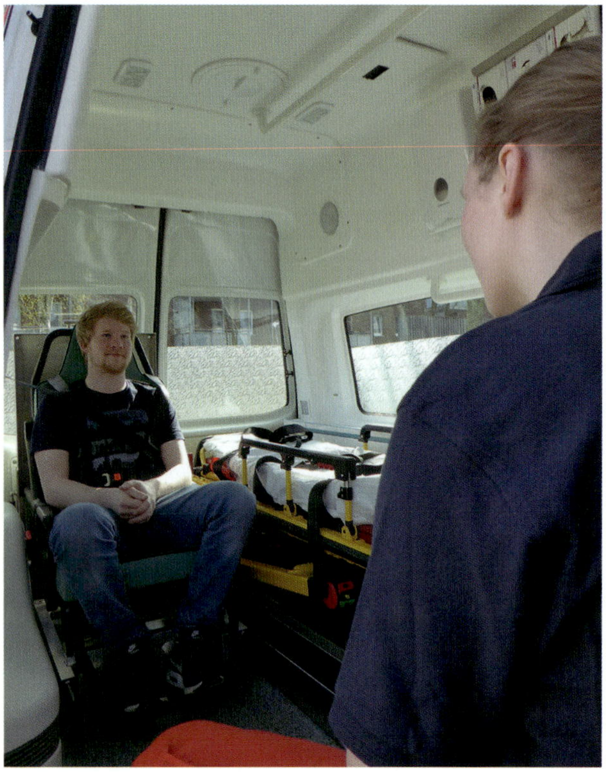

© Tobias Sambale, Hamburg

3.14 Zeichnen Sie das Kommunikationsquadrat nach Schulz von Thun ein und beschriften Sie die einzelnen Seiten.

3.15 Unterscheiden Sie Arbeitsbeziehung und emotionale Beziehung im Rahmen rettungsdienstlicher Kommunikation.

3.16 Nennen Sie jeweils mindestens 4 Regeln des Sprechens und des Zuhörens erfolgreich kommunizierender Einsatzkräfte.

Regeln des Zuhörens und des Sprechens

Erfolgreich zuhörende Einsatzkräfte ...	Erfolgreich sprechende Einsatzkräfte ...

3.17 Planen Sie Ihr Vorgehen in Hinblick auf den kommunikativen Umgang mit den betroffenen Kindern.

Sie werden zu einem Notfall in einer Reihenhaussiedlung gerufen. Eine junge Mutter ist gestürzt und hat sich eine offene Unterarmfraktur zugezogen. Sie hat sehr starke Schmerzen, sodass ihr ein Analgetikum verabreicht werden muss. Ihre beiden Kinder, ein 7- und ein 11-jähriges Mädchen, sind ebenfalls anwesend. Sie wirken sehr gefasst, machen sich natürlich aber große Sorgen um ihre Mutter. Ihre Patientin ist alleinerziehend. Die Großeltern sind bereits informiert und werden in einer halben Stunde vor Ort sein.

3.18 Beschreiben Sie die 5 Phasen der Teamarbeit

3.19 Was verbirgt sich hinter dem „I'M SAFE"-Konzept?

3.20 Nennen Sie jeweils 4 Vorteile und 4 Nachteile von Teamarbeit.

Vorteile	Nachteile
•	•
•	•
•	•
•	•

3.21 Beschreiben Sie mögliche Schwierigkeiten in Bezug auf die Teamarbeit in dieser Situation.

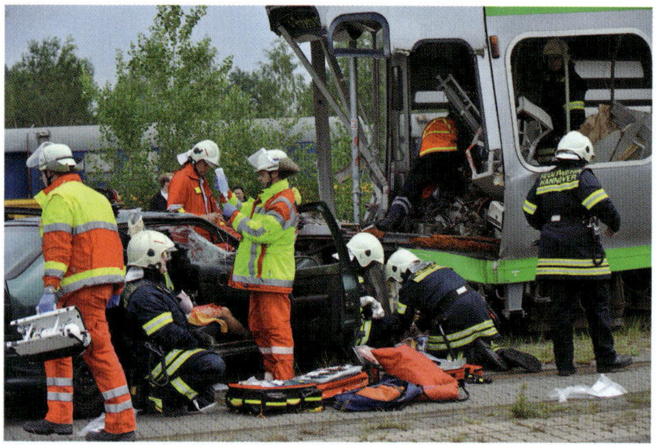

© picture alliance / dpa / Peter Steffen

3.22 Nennen Sie mindestens 5 Beispiele für Überforderungsanzeichen, die die Teamarbeit beeinträchtigen können.

- ___
- ___
- ___
- ___
- ___

3.23 Nennen Sie mindestens 5 Beispiele für problematische Verhaltensweisen, die zu Spannungen in Teams führen können.

- ___
- ___
- ___
- ___
- ___

3.24 Nennen Sie die verschiedenen Leitstellentypen und die generellen Aufgaben einer Leitstelle.

Leitstellentypen	Leitstellenaufgaben

3.25 Beschreiben Sie orientierend die Ausstattung einer Musterleitstelle.

___

___

___

___

___

___

3.26 Welche „W-Fragen“ wird ein Leitstellendisponent einem Anrufer stellen, um ein Notfallgeschehen besser einschätzen zu können?

- ___
- ___
- ___
- ___
- ___

3.27 Unterscheiden Sie Moral und Ethik.

3.28 Nennen Sie 6 medizinethische Prinzipien.

-
-
-
-
-
-

3.29 Erläutern Sie, inwieweit sich die zuvor genannten Prinzipen widersprechen können und was in einem solche Falle zu tun ist.

3.30 Beschreiben Sie die Funktion von Patientenverfügungen.

3.31 Nennen Sie mindestens 6 Arbeitsschutzvorschriften.

- ______________________________
- ______________________________
- ______________________________
- ______________________________
- ______________________________
- ______________________________

3.32 Erläutern Sie die Aufgaben der gesetzlichen Unfallversicherung.

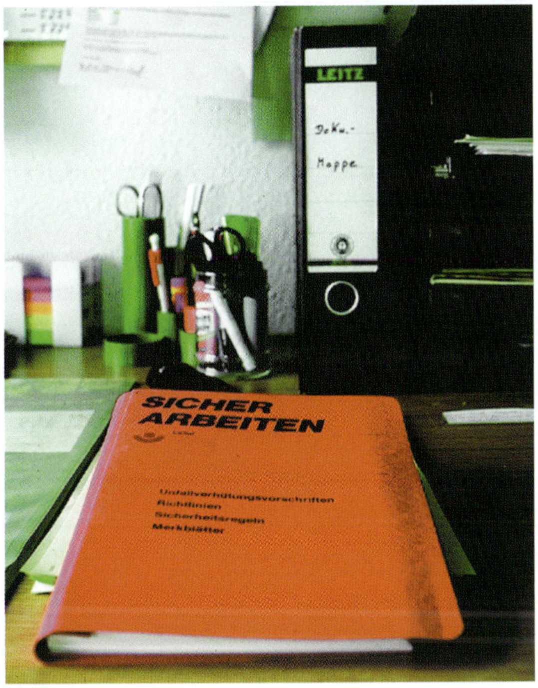

© Werner Krüper

____
____
____
____
____
____
____
____
____
____
____
____
____
____
____
____

3.33 Entscheiden Sie, ob es sich bei der geschilderten Situation um einen Arbeits- bzw. Wegeunfall handelt.

	Arbeits-/ Wegeunfall	Kein Arbeits-/ Wegeunfall
1. Sie fahren auf dem Weg zur Arbeit noch einen Umweg zu einem Bekannten, um etwas abzuholen, das Sie ihm geliehen haben. Kurz vor dessen Haustür kommt es zu einem Verkehrsunfall, bei dem Sie sich verletzen.	☐	☐
2. Sie unterbrechen Ihre Arbeit für ein privates Telefonat und stolpern dabei vor der Rettungswache über einen Bordstein und verletzen sich am Knie.	☐	☐
3. Sie führen eine Venenpunktion durch und stechen sich an der Kanüle des Venenzugangs.	☐	☐
4. Sie rutschen bei der Rettung einer Person aus einem Fahrzeug ab und verstauchen sich den Fuß.	☐	☐
5. Sie gehen in Ihrer Pause zum Supermarkt und stürzen über eine vorstehende Gehwegplatte.	☐	☐
6. Sie werden auf einer Alarmfahrt unverschuldet von einem anderen Fahrzeug übersehen. Bei der folgenden Kollision verletzen Sie sich.	☐	☐

3.34 Nennen Sie mindestens 5 mögliche Beispiele für Funkwellen im Alltag.

- ___
- ___
- ___
- ___
- ___

3.35 Erläutern Sie den Begriff „OPTA“.

___

___

___

3.36 Planen Sie Ihr Vorgehen.

Sie transportieren einen Notfallpatienten unter Inanspruchnahme von Sonder- und Wegerechten in ein Krankenhaus. Sie führen das Fahrzeug, und Ihr Teampartner betreut den Patienten. Er bittet Sie im Verlauf des Transports ein NEF nachzufordern. Wie sollten Sie nun verfahren?

___

___

___

___

___

___

3.37 Finden Sie die 9 versteckten Begriffe.

Tipp: Alle haben etwas mit analogem oder digitalem Funk zu tun.

U	V	E	U	Y	J	J	Z	W	X	G	C	C	B	B	Q
K	D	D	J	M	Q	L	M	V	H	G	R	Y	U	T	G
X	U	M	A	J	E	L	R	Q	A	A	L	Q	D	C	K
S	T	V	B	Q	V	G	Y	I	N	M	L	S	R	T	T
D	N	V	Z	B	O	S	S	E	D	M	J	K	L	M	B
K	D	T	E	T	R	A	A	N	F	K	E	B	A	N	D
F	E	S	A	T	Y	E	M	F	U	E	M	S	J	S	L
M	R	U	F	N	A	M	E	R	N	H	P	P	U	G	C
K	H	S	G	L	I	O	S	E	K	W	F	Y	L	S	J
P	Q	I	Z	V	B	R	P	Q	G	V	A	I	L	L	J
T	C	P	D	B	U	R	X	U	E	Y	N	Z	V	H	K
O	T	T	W	T	T	C	C	E	R	G	G	Z	K	B	D
L	G	H	E	W	W	R	R	N	Ä	E	E	V	C	X	W
U	O	D	H	D	M	E	V	Z	T	C	N	F	K	D	I
G	S	E	N	D	E	N	K	E	Z	W	N	E	T	Z	B
Y	V	O	O	X	N	H	Y	N	T	H	Z	X	H	I	V

3.38 Richtig oder falsch?

	Richtig	Falsch
1. Die Alarmierung des Rettungsdienstes erfolgt inzwischen fast ausschließlich digital.	☐	☐
2. Dies bietet einige Vorteile, so können zum Beispiel auch Textnachrichten zur Alarmierung gesendet werden.	☐	☐
3. Das Telenotarztsystem steht bundesweit flächendeckend zur Verfügung. Auf diesem Wege können zum Beispiel Medikamente verordnet werden.	☐	☐
4. Ein Telenotarzt kann sowohl von Rettungsdienstmitarbeitern als auch von Pflegediensten und Patienten angerufen werden.	☐	☐

3.39 Ergänzen Sie den Text.

gebündelt – Antwort – relevante – Abschluss – Höflichkeitsfloskeln – Buchstabieren – Funkgespräch – Gesprächspartners

Ein ______________________ ist ein definierter kurzer Informationsaustausch. Der Rufname des ______________________ wird zuerst genannt, darauffolgend der eigene. Zudem muss jeder Funkspruch mit der Aufforderung zur ______________________ („Kommen“) beendet werden. Bei ______________________ des Gesprächs wird dies mit dem Wort „Ende“ mitgeteilt. Es ist immer darauf zu achten, dass die Informationen so ______________________ wie möglich übermittelt werden. Dabei sollte man nicht ______________________ Details auslassen. ______________________ sollten unterlassen werden. Bei komplizierten Begriffen, etwa Eigennamen, kann das ______________________ mittels der Buchstabiertafel versucht werden.

3.40 Buchstabieren Sie den Nachnamen Kosalcyicz unter Zuhilfenahme der „deutschen Buchstabiertafel".

____

____

____

3.41 Nennen Sie mindestens 4 häufige Bedürfnisse sterbender Personen.

- ______________________________
- ______________________________
- ______________________________
- ______________________________

3.42 Erläutern Sie, wofür das Merkwort „TRAUER" steht.

____

____

____

____

____

____

____

3.43 Nennen Sie jeweils 4 sichere und 4 unsichere Todeszeichen.

Sichere Todeszeichen	Unsichere Todeszeichen
•	•
•	•
•	•
•	•

3.44 Ergänzen Sie die Tabelle.

Zeitverlauf, bis bestimmte unsichere Todeszeichen eintreten

Befund	Zeit in Sekunden
Puls- und Reflexlosigkeit (Areflexie)	
Bewusstlosigkeit	
Atemstillstand und Zyanose	
Weite, entrundete und lichtstarre Pupillen	

3.45 Unterscheiden Sie „klinischen Tod", „biologischen Tod" und „Hirntod".

3.46 Was ist die AEIOU-Regel?

3.47 Erläutern Sie Bedeutung und Durchführung einer Leichenschau.

3.48 Nennen Sie mindestens 5 Abschnitte eines Qualitätsmanagementsystems nach der DIN-EN-ISO-9000-Reihe.

-
-
-
-
-

3.49 Unterscheiden Sie die Begriffe „Tätigkeit", „Prozess" und „System".

3.50 Richtig oder falsch?

	Richtig	Falsch
1. Der Kundenbegriff im Qualitätsmanagement umfasst sowohl die klassischen „Kunden“ als auch Mitarbeiter oder andere Vertragspartner.	☐	☐
2. Ein „Produkt“ ist immer das Ergebnis von Prozessen bzw. Tätigkeiten. Im Rettungsdienst hat sich der Produktbegriff nicht durchsetzen können. Hier wird von „Dienstleistungen“ gesprochen.	☐	☐
3. Sowohl Dienstleistungen als auch Produkte können nach ihrer Fertigstellung noch korrigiert werden.	☐	☐
4. Es existieren verschiedene Qualitätsdimensionen (Struktur-, Prozess- und Ergebnisqualität).	☐	☐
5. Qualitätsmanagement wird in der Regel von den sogenannten Betriebs- und Qualitätsräten geplant und organisiert.	☐	☐

3.51 Tragen Sie die 3 Ebenen der Qualitätsaufzeichnungen in die Abbildung ein.

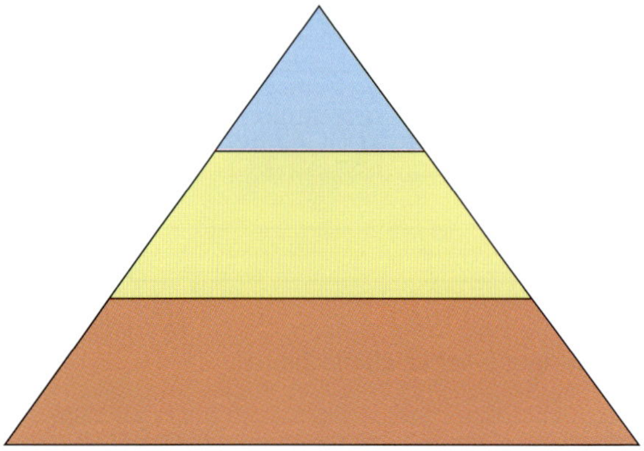

3.52 Definieren Sie den Begriff „Audit“ und geben Sie den Unterschied zwischen „internen“ und „externen Audits“ an.

3.53 Nennen Sie mindestens 5 Qualitätsziele im Rettungsdienst.

3.54 Ergänzen Sie den Text.

Nachvollziehbarkeit – Aspekte – Maximum – Einsatzmitteln – Desinfektionsplans – Qualitätsvorgabe – Behandlungsqualität – Medizintechnik – Qualitätsrichtlinien – Qualitätsvorgaben

Klare ____________________ ermöglichen es dem Mitarbeiter, anhand einer ____________________ tätig zu werden. Dies vereinfacht die ____________________ von Prozessen und senkt das individuelle Haftungsrisiko. Sie ermöglichen zum Beispiel viele ____________________ der Patientenversorgung zu standardisieren und jedem Patienten auf diese Weise ein ____________________ an ____________________ zu ermöglichen. Aber auch Prozesse, die nicht direkt mit der Patientenversorgung zu tun haben, profitieren von ____________________. So ist das Einhalten des ____________________ eine Grundvoraussetzung für die Eindämmung multiresistenter Erreger. Standardisierte Prozesse im Bereich der ____________________ liefern Sicherheit im Umgang mit den ____________________.

3.55 Tragen Sie die gesuchten Begriffe in den Regelkreis ein.

Bewertung/Steuerung – Umsetzung – Prüfung – Standardisierung

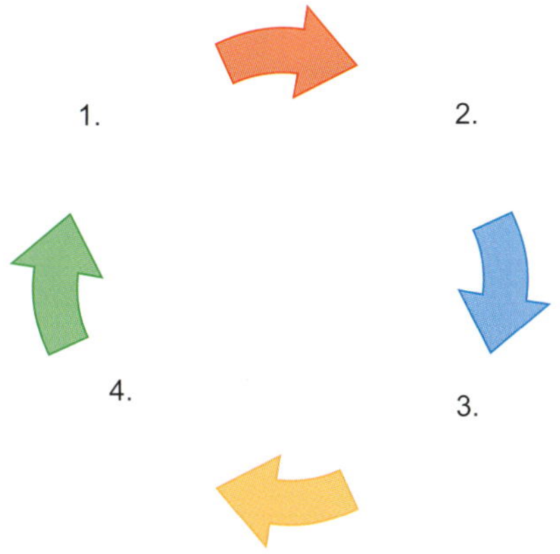

© Heike Hübner, Berlin

3.56 Nennen Sie mindestens 4 Schnittstellen des Rettungsdienstes, die durch ein gelungenes Qualitätsmanagement verbessert werden können.

- ____________________
- ____________________
- ____________________
- ____________________

3.57 Unterscheiden Sie die Begriffe und geben Sie jeweils ein Beispiel.

Managementprozesse:

____

____

____

Kernprozesse:

____

____

____

Unterstützende Prozesse:

____

____

____

3.58 Korrigieren Sie den Text.

Ergebnisqualität bezieht sich auf den organisationalen Rahmen, in dem Prozesse ablaufen. Sie hat einen wesentlichen Einfluss auf die Prozessqualität. Die Strukturqualität bezieht sich auf den eigentlichen Arbeits-, Herstellungs- oder Dienstleistungsprozess. Struktur- und Ergebnisqualität münden in die Prozessqualität. Damit ist das fertige Produkt oder die erbrachte Dienstleistung gemeint. Allerdings kann die Reihenfolge nicht umgedreht werden. Eine schlechte Ergebnisqualität kann Auswirkungen auf die Strukturqualität haben, denn sind die Kunden nicht zufrieden mit dem Produkt oder der Dienstleistung, steigen die Umsätze eines Unternehmens und damit auch seine Fähigkeit bestimmte Strukturen aufzubauen und zu unterhalten. Es müssen also immer alle vier Qualitätsdimensionen im Einklang betrachtet und geplant werden.

3.59 Nennen Sie mindestens 3 Probleme von Leitbildern.

- ____
- ____
- ____

3.60 Ergänzen Sie den Text.

Arbeit – Dokumente – Fortbildungspflicht – Funktionsbeschreibungen – Hierarchiestufen – Medizinprodukt – Mitarbeiterqualifizierung – Mitarbeiterschaft – Notfallrettung – Personalentwicklung – Prozesse

Im Qualitätsmanagement-Handbuch werden sämtliche die ____________ betreffende Themenbereiche vorgestellt. Dies wird idealerweise realisiert, indem sich Vertreter unterschiedlicher ____________ aus der ____________ vernetzen, um die betrieblichen Ziele und ____________ besprechen. Neben grundlegenden Festlegungen zur Bearbeitung von Einsätzen in der ____________, im Krankentransport und in der Patientenbeförderung gehören zum Beispiel ____________ und Handlungsanweisungen zum Umgang mit Defekten an einem ____________ zum Inhalt eines Qualitätsmanagement-Handbuchs. Beschaffung, Arbeitssicherheit und Verantwortungen werden ebenso dokumentiert und erläutert. Auch die ____________ spielt eine wichtige Rolle: Von der standardisierten und dokumentierten Einarbeitung des Mitarbeiters über ____________ bis hin zur Dokumentation und Kontrolle der ____________ des einzelnen Mitarbeiters findet sich eine Vielzahl weiterer Abschnitte, z. B. ____________ oder Zuständigkeiten.

Verschiedene rechtliche Fragestellungen berücksichtigen

4.1 Nennen Sie mindestens 5 mögliche Arten, im Rettungsdienst beschäftigt zu sein.

- ______
- ______
- ______
- ______
- ______

4.2 Nennen Sie mindestens 4 Beispiele für Vorschriften, aus denen sich die Rechte und Pflichten von hauptamtlichen Rettungsdienstmitarbeitern ergeben.

- ______
- ______
- ______
- ______

4.3 Richtig oder falsch?

	Richtig	Falsch
1. Die Anordnungsverantwortung trägt derjenige, der eine medizinische Maßnahme anordnet.	☐	☐
2. Die Durchführungsverantwortung trägt der Durchführende des Rettungsdienstes.	☐	☐
3. Ein Übernahmeverschulden liegt dann vor, wenn eine Maßnahme angeordnet und durchgeführt worden ist, die fachlich nicht korrekt war.	☐	☐
4. Auch rechtswidrige Dienstanweisungen müssen zunächst durchgeführt werden, sie können aber im Nachhinein gerichtlich bewertet und für die Zukunft ausgeschlossen werden.	☐	☐
5. Die Pflicht zur Dokumentation stellt eine sogenannte Nebenpflicht dar, die durch das Rechtsverhältnis zum Patienten begründet ist.	☐	☐

4.4 Bewerten Sie die Situation.

Ein Notarzt ordnet die Verabreichung von 3 Hüben Nitroglyzerin-Spray im Rahmen einer Herzinfarktbehandlung an. Der Patient hat jedoch einen Blutdruck von 70/40 mmHg. Müssen Sie die Gabe durchführen?

______

______

______

______

______

______

______

______

4.5 Erläutern Sie die sogenannte „Notkompetenz".

____

____

____

____

____

4.6 Nennen Sie die Bedingungen, die zum Handeln im Rahmen der Notkompetenz erfüllt sein müssen.

____

____

____

____

____

____

____

____

4.7 Richtig oder falsch?

	Richtig	Falsch
1. Notfallsanitäter sind im Rahmen ihrer Garantenstellung zum Ergreifen invasiver Maßnahmen verpflichtet.	☐	☐
2. Rettungssanitäter sind im Rahmen ihrer Garantenstellung zum Ergreifen invasiver Maßnahmen verpflichtet.	☐	☐
3. Rettungssanitäter dürfen im Rahmen der Notkompetenz die gleichen Maßnahmen durchführen wie Notfallsanitäter.	☐	☐
4. Dies gilt insbesondere für die intravenöse Verabreichung von Medikamenten.	☐	☐
5. Rettungshelfern sind keine invasiven Maßnahmen mit Ausnahme einer Defibrillation mit einem AED und ggf. der Implementierung eines Larynxtubus zuzumuten.	☐	☐

4.8 Wer trägt die straf- und haftungsrechtliche Verantwortung für durchgeführte Notkompetenzmaßnahmen?

☐ Der nachgeforderte Notarzt
☐ Das durchführende Rettungsfachpersonal
☐ Der Träger des Rettungsdienstes
☐ Der Wachleiter des Rettungswagenstandorts
☐ Der Geschäftsführer des Betriebs, dem das Rettungsfachpersonal angehört

4.9 Nennen Sie mindestens 5 Quellen für allgemeine und spezielle Strafvorschriften, die im Bereich des Rettungsdiensts Anwendung finden.

- ____
- ____
- ____
- ____
- ____

4.10 Finden Sie die 8 versteckten Begriffe.

Tipp: Sie alle beziehen sich auf rettungsdienstrelevante Rechtsvorschriften.

G	N	R	G	A	R	A	N	T	E	N	S	T	E	L	L	U	N	G	C
Y	O	V	N	X	Y	O	O	E	I	N	W	I	L	L	I	G	U	N	G
B	N	U	S	C	V	K	I	D	V	M	N	P	T	S	L	X	X	R	P
L	O	P	X	L	P	Ö	C	T	N	O	T	S	T	A	N	D	M	H	C
S	I	S	A	H	J	R	Y	I	M	K	D	N	W	G	T	V	R	W	D
S	M	V	W	P	O	P	M	C	K	W	K	T	L	A	Q	M	R	U	Q
C	I	Z	L	G	R	E	K	P	S	E	H	Ö	S	H	G	J	S	M	T
C	N	U	X	B	B	R	U	G	Q	J	U	T	H	N	Y	N	Q	J	N
V	A	G	R	O	O	V	U	B	B	V	H	U	M	G	Q	C	Q	Z	J
R	E	C	H	T	F	E	R	T	I	G	U	N	G	S	G	R	U	N	D
V	Y	W	O	P	T	R	N	H	J	G	G	G	D	F	O	S	Q	I	O
S	N	B	J	E	H	L	K	A	C	X	D	R	Y	S	H	A	X	Q	M
L	J	Y	P	D	A	E	O	S	N	D	O	H	V	V	Z	L	V	H	Y
X	P	Q	C	U	B	T	W	F	C	L	F	R	G	N	X	S	D	H	V
R	H	Q	S	J	P	Z	A	X	U	N	T	E	R	L	A	S	S	E	N
B	D	U	J	W	I	U	Z	I	C	W	C	U	Q	F	V	R	G	M	Z
Y	Z	Y	L	P	M	N	P	N	J	N	G	S	R	I	B	P	H	Q	F
T	O	I	S	T	W	G	N	W	V	Y	R	A	O	U	U	H	Y	Y	V
S	C	H	W	E	I	G	E	P	F	L	I	C	H	T	P	S	W	W	M
X	F	V	Y	O	K	W	P	Q	O	J	H	P	P	K	X	H	W	G	H

4.11 Unterscheiden Sie die Begriffe „Fahrlässigkeit“ und „Vorsatz“.

4.12 Bewerten Sie die Situation.

Sie betreten morgens die Rettungswache, als Sie Ihre Kollegen über eine Patientin reden hören, bei der einer der Anwesenden in der letzten Schicht zu Hause war. Er erzählt von der Unordnung und der Verschmutzung der Wohnung und nennt in diesem Zusammenhang auch den Namen der Patientin und ihren genauen Wohnort. Ist dieses Verhalten juristisch zu beanstanden?

4.13 Nennen und erläutern Sie die Paragrafen der Straßenverkehrsordnung, die die Fahrt mit Sonder- und Wegerechten regeln.

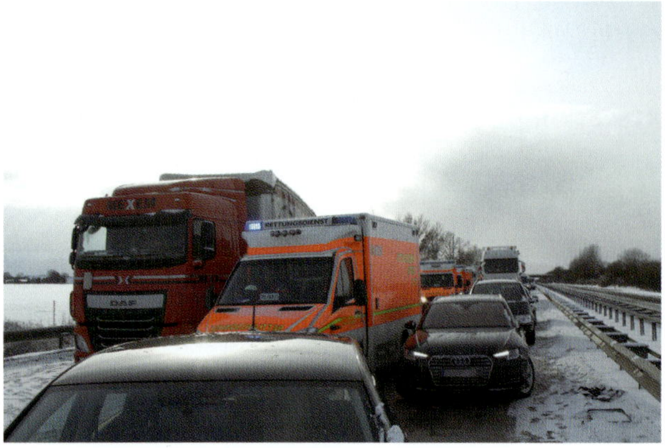

© picture alliance / rtn – radio tele nord / rtn, peter wuest

4.14 Richtig oder falsch?

	Richtig	Falsch
1. Rettungsfachpersonal wird durch einen speziellen Rechtsparagrafen vor Übergriffen geschützt.	☐	☐
2. Dabei wird explizit von „Widerstand gegen Personen, die Vollstreckungsbeamten gleichstehen" gesprochen.	☐	☐
3. Als Folge hieraus lassen sich auch polizeiliche Befugnisse des Rettungsfachpersonals ableiten.	☐	☐
4. Gewalttätige Personen können zum Schutze der Rettungskräfte von der Polizei in Gewahrsam genommen werden.	☐	☐

4.15 Nennen Sie die wichtigste Bedingung für eine wirksame Transportverweigerung durch einen Notfallpatienten.

4.16 Bewerten Sie die Situation.

Sie werden zu einer leblosen Person gerufen. Sie treffen vor dem NEF ein. Bereits an der Tür hält Ihnen die Ehefrau des Patienten eine handgeschriebene Patientenverfügung entgegen, die lebensverlängernde Maßnahmen ausschließt. Ihr Team untersucht den Patienten und stellt weder Puls noch Atmung fest. Dürfen Sie die Reanimation trotz Patientenverfügung einleiten?

5.1 Ergänzen Sie die Tabelle.

4-S-Schema

Arbeitsschritt	Fragen
Scene (engl. für Einsatzort)	
Safety (engl. für Einsatzsicherheit)	
Situation (engl. für Einsatzlage)	
Support (engl. für Einsatzunterstützung)	

5.2 Erläutern Sie die Bedeutung des Ersteindrucks.

____

____

____

____

____

____

5.3 Nennen Sie 3 Maßnahmen, mit denen Sie ein X-Problem lösen können.

- ______________________________
- ______________________________
- ______________________________

5.4 Erläutern Sie, wann es zu einer flachen und wann es zu einer vertieften Atmung kommt.

5.5 Ergänzen Sie die Tabelle.

AVPU-Schema

AVPU	Reaktion
	Patient ist wach, ansprechbar und orientiert
Voice	
	Patient reagiert auf Schmerzreiz
Unresponsive	

5.6 Beschreiben Sie Ihr Vorgehen bei der Symptomanamnese nach dem OPQRST-Schema.

5.7 Erläutern Sie den in der Abbildung dargestellten Vorgang.

Manuelle Blutdruckmessung

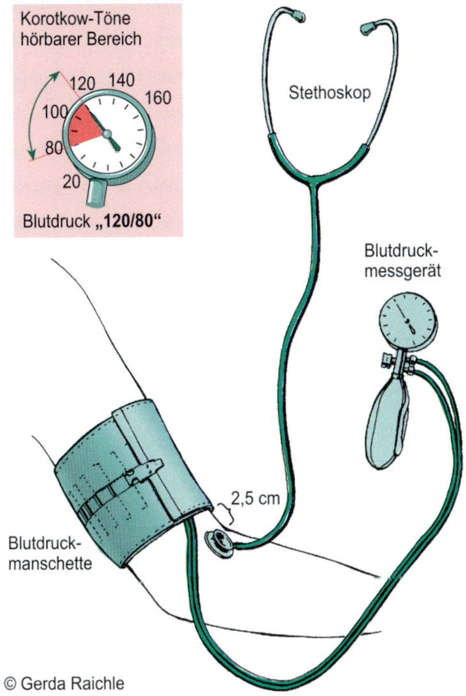

5.8 Nennen Sie mindestens 5 Beispiele für Überwachungs- und Messgeräte, die im Rettungsdienst genutzt werden.

-
-
-
-
-
-

6

Nach hygienischen Grundsätzen arbeiten

Aufgaben

6.1 Definieren Sie die Begriffe.

Hygiene und Infektionsschutz	
Infektionsschutzgesetz	
Hygiene	
Schutzimpfung	
Infektionsfahrt/Infektionstransport	
Mikroorganismen	

6.2 Beschriften Sie die Abbildung.

Infektionsquelle – direkter Übertragungsweg – indirekter Übertragungsweg – Empfänger

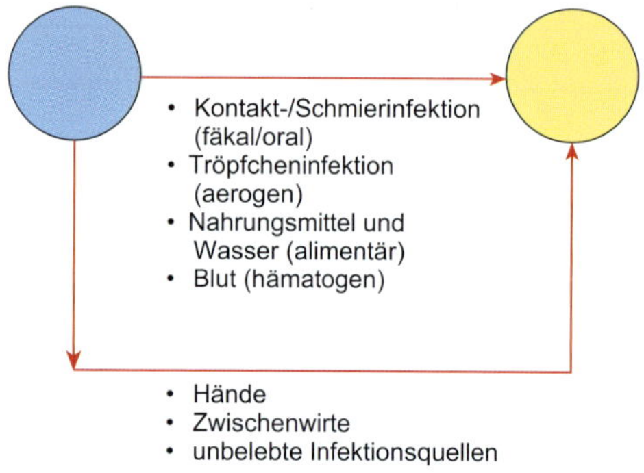

6.3 Unterscheiden Sie „Sterilisation“ und „Desinfektion“.

6.4 Nennen Sie 3 Desinfektionsarten (Anwendungsbereiche).

-
-
-

6.5 Richtig oder falsch?

	Richtig	Falsch
1. Als Kontamination wird die Infektion von Menschen mit Krankheitserregern bezeichnet.	☐	☐
2. Die Infektionsquelle ist auch immer das Erregerreservoir.	☐	☐
3. Nosokomiale Infektionen betreffen die oberen Atemwege.	☐	☐
4. Die Inkubationszeit ist der zeitliche Abstand zwischen Ansteckung und Krankheitsausbruch.	☐	☐
5. Die Infektionskette ist der Weg des Mikroorganismus von der Infektionsquelle bis zu einer Infektion.	☐	☐
6. Ein Beispiel für eine direkte Übertragung wäre die Übertragung von Krankheitserregern über die Hände des Rettungsdienstpersonals.	☐	☐

6.6 Unterscheiden Sie Alkohole und Aldehyde in Bezug auf ihre desinfizierenden Eigenschaften.

6.7 Korrigieren Sie die Fehler im Text.

Bei der Flouridprophylaxe handelt es sich um Maßnahmen, um das persönliche Risiko für Infektionserkrankungen zu senken. Dies umfasst neben der gezielten Einnahme von Aminosäuren nach bestimmten Erregerkontakten vor allem auch die Anwendung von Schutzimpfungen. Bei aktiven Impfungen werden Immunglobuline verimpft, die dem Körper sofort zur Abwehr von Krankheitserregern zur Verfügung stehen und somit einen sofortigen Immunschutz aufbauen. Es kommt jedoch nicht zu einer langanhaltenden Immunität. Bei passiven Impfungen werden verstärkte, abgetötete oder deaktivierte Erregerbestandteile verimpft, um die spezifische Immunabwehr auf die jeweiligen Erreger zu trainieren. Es kommt daher zur Produktion von Gedächtniszellen und somit zu einer langandauernden Immunität.

6.8 Nennen Sie 5 Aspekte, die die Personalhygiene nach den Vorschriften der Unfallversicherung umfasst.

- ________________________________
- ________________________________
- ________________________________
- ________________________________
- ________________________________

7.1 Nennen Sie mindestens 8 verschiedene Applikationsformen für Medikamente.

7.2 Beschreiben Sie Situationen, in denen oftmals eine rektale Gabe eines Medikaments erfolgt.

7.3 Erläutern Sie die Funktionsweise eines MAD.

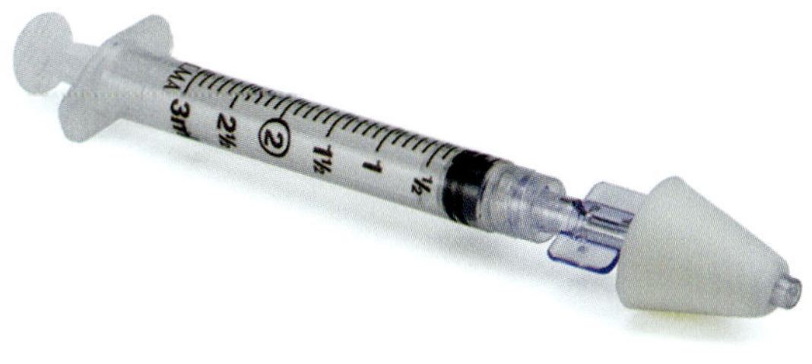

7.4 Richtig oder falsch?

	Richtig	Falsch
1. Die meisten Ampullen auf dem Markt werden mit einer Ampullensäge geliefert.	☐	☐
2. Beim Aufbrechen von Ampullen sollte immer ein Tupfer verwendet werden, um Verletzungen zu vermeiden.	☐	☐
3. Medikamente mit einer milchähnlichen Konsistenz sind manchmal auf Sojabasis. Dies sollte bei Allergikern berücksichtigt werden.	☐	☐
4. Stechampullen weisen an ihrer oberen Seite einen Gummistopfen auf, der mit einer Kanüle durchstoßen werden kann.	☐	☐
5. Stechampullen enthalten immer Trockensubstanzen, die mit Flüssigkeit aufgelöst werden müssen, und nie ein flüssiges Medikament, da dieses ansonsten den Gummistopfen anlösen könnte.	☐	☐

7.5 Nennen Sie mindestens 4 Grundsätze, die im Umgang mit sterilen Einmalartikeln gelten.

7.6 Ergänzen Sie den Text.

Luer-Lock-Anschluss – Verschlussrädchen – Infusionssystem – Schutzkappe – Einstichgummi – Infusionsdorns – Tropfkammer – steril

Zunächst sollte die Infusion ausgepackt und die __________ des Einstichgummis für das Infusionssystem entfernt werden. Dabei muss unbedingt darauf geachtet werden, dass es __________ bleibt. Nun sollte das __________ vorsichtig ausgepackt und das __________ zugedreht werden. Jetzt muss die Schutzkappe des __________ entfernt werden, damit er in das __________ am Infusionssystem gesteckt werden kann. Die __________ wird durch Zusammendrücken bis zur Markierung gefüllt. Danach wird das Infusionssystem entlüftet, indem das Verschlussrädchen geöffnet wird. Nun kann die Infusion verwendet werden. Es muss allerdings darauf geachtet werden, dass die Verschlusskappe am __________ erst entfernt wird, wenn die Infusion an die Venenverweilkanüle angebracht wird.

7.7 Bringen Sie die Bilder in die richtige Reihenfolge.

Tipp: Es handelt sich um die Vorbereitung eines Medikaments.

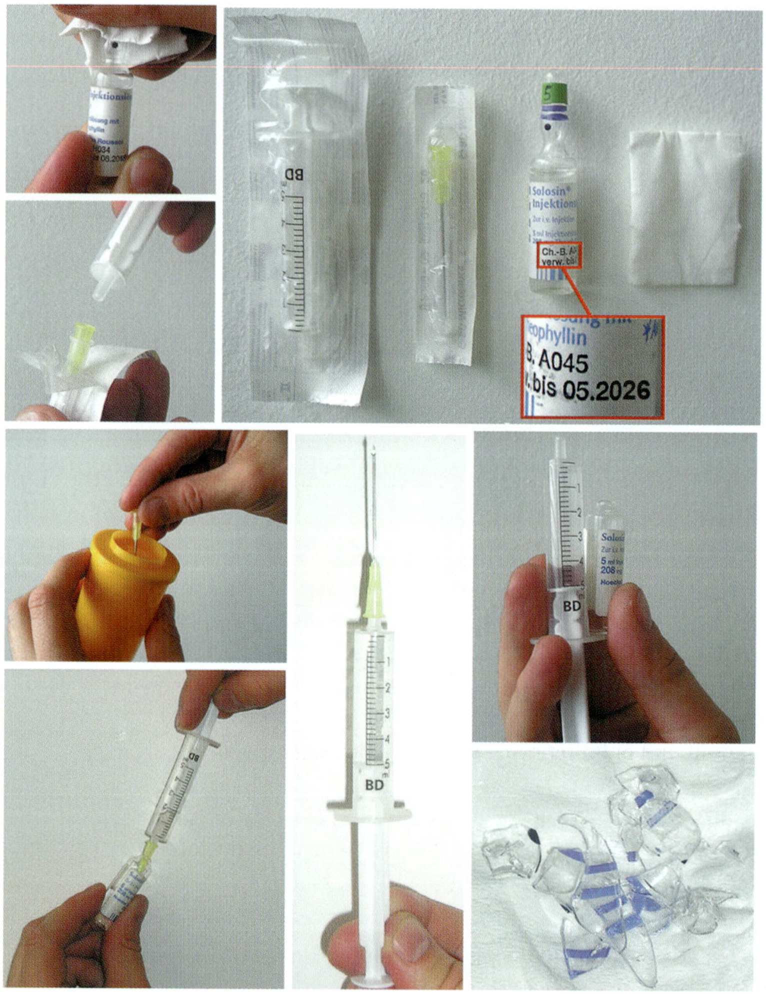

7.8 Planen Sie Ihr Vorgehen.

Sie haben sich bei der Vorbereitung eines Medikaments an einer Kanüle gestochen. Wie verfahren Sie weiter?

7.9 Bewerten Sie die getroffene Maßnahme in Bezug auf mögliche Komplikationen.

Sie werden zu einem Patienten mit einer Anaphylaxie gerufen. Herr Fallada habe eine Biene in seinem Weißbier gehabt, welche ihn an der Rachenhinterwand gestochen habe. Der Patient ist stark zyanotisch, ein deutliches Pfeifen ist während der Inspiration wahrzunehmen. Ihr Teamleiter verabreicht umgehend Adrenalin intramuskulär.

7.10 Richtig oder falsch?

	Richtig	Falsch
1. Wird ein Medikament oral appliziert, wird es vom Pankreas resorbiert und ins Blut der Pfortader überführt.	☐	☐
2. Hier wird es zur Leber transportiert, die als Filter fungiert und einen Teil des Medikaments bereits jetzt inaktiviert oder abschwächt.	☐	☐
3. Nun wird es im Körper verteilt und entfaltet seine Wirkungen im Gehirn, welches als oberstes Steuerungszentrum eine vermittelnde Funktion ausübt.	☐	☐
4. Im weiteren Verlauf durchläuft der Wirkstoff noch mehrfach die Leber und wird hier zunehmend verstoffwechselt.	☐	☐
5. Ausgeschieden wird das Medikament letztendlich über den Darm oder die Nebennieren.	☐	☐

7.11 Finden Sie die 10 versteckten Begriffe.

Tipp: Sie alle sind wichtig für das Verständnis der Funktionsweise von Medikamenten.

D	C	A	C	O	I	Z	I	K	W	Q	Y	T	O	F	Z	R	V	S	J
X	J	J	C	B	T	H	A	S	I	O	W	Y	D	F	O	E	C	U	V
Z	Y	Y	E	U	O	W	W	V	R	Z	E	C	I	I	H	S	Z	U	T
V	D	G	X	K	H	I	J	X	K	D	C	Y	L	U	Y	O	X	Y	R
N	E	E	Q	Y	F	N	N	I	E	I	H	P	I	X	T	R	K	K	D
N	F	D	R	N	W	G	F	N	I	Q	S	Q	Y	W	W	P	E	O	Q
H	R	U	U	H	I	N	A	D	N	Q	E	X	S	N	F	T	H	N	H
Z	W	P	H	G	R	D	P	I	T	Y	L	X	S	T	S	I	H	T	T
N	O	W	Q	M	K	S	P	K	R	S	W	K	N	H	B	O	G	R	S
C	U	S	H	Y	U	I	L	A	I	N	I	E	T	D	I	N	D	A	Y
S	A	N	R	R	N	I	I	T	T	Q	R	K	H	P	Q	L	X	I	E
C	N	B	J	R	G	V	K	I	T	F	K	V	J	H	A	Q	B	N	D
X	T	T	D	G	R	F	A	O	I	X	U	V	W	N	W	B	J	D	F
G	I	V	V	W	E	F	T	N	C	F	N	O	S	N	J	Y	N	I	L
W	D	L	K	E	N	P	I	M	S	F	G	X	F	M	G	Q	P	K	U
F	O	U	V	E	A	I	O	Q	C	Z	Q	I	Z	W	I	Q	F	A	U
B	T	N	G	U	E	S	N	S	Y	F	L	B	G	W	J	U	X	T	O
B	P	W	T	C	F	U	M	L	Z	W	T	F	C	Q	O	M	H	I	C
B	M	E	T	A	B	O	L	I	S	I	E	R	U	N	G	V	L	O	V
X	C	C	V	O	V	G	W	W	I	R	K	D	A	U	E	R	D	N	D

7.12 Nennen Sie die „8 großen Rs“, die bei Medikamentengaben berücksichtigt werden müssen.

7.13 Nennen Sie mindestens 5 im Rettungsdienst verfügbare Schmerzmittel.

7.14 Nennen Sie 3 Kontraindikationen für Nitroglyzerin-Spray.

____

____

____

7.15 Erläutern Sie die Wirkungsweise von Adrenalin.

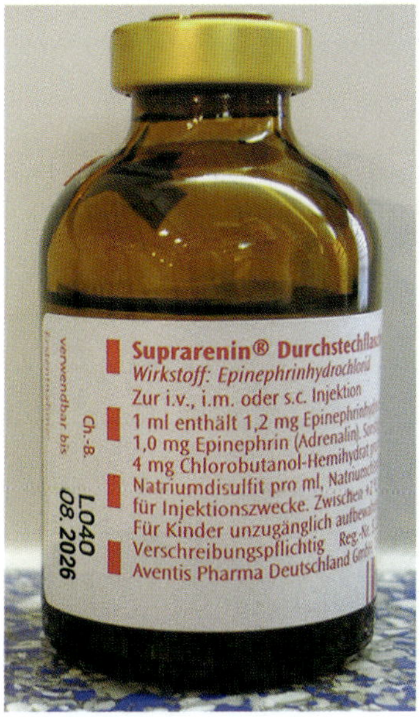

© Dr. med. Andreas Lobmüller, Stuttgart

____

____

____

____

____

____

____

____

____

____

____

____

____

7.16 Richtig oder falsch?

	Richtig	Falsch
1. Salbutamol wirkt als Sympathomimetikum weitend auf die Bronchien und ist somit gut im Rahmen eines Bronchospasmus einsetzbar.	☐	☐
2. Es wird als Inhalationslösung angeboten, die über eine Verneblermaske verabreicht werden kann.	☐	☐
3. Verneblermasken sollten lediglich mit einem O_2-Flow von unter 4 l/Min. betrieben werden, da es ansonsten zum Verspritzen der Inhalationslösung kommt.	☐	☐
4. Salbutamol wirkt auch beschleunigend auf die Herzfrequenz und sollte somit nicht bei massiven Tachykardien eingesetzt werden.	☐	☐
5. Die Hauptnebenwirkung ist eine Verengung der Pupille, die mit einer leichten Sehunschärfe einhergeht.	☐	☐

8.1 Erläutern Sie, wieso die Dokumentation des Patientenzustands und des Einsatzverlaufs bedeutsam sind.

8.2 Nennen Sie mindestens 5 Aspekte bzw. Bereiche, die eine korrekte Dokumentation umfassen sollte.

8.3 Unterscheiden Sie „objektive" und „subjektive Daten".

8.4 Planen Sie Ihr Vorgehen.

Sie werden zu einem Patienten gerufen, der Schmerzen im Bein hat. Er lebt in einer etwas verwahrlosten Wohnung und scheint Alkohol getrunken zu haben. Er ist jedoch voll orientiert, ist gehmobil und es scheint kein erhöhtes Verletzungsrisiko zu bestehen. Er sagt, seine Schmerzen seien seit einigen Tagen immer intensiver geworden. Sie hätten plötzlich angefangen, seien ausschließlich auf das rechte Knie bezogen und es habe kein traumatisches Ereignis gegeben. Das Knie sieht bei der Inspektion unauffällig aus. Als Ihr Team ihm anbietet, ihn wegen der Schmerzen in eine Klinik zu transportieren, lehnt der Patient dies ab. Er hatte gehofft, dass Sie ihm einfach ein Schmerzmittel verabreichen könnten.

8.5 Unterscheiden Sie Rettungsdienstprotokolle und Krankentransportprotokolle.

8.6 Richtig oder falsch?

	Richtig	Falsch
1. Ein Behandlungsfehler ist eine nichtindizierte Maßnahme.	☐	☐
2. Eine Komplikation ist eine nichtinduzierte Maßnahme, die jedoch keinen Schaden verursacht hat.	☐	☐
3. Einsatzprotokolle müssen 7 Jahre aufbewahrt werden.	☐	☐
4. Neben den medizinischen Aspekten sollten insbesondere Situationen, in denen es zu einer Transportverweigerung gekommen ist, gründlich dokumentiert werden.	☐	☐
5. In einigen Fällen reicht auch eine mündliche Dokumentation.	☐	☐

8.7 Diskutieren Sie folgende Aspekte.

Eine Verweigerungsunfähigkeit liegt vor bei ...
- Personen, die unter Alkohol- oder Drogeneinfluss stehen.
- Personen, die verwirrt sind.
- Personen, die unter einer Psychose leiden.
- Personen, die bewusstlos sind.

8.8 Erläutern Sie die Telematikinfrastruktur mit Bezug zur rettungsdienstlichen Tätigkeit.

Transport und Übergabe durchführen

9.1 Erläutern Sie die dargestellte Technik.

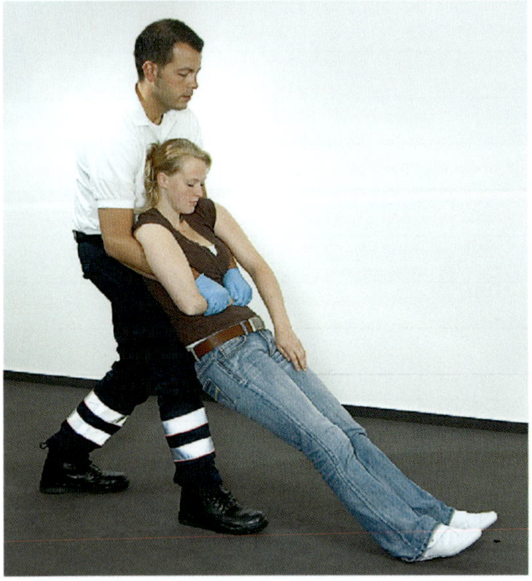

© Thomas Engbert, Design&Kommunikation, Kroonsgard

9.2 Beschreiben Sie die Lagerung, die im Rahmen von vaginalen Blutungen eingesetzt werden sollte.

9.3 Erläutern Sie die dargestellte Lagerungstechnik.

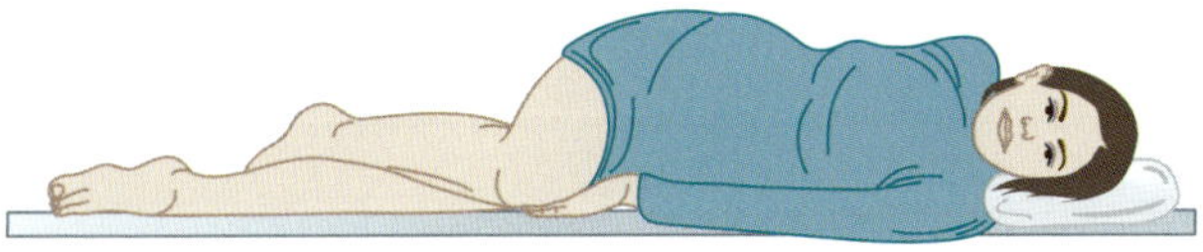

© Stefan Dangl, München

9.4 Erläutern Sie Ihr Vorgehen bei der Helmabnahme.

9.5 Unterscheiden Sie Rautek- und Heimlich-Handgriff.

9.6 Wie wird eine stabile Seitenlage durchgeführt?

9.7 Planen Sie Ihr Vorgehen.

Sie befördern Herrn Müller ins Krankenhaus. Sie wissen von seiner Ehefrau, dass die Prognose seiner Krebserkrankung ungünstig ist. Während der Fahrt spüren Sie, dass Herr Müller sehr schweigsam ist. Eine unangenehm bedrückende Atmosphäre breitet sich im Patientenraum aus.

9.8 Beschreiben Sie mögliche Unterstützungsmöglichkeiten von eingeschränkt gehfähigen Patienten.

9.9 Richtig oder falsch?

	Richtig	Falsch
1. Der Patiententransport stellt den Abschnitt des Beförderungsvorgangs dar, bei dem sogenannte Transportmittel (z. B. Trage, KTW) eingesetzt werden.	☐	☐
2. Der Patiententransfer hingegen meint den Abschnitt des Beförderungsvorgangs, bei dem der Patient kurze Strecken, etwa vom Bett auf die Trage, zurücklegt. Hierbei können Transferhilfsmittel genutzt werden.	☐	☐
3. Beim Heben eines Gegenstands oder eines Patienten sollten die eigenen Arme so körperfern wie möglich gehalten werden, um den Hebeleffekt voll ausnutzen zu können.	☐	☐
4. Zudem sollte der Rücken abgerundet werden, um eine gute Federung durch die Bandscheiben zu ermöglichen.	☐	☐
5. Ruckartige Bewegungen sollten dringend vermieden werden, da diese sich negativ auf den Bewegungsapparat auswirken können.	☐	☐

9.10 Zählen Sie die 13 „Aktivitäten, Beziehungen und existentiellen Erfahrungen des täglichen Lebens (ABEDL)" nach Krohwinkel auf.

1. ______________________
2. ______________________
3. ______________________
4. ______________________
5. ______________________
6. ______________________
7. ______________________
8. ______________________
9. ______________________
10. ______________________
11. ______________________
12. ______________________
13. ______________________

9.11 Erläutern Sie den Entstehungsprozess eines Dekubitus.

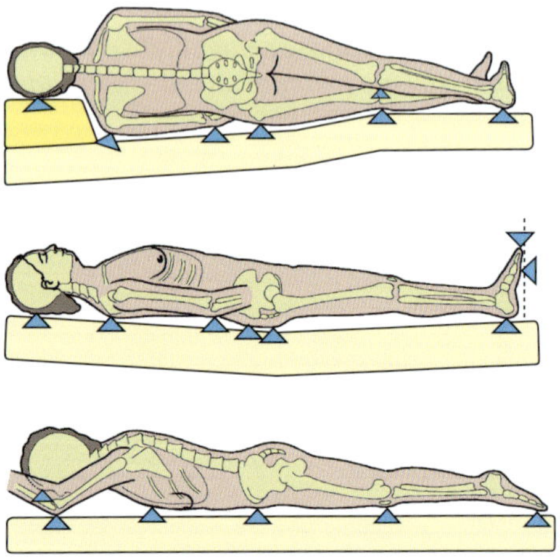

© Susanne Adler, Lübeck

____
____
____
____
____
____
____
____
____
____
____

9.12 Ergänzen Sie den Text.

Rumpfwand – Keimeintrittspforte – Blutfluss – Ersatzakkus – Batterieeinheit – Puls – Herzunterstützungssystemen – Herzinsuffizienzen – Pumpe

Einige Patienten im Krankentransport sind als Folge schwerster ______________ mit sogenannten ______________ versorgt. Diese bestehen aus einer implantieren ______________ und einer externen ______________. Verbunden sind beide Teile mit einem Kabel, welches die ______________ durchtritt. Dies stellt dementsprechend eine mögliche ______________ dar. Zu beachten ist, dass der ______________ sich durch die Pumpe verändert, was damit einhergeht, dass möglicherweise kein ______________ gefühlt werden kann, obwohl ein ausreichender Blutfluss vorhanden ist. Daneben muss dringend an die notwendigen ______________ für die Pumpe gedacht werden.

9.13 Planen Sie Ihr Vorgehen.

Sie sollen einen Patienten von einer Lungenfachklinik in ein anderes Krankenhaus transportieren. Sie und Ihre Kollegen überlegen vor dem Einsatz gemeinsam, was Sie alles bedenken müssen.

____

____

____

____

____

____

____

9.14 Erläutern Sie den Sinn und die Vorteile von Voranmeldesystemen.

____

____

____

____

____

____

____

____

9.15 Formulieren Sie beispielhaft eine Patientenübergabe. Denken Sie sich dafür zunächst einen kleinen Fall aus.

____

____

____

____

____

____

____

____

9.16 Unterscheiden Sie „SBAR“ und „ATMIST“.

9.17 Erläutern Sie, wieso eine Übergabe „so lang wie nötig, aber so kurz wie möglich“ sein sollte.

10.1 Ergänzen Sie die Tabelle.

MANV-Stufen (können regional unterschiedlich sein)

MANV-Stufe	Anzahl verletzter Patienten
MANV I	
MANV II	
MANV III	
MANV IV/ÜMANV	

10.2 Nennen Sie die wichtigsten Informationen, die bei der Erkundung im Rahmen einer größeren Lage ermittelt werden sollten.

10.3 Richtig oder falsch?

	Richtig	Falsch
1. Bestandteil einer Rückmeldung ist immer auch eine Analyse der Gefährdungslage am Einsatzort.	☐	☐
2. Einen möglichen Bereitstellungsraum im Rahmen einer Großschadenslage darf nur der organisatorische Leiter Rettungsdienst festlegen.	☐	☐
3. Eine Nachforderung weiterer Einsatzkräfte sollte schon frühzeitig erfolgen, damit Zeitverluste geringgehalten werden können.	☐	☐
4. Die Anzahl der Patienten darf niemals geschätzt werden. Auch wenn nicht alle Patienten bei der Vorsichtung zugänglich sind.	☐	☐
5. Das ersteintreffende Rettungsmittel (z. B. RTW) übernimmt die Führung über die Einsatzstelle, bis höhergestellte Kräfte (z. B. NEF oder OrgL) eingetroffen sind.	☐	☐

10.4 Erläutern Sie den Begriff „Sichtung".

10.5 Ergänzen Sie die Tabelle.

SEG-Einheit	Aufgabenschwerpunkt
	Behandlung von Patienten, Einrichtung einer Patientenablage. Errichtung von Behandlungsplätzen
Transport	
	Betreuung von unverletzten Patienten und Versorgung mit Verpflegung
Führungsunterstützung	

10.6 Erläutern Sie die „5A-1B-1C-5E-Regel".

10.7 Nennen Sie mindestens 5 taktische Grundregeln bei der Brandbekämpfung.

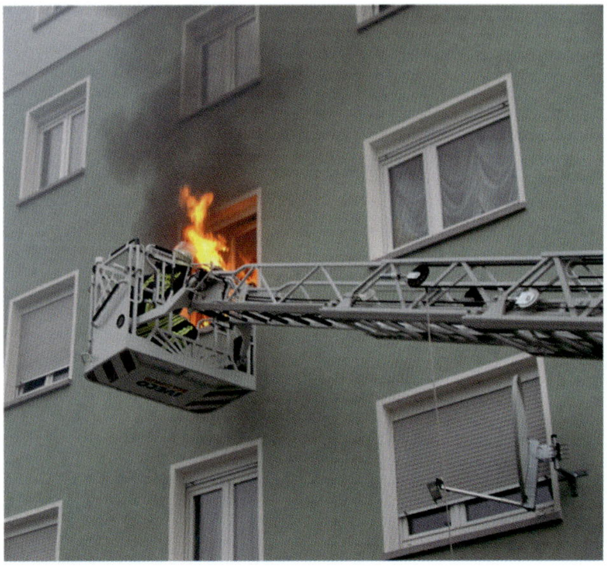

© Ralf Hettler, Aschaffenburg

10.8 Ergänzen Sie die Tabelle.

Brandklasse	Beschreibung
Brandklasse A	
Brandklasse B	
Brandklasse C	
Brandklasse D	

10.9 Planen Sie Ihr Vorgehen.

Sie werden zu einem Verkehrsunfall mit einer eingeklemmten Person gerufen. Die Feuerwehr ist bereits vor Ort. Wie sollten Sie sich taktisch verhalten?

10.10 Nennen Sie mindestens 5 mögliche Hinweise auf einen Gefahrgutunfall.

10.11 Beschriften Sie die Abbildung

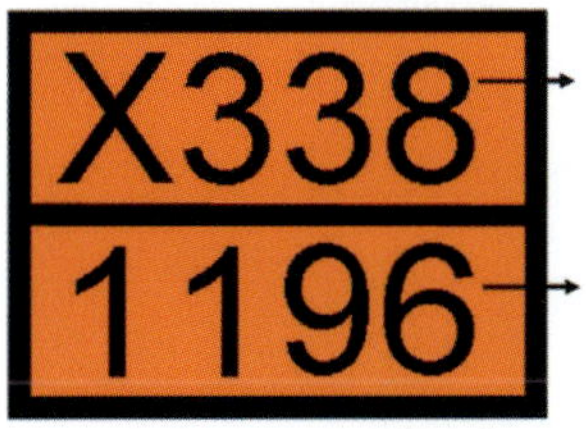

10.12 Erläutern Sie die „GAMS-Regel".

10.13 Beschreiben Sie die Abläufe bei einer Verletztendekontamination.

11.1 Beschriften Sie die Abbildung.

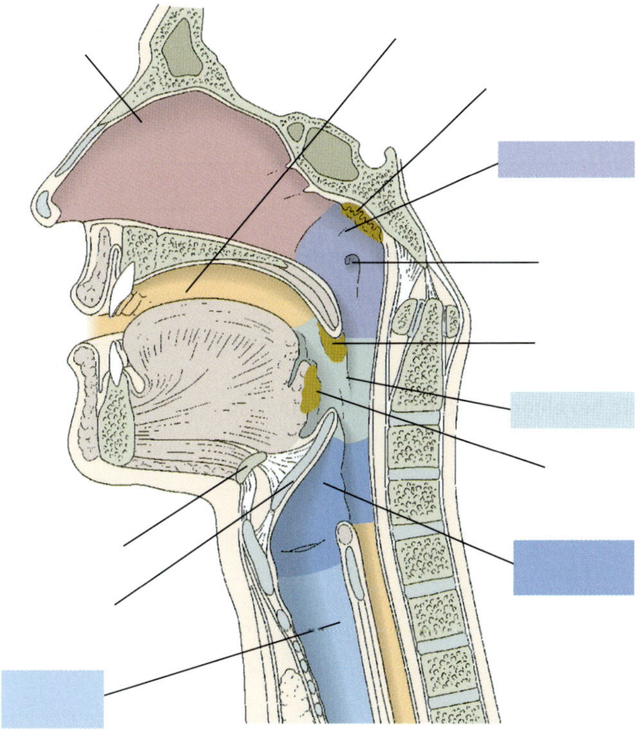

11.2 Beschreiben Sie den Aufbau des Kehlkopfes.

____

____

____

____

____

____

11.3 Nennen Sie 3 Schutzreflexe, die einen freien Atemweg gewährleisten sollen.

____

____

____

Aufgaben

11.4 Unterscheiden Sie „Freimachen“ und „Freihalten“ der Atemwege.

11.5 Erläutern Sie die Abbildung.

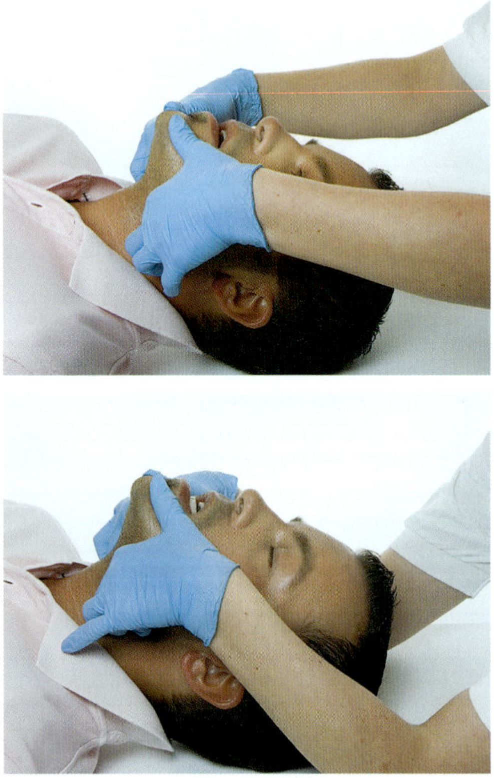

11.6 Erläutern Sie die Einsatzzwecke der beiden abgebildeten Hilfsmittel.

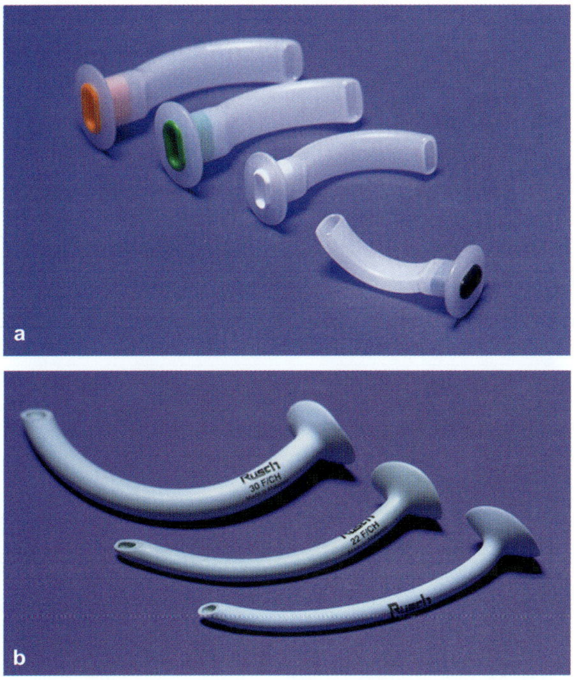

11.7 Korrigieren Sie die Fehler im Text.

Die Atemwege können, insbesondere bei gröberen Verlegungen, mit den Händen frei gemacht werden. Hierzu wird der Kopf des Patienten erhöht gelagert. Der Mund wird mit dem Esmarch-Handgriff geöffnet. Ein Finger wird in den Mund eingeführt und kann ihn nun mit Stoßbewegungen ausräumen. Dies kann gut mit der Fritsche-Lagerung kombiniert werden. Sollten die Fremdkörper tiefer liegen, ist der Einsatz der Magill-Zange notwendig. Hierbei handelt es sich um eine gerade Zange, die von der Seite in den Mund eingeführt werden kann. Dafür muss der Patient in Rückenlage liegen. Im Regelfall wird das Beatmungsgerät als Hilfsmittel eingesetzt, um eine gute Sicht auf die unteren Atemwege zu haben.

11.8 Richtig oder falsch?

	Richtig	Falsch
1. Absauggeräte arbeiten mit einem Unterdruck.	☐	☐
2. Mit einem Absaugkatheter können größere Fremdkörper entfernt werden.	☐	☐
3. Der Fingertipp dient der Unterbrechung der Absaugung beim Vorschieben des Katheters.	☐	☐
4. Beim Absaugen der unteren Atemwege muss nicht auf Sterilität geachtet werden.	☐	☐
5. Die Einführlänge wird ermittelt, indem die Strecke von der Nasenspitze bzw. dem Mundwinkel zum Ohrläppchen abgemessen wird.	☐	☐

12.1 Nennen Sie mindestens 5 Strukturen, die im Mediastinum verlaufen.

- __________
- __________
- __________
- __________
- __________

12.2 Beschreiben Sie den Aufbau der Atemwege.

12.3 Richtig oder falsch?

	Richtig	Falsch
1. Die Vitalkapazität umfasst das exspiratorische Reservevolumen, das Atemzugvolumen und die Totalkapazität.	☐	☐
2. Das Residualvolumen ist das Volumen, welches bei der Expiration als letztes ausgeatmet wird.	☐	☐
3. Das Atemzugvolumen beträgt je nach Größe, Alter und Geschlecht etwa 900 ml.	☐	☐
4. Die funktionelle Residualkapazität umfasst das Residualvolumen und das exspiratorische Reservevolumen.	☐	☐
5. Das Totraumvolumen ist das Volumen, welches sich im luftleitenden, aber nicht im gasaustauschenden System befindet.	☐	☐

12.4 Bewerten Sie die Situation.

Sie transportieren einen COPD-Patienten, welcher mit 2 l Sauerstoff pro Minute versorgt wird, von einer ländlichen Klinik in ein Universitätsklinikum. Sie führen mit dem Einverständnis des Patienten eine Pulsoxymetrie durch und erhalten einen Wert von 90 %. Der Patient gibt an, sich gut zu fühlen und keinerlei Beschwerden zu haben, die er sonst nicht auch hat. Sie erleben den Patienten als leicht kurzatmig aber freundlich und voll orientiert.

12.5 Nennen Sie die bedrohlichste Form eines Asthma-Anfalls.

12.6 Erläutern Sie die Vorgänge bei der Atemregulation.

12.7 Erläutern Sie die Grenzen der Pulsoxymetrie.

12.8 Planen Sie Ihr Vorgehen.

Sie besetzen heute einen Krankentransportwagen und sollen eine Fernverlegung eines sauerstoffpflichtigen Patienten durchführen. Dieser erhält 4 l O_2/Min. Sie verfügen über zwei 10 l-Sauerstoffflaschen. Eine davon ist mit 200 bar gefüllt, eine weitere mit lediglich 60 bar. Sie rechnen mit etwa 5 Stunden Transportzeit.

12.9 Nennen Sie mindestens 3 Sicherheitsregeln im Umgang mit Sauerstoff.

12.10 Ergänzen Sie den Text.

Atemfrequenz – Hirnfunktionen – Sauerstoffversorgung – Vergiftungen – Faktoren – Fieber

Die Atmung von Notfallpatienten kann anhand verschiedener ____________ beurteilt werden. Zu ihnen gehören die ____________, die Atemtiefe und das Atemmuster. Die Atemfrequenz wird durch viele Aspekte beeinflusst. So zum Beispiel führt ____________ zu einem Anstieg der Atemfrequenz. Ein Abfall der Atemfrequenz kann bei ____________ auftreten. Die Atemtiefe sagt etwas über die Menge Luft, die pro Atemzug in den Brustkorb des Patienten gelangt, aus. Eine zu flache Atmung kann dazu führen, dass die ____________ des Organismus nicht mehr gewährleistet wird. Veränderungen des Atemmusters liegen oftmals in Störungen der ____________ durch Vergiftungen oder Sauerstoffunterversorgung begründet. Auch Stoffwechselstörungen können sich auf das Atemmuster auswirken.

12.11 Beschriften Sie die Abbildung.

Bezeichnung	Atemmuster	Vorkommen bei …
	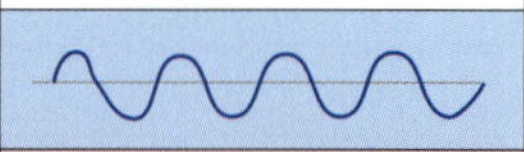	Gesunden
	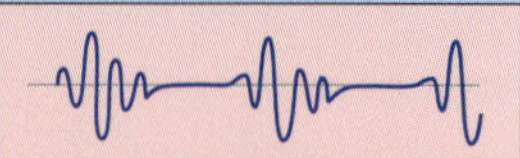	gelegentlich im Schlaf, Enzephalitis, Schlaganfall
	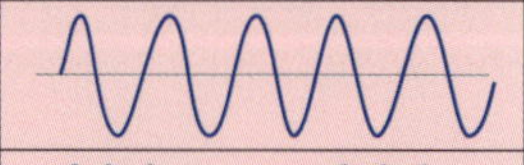	metabol. Azidose (z.B. diabetisches Koma)
	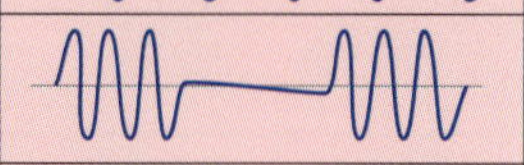	Hirnverletzung, Hirndrucksteigerung
	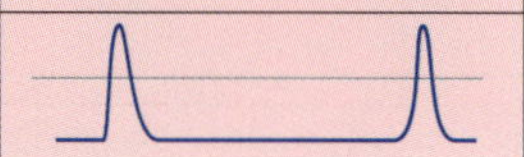	Frühgeborenen, kurz vor Todeseintritt

12.12 Planen Sie Ihr Vorgehen.

Sie werden zu einer jungen Patientin gerufen, die eine stark beschleunigte Atmung aufweist. Zudem gibt sie Kribbelgefühle in beiden Händen und im Kiefer an. Die Sauerstoffsättigung beträgt 100 %. Zeichen für eine Infektion, eine Vergiftung, ein Trauma oder einen Schlaganfall ergeben sich nicht. Ihr Kollege schlägt vor, Sauerstoff zu verabreichen.

____

____

____

____

____

____

12.13 Korrigieren Sie die Fehler im Text.

Nachdem die Atemwege freigemacht wurden, kann mit der Herzdruckmassage begonnen werden. Diese wird mit einem Beatmungsbeutel durchgeführt. Sollte eine Beutel-Masken-Beatmung nicht möglich sein, muss die Einlage eines Endotrachealtubus in den Mund-Rachen-Raum erfolgen. Die Beatmungsmaske muss im sogenannten F-Griff gehalten werden, um einen guten Maskensitz zu gewährleisten. Es sollte in jedem Falle mit einem FiO_2 von 0,1 beatmet werden. Dies kann mit Hilfe eines Heimlich-Ventils erreicht werden. Jeder Beatmungshub sollte etwa 900 ml umfassen und ca. 1 Sekunde andauern. Sichtbare Kopfbewegungen sind ein guter Anhaltspunkt für eine effektive Beatmung. Zudem sollten keine Nebengeräusche zu hören sein, die auf eine Undichtigkeit der Beatmungsmaske hindeuten könnten.

12.14 Ergänzen Sie den Text.

Cuffdruckmesser – Larynxtubus – Lunge – Cuffs – Patienten – pharyngealen – Larynxmaske – Aspirationsschutz – Beatmung – SGAs – Atemweg

Supraglottische Atemwegshilfen (______________) stellen einen Kompromiss zwischen ______________ Atemwegshilfen und Endotrachealtuben dar. Auch sie sind dafür konzipiert, den ______________ des ______________ offen zu halten, ermöglichen aber im Gegensatz zu den pharyngealen Atemwegshilfen eine ______________ direkt über die Atemwegshilfe. Sie kommen entweder auf dem Kehlkopf (______________) oder in der Speiseröhre (______________) zum Liegen und ermöglichen so eine Ventilation der ______________. Ähnlich einem Endotrachealtubus verfügen auch die meisten SGAs über blockbare ______________. Diese verschließen allerdings nicht die Luftröhre, so dass kein absoluter ______________ gewährleistet ist. Dennoch müssen auch hier die Cuffdrücke mit einem ______________ überprüft werden.

12.15 Nennen Sie je 3 Vor- und Nachteile einer endotrachealen Intubation gegenüber einer supraglottischen Atemwegshilfe.

Vorteile	Nachteile
•	•
•	•
•	•

12.16 Nennen Sie das für eine Intubation im Rettungsdienst mindestens benötigte Material.

12.17 Beschriften Sie die Abbildung.

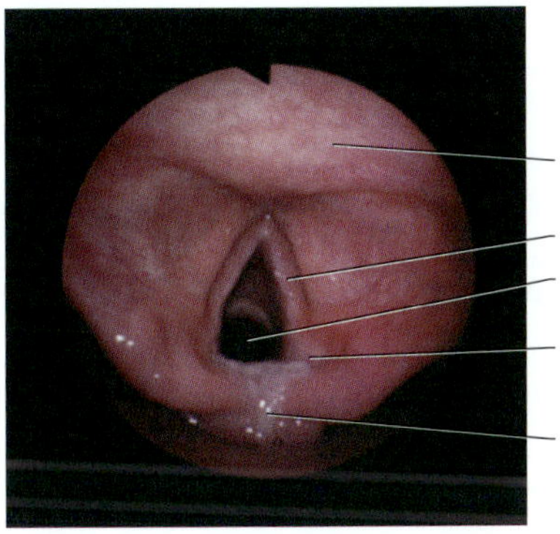

© PD Dr. G. Engel, Ingolstadt

12.18 Richtig oder falsch?

	Richtig	Falsch
1. Vor der Intubation müssen alle benötigten Materialien hergerichtet und auf ihre Funktion hin überprüft werden.	☐	☐
2. Grundsätzlich sollte es vermieden werden, im RTW zu intubieren, da hier durch den Platzmangel die Komplikationsrate höher ist.	☐	☐
3. Der Patient sollte vor der Intubation monitorüberwacht und optimal gelagert werden.	☐	☐
4. Der Intubierende hält das Laryngoskop in der linken Hand, der Tubus wird ihm in die rechte Hand gegeben.	☐	☐
5. Die Lagekontrolle des Tubus ist erfolgt, wenn er durch die Atemluft des Patienten sichtlich beschlägt.	☐	☐

12.19 Nennen Sie mindestens 8 mögliche Anzeichen für eine Bolusverlegung von Luft- oder Speiseröhre.

12.20 Erläutern Sie das dargestellte Manöver.

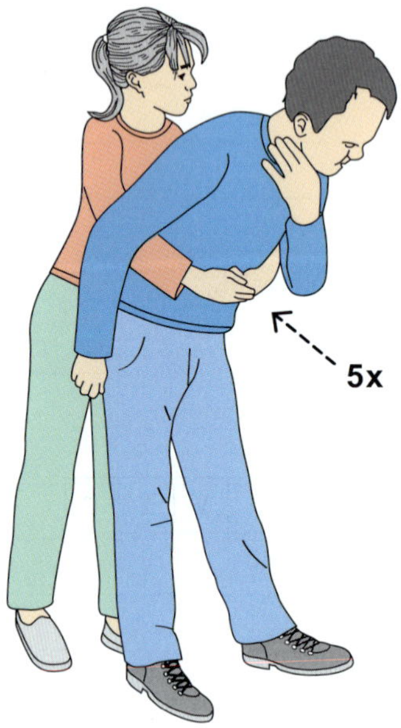

© Heike Hübner, Berlin

12.21 Richtig oder falsch?

	Richtig	Falsch
1. Eine Aspiration meint das Eindringen von flüssigen oder festen Stoffen in die unteren Atemwege.	☐	☐
2. Dies geschieht besonders oft bei Patienten mit verminderten Schutzreflexen, etwa bei bewusstlosen oder alkoholisierten Patienten.	☐	☐
3. Eine Aspirationspneumonie tritt nur dann auf, wenn die eingedrungenen Stoffe mit Krankheitserregern kontaminiert waren.	☐	☐
4. Bei Pneumonien ist es typisch, dass die Patienten trotz eines relativen Sauerstoffmangels einen hohen SpO_2-Wert aufweisen.	☐	☐
5. Bei Aspirationspneumonien sollte man immer versuchen, einen Absaugkatheter in die Luftröhre einzuführen.	☐	☐

12.22 Definieren Sie den Begriff „Narkose“.

12.23 Nennen Sie die 3 Säulen einer Narkose (Narkosequalitäten).

12.24 Nennen Sie mindestens 6 Narkoseanlässe im Rettungsdienst.

12.25 Finden Sie die 8 versteckten Begriffe.

Tipp: Alle Begriffe drehen sich um die Beatmung im Rettungsdienst.

X	S	J	J	C	W	X	D	C	J	Q	E	R	N	N	P	V	I	C
A	S	B	E	A	T	M	U	N	G	S	D	R	U	C	K	C	I	C
T	X	U	T	I	B	U	H	E	I	G	E	N	A	T	M	U	N	G
E	D	R	K	Z	P	O	I	Q	W	I	S	E	M	B	I	D	T	F
M	J	A	T	E	M	F	R	E	Q	U	E	N	Z	T	F	L	I	C
M	D	Q	K	J	R	K	S	I	H	B	V	Q	P	Q	H	G	D	R
I	D	U	O	J	U	O	I	T	U	V	T	X	E	V	N	C	A	G
N	V	O	A	S	K	N	K	W	G	J	L	R	E	Y	L	E	L	L
U	P	A	S	E	J	T	W	K	T	V	T	B	P	G	H	F	V	C
T	X	N	S	M	P	R	A	H	H	K	W	I	U	M	O	F	O	K
E	L	N	I	N	T	O	U	I	J	O	E	V	B	M	L	Y	L	J
N	F	J	S	I	F	L	K	I	J	G	S	D	J	A	F	M	U	Z
V	Y	U	T	R	X	L	E	H	O	U	W	T	G	G	M	O	M	B
O	W	I	I	F	V	I	I	P	F	I	S	K	U	R	Q	W	E	B
L	M	Y	E	Y	C	E	D	G	A	U	Y	O	K	V	R	T	N	Z
U	L	W	R	J	K	R	G	G	V	T	C	C	R	G	B	F	N	Y
M	H	T	T	G	H	T	K	I	P	O	O	L	Y	M	W	Y	V	R
E	O	Q	G	T	V	B	B	N	Z	Z	F	B	G	X	T	Q	G	V
N	G	C	O	X	H	G	D	X	Q	U	Q	R	B	C	R	T	T	F

12.26 Ihr Team führt eine Notfallnarkose durch. Der Patient erleidet plötzlich einen Laryngospasmus und lässt sich nicht intubieren. Was ist nun zu tun?

Aufgaben

12.27 Was muss erfolgen, um eine Kontamination der Umgebungsluft im Rahmen einer Notfallbeatmung zu vermeiden?

12.28 Erläutern Sie die folgenden Begriffe.

Atemminutenvolumen (AMV):

Atemfrequenz:

Beatmungsdruck:

FiO_2:

PEEP:

12.29 Nennen Sie 5 Indikationen, bei denen eine (leichte) PEEP-Beatmung erfolgen sollte.

12.30 Nennen Sie 5 mögliche Anzeichen für eine Hyperventilation.

12.31 Unterscheiden Sie „Asthma bronchiale" und „COPD".

12.32 Finden Sie die 8 versteckten Begriffe.

Tipp: Gesucht werden Symptome der COPD.

V	X	A	N	S	F	L	Z	I	T	F	I	J	K	R	T	J	P
B	V	W	P	I	R	U	X	N	B	F	Y	W	V	N	P	F	T
Z	N	U	O	P	H	N	K	J	E	N	Y	H	S	A	D	I	U
U	M	L	X	K	Z	G	H	Q	L	N	A	Y	T	V	E	Z	S
W	S	I	K	Y	W	E	X	D	A	G	S	P	J	R	E	Y	W
H	G	F	X	U	Q	N	H	U	S	Y	W	O	I	U	S	A	L
U	I	X	C	S	Y	H	M	H	T	W	S	X	M	H	P	N	N
S	E	R	I	S	W	O	S	R	U	O	K	I	T	E	B	O	R
T	M	R	G	N	J	C	J	L	N	C	A	E	N	D	F	S	D
E	E	I	M	K	V	H	E	O	G	Y	T	O	H	Y	J	E	O
N	N	U	B	Y	C	D	L	L	S	D	F	H	S	S	F	C	H
Q	M	M	X	F	L	R	M	O	D	B	C	C	C	P	Z	S	U
D	M	W	M	E	Q	U	J	S	Y	L	I	L	P	N	O	W	U
O	K	B	F	A	X	C	R	H	S	R	X	S	Y	O	A	V	D
Y	J	Y	C	R	K	K	V	J	P	T	G	Q	E	E	W	V	W
D	C	U	L	U	V	T	G	F	N	K	R	Y	V	V	E	G	E
K	E	C	B	R	O	N	C	H	O	S	P	A	S	M	U	S	E
T	U	V	K	L	U	K	L	O	E	M	H	C	I	Z	B	T	C

12.33 Planen Sie Ihr Vorgehen.

Sie werden als RTW zu einer jungen Patientin auf einem Sportplatz gerufen. Man erklärt Ihnen, sie habe mit Freundinnen Volleyball gespielt und plötzlich kaum noch Luft bekommen. Sie hören ein deutliches Atemnebengeräusch bei der Ausatmung.

13 Menschen mit C-Problemen versorgen

13.1 Zeichnen Sie den Weg des Blutes durch das Herz ein und verbinden Sie die Begriffe mit den dazugehörigen Strukturen.

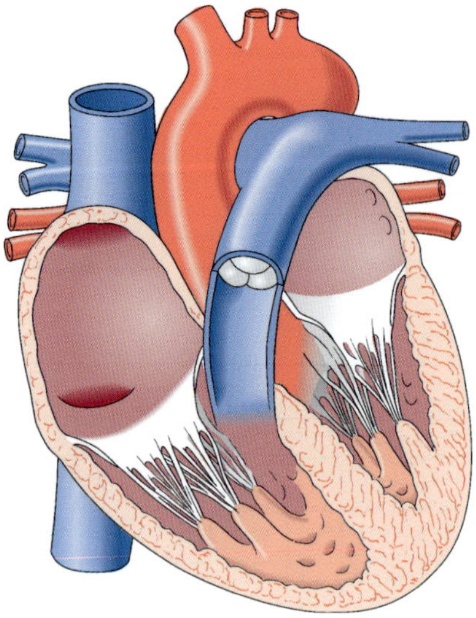

© Gerda Raichle

13.2 Richtig oder falsch?

	Richtig	Falsch
1. Die Herzinnenhaut heißt Epikard. Sie kleidet das Herz von innen aus. Ihre Funktion ist eine Reduzierung der Reibung beim Blutdurchfluss.	☐	☐
2. Der Herzmuskel ist die dickste Schicht des Herzens. Er ist in der linken Herzkammer am stärksten ausgeprägt.	☐	☐
3. Das Perikard umgibt das Herz wie ein Beutel. Durch Blutungen oder Entzündungen kann dies zu einem lebensbedrohlichen Zustand führen.	☐	☐
4. Das Reizleitungssystem des Herzens umfasst den Sinusknoten, den AV-Knoten, die Tawara-Schenkel und die Paulusfasern.	☐	☐
5. Fällt der Sinusknoten aus, springen in der Regel tiefer gelegene Zentren, etwa der AV-Knoten, als Rhythmusgeber ein.	☐	☐

13.3 Planen Sie Ihr Vorgehen.

Sie kommen als RTW-Besatzung zu einem Patienten, der kaltschweißig und nur bedingt ansprechbar ist. Bei der Pulskontrolle fällt Ihrem Kollegen der niedrige Puls auf. Das angebrachte EKG zeigt einen AV-Block III° mit einer Herzfrequenz von 35/Min. und schmalen Kammerkomplexen.

Aufgaben

13.4 Erläutern Sie die Funktion der Herzklappen.

____

____

____

____

____

____

13.5 Beschreiben Sie den Aufbau einer Arterie vom muskulären Typ.

____

____

____

____

____

____

13.6 Erläutern Sie die in der Abbildung dargestellte Windkesselfunktion.

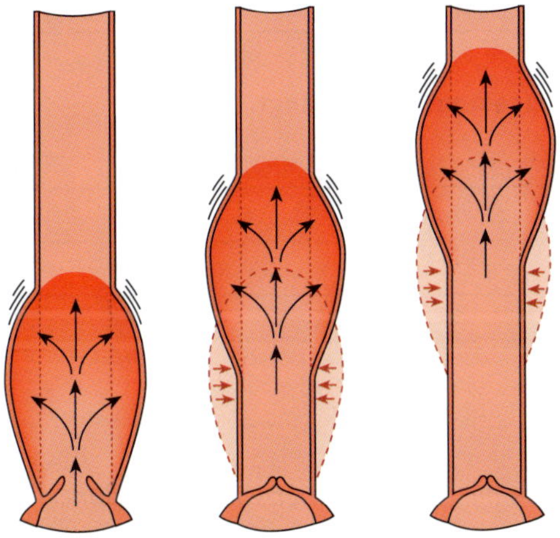

13.7 Ergänzen Sie den Text.

Erythrozyten – Thrombozyten – Blutgerinnung – Blutplasma – Leukozyten – Lebensdauer – Zellen – Immunabwehr – Herzinfarkten – Milz

Das menschliche Blut besteht aus den Blutzellen und dem sogenannten ____________. Zu den Blutzellen gehören die ____________, welche den Sauerstoff im Organismus transportieren. Sie haben eine ____________ von 120 Tagen und werden in der ____________ abgebaut. Die ____________ spielen eine Rolle bei der ____________. Sie sind oftmals auch an der Entstehung von ____________ und Schlaganfällen beteiligt. Die ____________ hingegen sind Bestandteil des Immunsystems. Sie sind keine einheitliche Zellart, sondern ein Sammelbegriff für eine Vielzahl von ____________, die sowohl der spezifischen als auch der unspezifischen ____________ angehören können.

Aufgaben

13.8 Planen Sie Ihr Vorgehen.

Sie werden als KTW-Besatzung zu einem Patienten mit einer frisch diagnostizierten Beinvenenthrombose gerufen. Er gibt an, er habe eine Einweisung von seinem Hausarzt erhalten, da sein rechtes Bein seit einigen Tagen geschwollen sei.

13.9 Nennen Sie mindestens 5 Untersuchungen, die Sie in Bezug auf die Herz-Kreislauf-Situation des Patienten vornehmen können.

-
-
-
-
-

13.10 Erläutern Sie, inwieweit das Herz-Kreislauf-System mit dem Bewusstsein zusammenhängt.

13.11 Planen Sie Ihr Vorgehen.

Sie befinden sich auf einem Krankentransport im Patientenraum, als Ihre Patientin plötzlich einsetzende Brustschmerzen angibt.

13.12 Ergänzen Sie den Text.

Herzrhythmusstörungen – EKG – Herzen – Potenzialänderungen – Kammerflimmern – Sinusrhythmus – Erregungsbildung – Herzmuskel

Die Ableitung eines Elektrokardiogramms (________________) ermöglicht es, die elektrischen Ströme, die am menschlichen ________________ fließen, nachzuvollziehen. Hierfür wird sich zunutze gemacht, dass die ablaufenden ________________ am ________________ auch auf der Haut messbar sind. Der regelhafte Herzrhythmus ist der ________________ . Wenn das Herz allerdings geschädigt ist, wird auch seine Fähigkeit zur ________________ und -leitung beeinträchtigt. Dies führt dazu, dass sich auch das Bild im EKG verändert. Dies kann von einfachen Veränderungen bis hin zu lebensbedrohlichen ________________ reichen. Unmittelbar lebensbedrohliche Rhythmusstörungen wären zum Beispiel das ________________ oder die pulslose elektrische Aktivität.

13.13 Beschriften Sie die Abbildung.

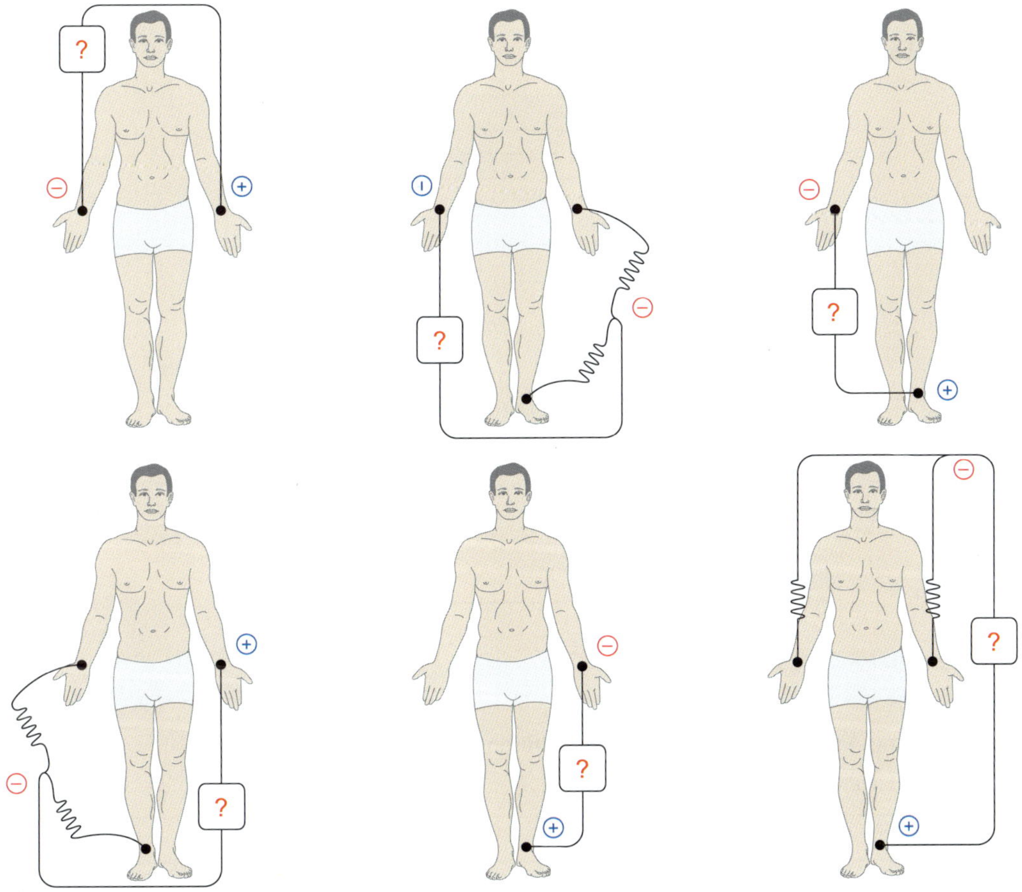

13.14 Nennen Sie die Punkte, an denen die Brustwandableitungen nach Wilson angebracht werden.

- ________________
- ________________
- ________________
- ________________
- ________________
- ________________

13.15 Erläutern Sie die Bedeutung der EKG-Untersuchung in der dargestellten Situation.

Sie werden zu einem Patienten gerufen, der seit 20 Minuten über starke Brustschmerzen mit Ausstrahlung in den linken Arm klagt. Am Einsatzort finden Sie einen kaltschweißigen Mann mittleren Alters vor, der angibt, sein Herz stolpere ab und zu.

____

____

____

____

____

____

____

13.16 Ergänzen Sie die Abbildung.

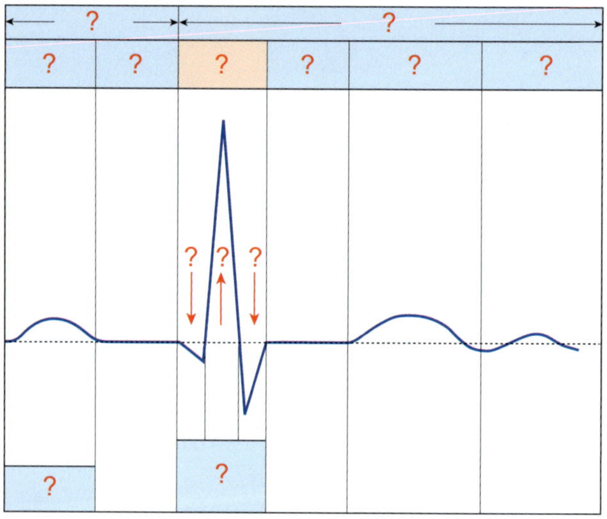

13.17 Nennen Sie mindestens 5 verschiedene Herzrhythmusstörungen.

- ____
- ____
- ____
- ____
- ____

13.18 Befunden Sie das EKG.

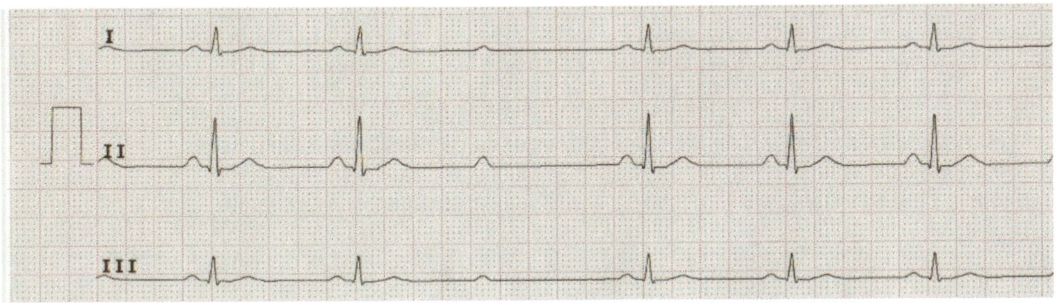

13.19 Nennen Sie die 4 Schritte bei der EKG-Basisbefundung.

1.
2.
3.
4.

13.20 Befunden Sie das EKG.

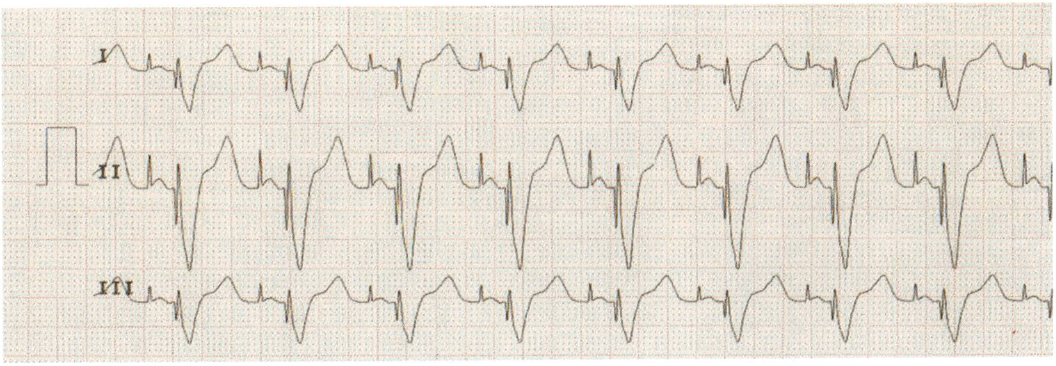

13.21 Richtig oder falsch?

	Richtig	Falsch
1. Eine Sinustachykardie ist ein Sinusrhythmus mit einer Frequenz von mehr als 100/Minute. Sie ist oftmals ein Zeichen für Stress, Anstrengung, Schmerz, Angst, Volumenmangel o. ä.	☐	☐
2. Eine pulslose elektrische Aktivität kann ähnlich aussehen wie ein Sinusrhythmus.	☐	☐
3. Bei einer Asystolie muss nur dann mit der Reanimation begonnen werden, wenn zweifelsfrei kein Puls vorhanden ist.	☐	☐
4. Supraventrikuläre Tachykardien werden häufig durch Störungen im Bereich des AV-Knotens ausgelöst.	☐	☐
5. Kammerflimmern wird auch als „Nulllinie" bezeichnet. Eine Defibrillation sollte so früh wie möglich erfolgen.	☐	☐

13.22 Befunden Sie das EKG und nennen Sie eine Untersuchung, die Sie in diesem Fall unbedingt durchführen müssen.

Sie werden zu einem bewusstlosen Patienten in einer Privatwohnung gerufen. Ihr Patient habe sich laut der Ehefrau an die Brust gefasst und sei kurz darauf zusammengesunken.

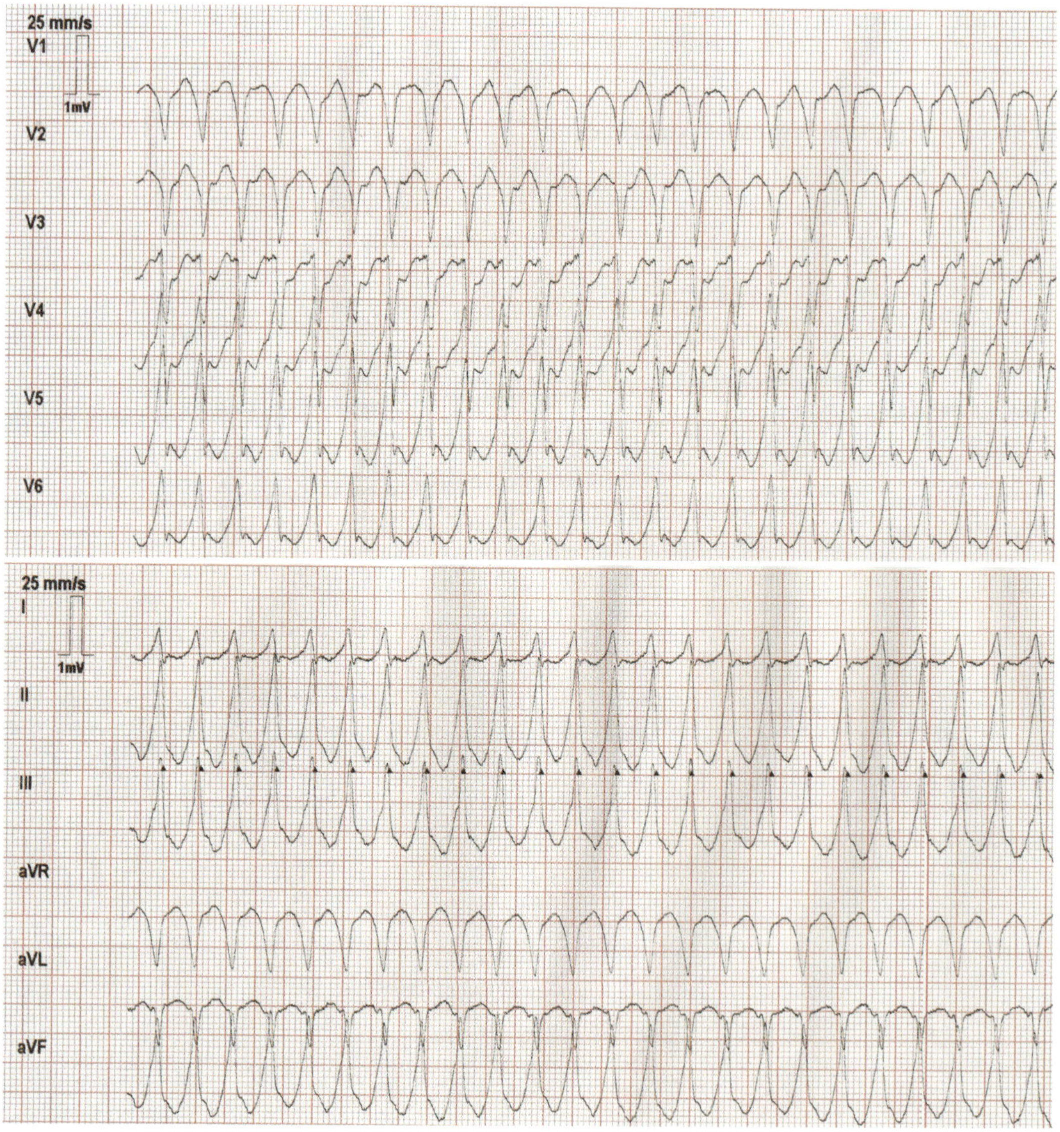

13.23 Erläutern Sie die Gefahren von bradykarden Herzrhythmusstörungen.

13.24 Richtig oder falsch?

	Richtig	Falsch
1. Ein Defibrillator ist ein Gerät zur Erzeugung elektrischer Impulse zur Therapie von Herzklappenerkrankung.	☐	☐
2. Hierzu werden zwei Elektroden benutzt, über die der Strom in den Körper des Patienten eindringen, bzw. wieder ausgeleitet werden kann.	☐	☐
3. Es werden mehrere Arten von Defibrillatoren unterschieden: Manuelle Geräte, halbautomatische Geräte und vollautomatische Geräte.	☐	☐
4. Bei den manuellen Geräten muss der Stromstoß manuell durch den Anwender erfolgen. Das Gerät analysiert zuvor den Herzrhythmus und gibt eine Empfehlung ab.	☐	☐
5. Halbautomatische Geräte geben keinen Stromstoß frei, wenn das EKG des Patienten dies nicht begründet.	☐	☐
6. Bei den automatischen Geräten werden von diesen gleichzeitig die Thoraxkompressionen durchgeführt.	☐	☐

13.25 Definieren Sie den Begriff „Schock“.

13.26 Benennen Sie die verschiedenen Schockstadien und ordnen Sie die entsprechenden Symptome zu.

Ischämie der Kapillargefäße – Kalte, feuchte Marmorierung der Haut – Koma – Periphere Zyanose – Durstgefühl – Müdigkeit – Azidose im Kapillargebiet – Zunahme der Atemfrequenz – Kaltschweißigkeit – Abfall der Körperkerntemperatur – Mäßiger Blutdruckabfall – Bradypnoe

Symptome im Schock

Stadium I:	Stadium II:	Stadium II:

13.27 Erläutern Sie das wesentliche Therapieziel der Schockbehandlung.

13.28 Erläutern Sie die dargestellte Maßnahme.

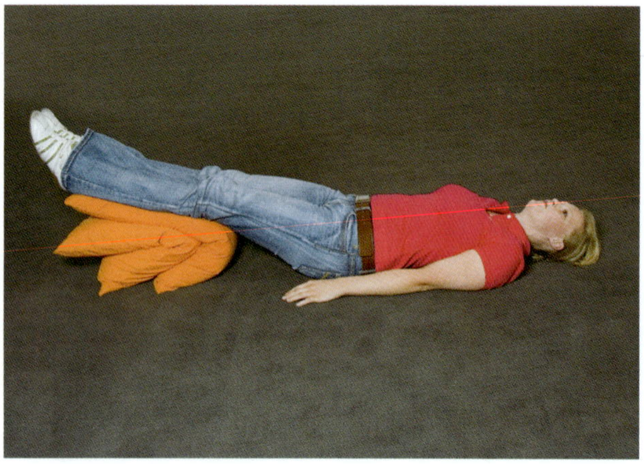

© Thomas Engbert, Design&Kommunikation, Kroonsgard

13.29 Nennen Sie mindestens 8 mögliche Ursachen für einen hypovolämischen Schock.

13.30 Vergleichen Sie den hypovolämischen Schock mit dem kardiogenen Schock.

13.31 Nennen Sie mindestens 6 mögliche Ursachen für einen kardiogenen Schock.

13.32 Planen Sie Ihr Vorgehen.

Sie werden zu einem Haushaltsunfall gerufen. Eine Frau mittleren Alters ist durch eine Glasscheibe gestürzt und blutet nun stark an beiden Armen. Im Gesicht hat sie leichtere Schnittwunden. Die Patientin ist bewusstseinsgetrübt und atmet schnell.

13.33 Finden Sie die 8 versteckten Begriffe.

Tipp: Sie alle haben etwas mit einer bestimmten Schockform zu tun.

L	R	U	Z	Z	G	K	J	N	B	J	Q	J	G	J	T	P	Q	A	V
B	V	U	X	S	L	O	S	H	R	N	P	A	R	F	Ü	M	K	U	F
P	K	J	A	R	W	N	A	H	R	U	N	G	S	M	I	T	T	E	L
O	D	Z	C	L	W	S	B	P	D	F	A	R	A	K	A	V	E	K	S
Y	T	B	V	E	G	E	L	Z	C	C	P	T	U	M	O	R	C	O	P
I	R	O	Y	C	P	R	V	R	B	K	K	I	D	E	O	C	E	Q	S
N	K	T	R	K	T	V	E	B	X	O	C	E	J	D	E	D	J	V	G
S	D	X	E	H	F	I	G	C	L	N	P	R	H	I	R	K	I	F	G
E	G	A	I	R	V	E	K	G	U	T	Q	H	B	K	A	D	K	Y	T
K	Q	I	N	O	M	R	V	L	W	R	P	A	M	A	R	H	Q	S	D
T	C	L	I	G	Z	U	X	S	Y	A	U	A	W	M	W	S	J	Y	X
E	R	J	G	S	T	N	E	S	X	S	Q	R	U	E	H	I	S	D	M
N	C	H	E	V	Y	G	J	R	F	T	Q	E	C	N	G	J	N	C	E
G	D	D	R	P	C	S	H	J	T	M	X	W	Y	T	P	B	W	L	D
I	R	P	U	T	D	M	C	L	G	I	S	W	Y	E	Y	S	I	W	S
F	R	R	F	D	J	I	S	E	I	T	G	V	C	K	T	Y	L	W	V
T	W	R	T	N	W	T	D	R	C	T	P	D	C	L	E	U	D	A	Z
E	X	X	Y	U	V	T	O	P	B	E	G	V	E	K	K	H	B	L	T
B	N	V	C	I	D	E	M	J	H	L	E	X	H	K	S	I	H	G	A
P	D	R	M	R	E	L	Z	X	E	D	L	W	H	R	P	J	H	U	O

13.34 Erläutern Sie die pathophysiologischen Vorgänge beim septischen Schock.

13.35 Richtig oder falsch?

	Richtig	Falsch
1. Ursachen für einen neurogenen Schock sind Schäden am Parasympathikus.	☐	☐
2. Die Gefäßwandspannung lässt nach, dadurch versackt das Blut in die peripheren Blutgefäße.	☐	☐
3. Beispiele hierfür könnten sein: Meningitis, Schädel-Hirn-Trauma, Wirbelsäulenverletzung.	☐	☐
4. Der neurogene Schock stellt die zeitkritischste Schockform dar. Der Patiententransport sollte äußerst zügig erfolgen.	☐	☐
5. Ein Wärmeerhalt sollte in diesem Falle ausdrücklich nicht erfolgen, da die Patienten durch das warme Blut in den peripheren Blutgefäßen oftmals eine erhöhte Temperatur aufweisen.	☐	☐

13.36 Nennen Sie jeweils 3 mögliche Symptome des jeweiligen Anaphylaxie-Stadiums.

Stadium	Symptome
I – Leichte allergische Reaktion	
II – Ausgeprägte allergische Reaktion	
III – Bedrohliche anaphylaktische Reaktion	
IV – Vitales Organversagen	Atem- und Herz-Kreislauf-Stillstand

13.37 Wie wird Adrenalin im Rahmen eines anaphylaktischen Schocks bei einem 11-jährigen Jungen dosiert?

☐ 1 mg i.v. unverdünnt
☐ 1 mg i.v. verdünnt
☐ 0,5 mg i.m. unverdünnt
☐ 0,5 mg i.m. verdünnt
☐ 0,3 mg i.m. unverdünnt
☐ 0,3 mg i.m. verdünnt

13.38 Erläutern Sie, welche Medikamente neben Adrenalin im Rahmen eines anaphylaktischen Schocks noch verabreicht werden.

13.39 Nennen Sie mindestens 4 Notfallbilder, die zu einem obstruktiven Schock führen können.

13.40 Erläutern Sie die Bedingungen, die erfüllt sein müssen, um mit Reanimationsmaßnahmen bei einem Patienten zu beginnen.

13.41 Nennen Sie die 4 verschiedenen Formen des Herz-Kreislauf-Stillstands.

13.42 Positionieren Sie die Helfer und die Ausrüstung möglichst optimal für die Durchführung einer Reanimation.

Sauerstoff – Teamleiter – Absaugung – Koffer – Teampartner – EKG

13.43 Nennen Sie 4 mögliche reversible Ursachen für den Herz-Kreislauf-Stillstand in dieser Situation.

Sie werden zu einem Patienten gerufen, der aus dem 2. Stock gefallen ist. Zum Zeitpunkt des Notrufs war er noch bei Bewusstsein. Kurz vor Ihrer Ankunft wurde er bewusstlos. Sie können keine Atmung feststellen und beginnen mit der Wiederbelebung.

13.44 Richtig oder falsch?

	Richtig	Falsch
1. Mit Thoraxkompressionen kann etwa 60 % der kardialen Auswurfleistung des Normalkreislaufs erzielt werden.	☐	☐
2. Patienten, die auf weichen Unterlagen (z. B. Matratzen) liegen, müssen im Falle einer Reanimation auf eine harte Unterlage (z. B. Zimmerboden) umgelagert werden.	☐	☐
3. Der Druckpunkt liegt auf der unteren Hälfte des Sternums. Für die Thoraxkompressionen wird der Handballen genutzt.	☐	☐
4. Die Drucktiefe sollte mehr als 6 cm betragen, das Verhältnis von Kompression zu Dekompression sollte etwa bei 1:1 liegen.	☐	☐
5. Die Druckfrequenz sollte bei 100–120/Min. liegen. Es ist immer auf eine vollständige Entlastung des Brustkorbs zu achten.	☐	☐
6. Es erfolgen bei Erwachsenen immer 30 Kompressionen und 2 Beatmungen. Alle zwei Minuten wird eine Analyse des Herzrhythmus mit ggf. nachfolgender Defibrillation durchgeführt.	☐	☐

13.45 Nennen Sie die defibrillationswürdigen Herzrhythmen im Falle eines Herz-Kreislauf-Stillstands.

13.46 Nennen Sie mindestens 5 wahrscheinliche Ursachen für einen Herz-Kreislauf-Stillstand im Kindesalter.

13.47 Erläutern Sie, wann Reanimationsmaßnahmen bei Kindern begonnen werden müssen.

13.48 Erläutern Sie, wie Sie die Atemkontrolle bei Kindern durchführen würden.

13.49 Erläutern Sie die Abbildung.

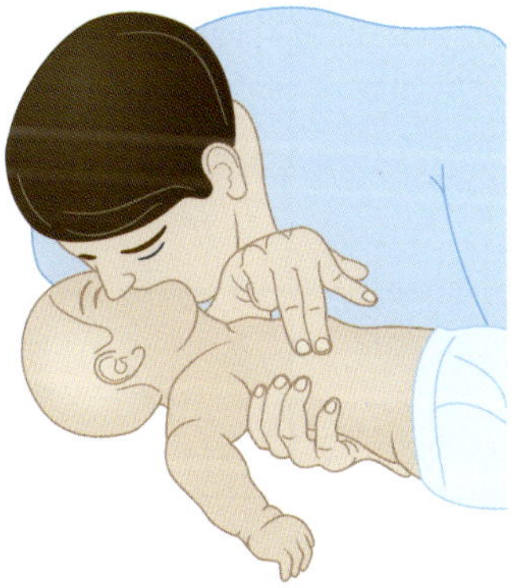

© Martha Kosthorst, Borken

13.50 Richtig oder falsch?

	Richtig	Falsch
1. Als Neugeborene gelten alle Kinder, die weniger als 4 Tage alt sind.	☐	☐
2. Die Reanimationsmaßnahmen sollten bei Kindern bei einer Herzfrequenz von weniger als 60/Min. begonnen werden.	☐	☐
3. Initial sollten bei einem reanimationspflichtigen Neugeborenen laut ERC 5 Initialbeatmungen erfolgen.	☐	☐
4. Die Reanimation von Neugeborenen wird im Verhältnis von 3 : 1 durchgeführt.	☐	☐
5. Der Wärmeerhalt nach Wiedereintreten eines Spontankreislaufs spielt bei Neugeborenen, wie bei allen Reanimationen, eine untergeordnete Rolle.	☐	☐

13.51 Erläutern Sie, wie eine Bewusstseinskontrolle bei kleinen Kindern und Säuglingen durchgeführt werden kann.

____

____

____

____

____

____

13.52 Was muss bei der Beatmung von Kindern unbedingt vermieden werden?

- ☐ Kopf in Schnüffelposition lagern
- ☐ Maske im C-Griff halten
- ☐ Einen Kinderbeatmungsbeutel verwenden
- ☐ Finger mit etwas Druck im Bereich des Mundbodens platzieren
- ☐ Wechsel von Kompressionen und Beatmungen im Rhythmus von 15 : 2

13.53 Ergänzen Sie die Tabelle.

Alter	Kompressionstiefe	Kompressionsfrequenz	Kompressionsort
Newly born (Neugeborenes)			
Neonate (bis 28 Tage nach Geburt)			
Infant (Säugling, 1. Lebensjahr)			
Child (Kleinkind/Kind)			

Ab dem Beginn der Pubertät soll eine Erwachsenenreanimation durchgeführt werden.

13.54 Wie werden die folgenden Medikamente im Rahmen einer Kinderreanimation dosiert?

Adrenalin:

____

Amiodaron:

____

13.55 Sortieren Sie die Begriffe in die Tabelle.

Aszites – Lungenödem – Zyanose – Nykturie – Herzvergrößerung – Gestaute Halsvenen – Leistungsminderung – Dyspnoe – Pleuraerguss – Beinödeme

Symptome der Herzinsuffizienz

Linksherzinsuffizienz	Rechtsherzinsuffizienz	Gemeinsame Symptome

13.56 Nennen Sie mindestens 5 Risikofaktoren für die Ausbildung einer Arteriosklerose.

13.57 Unterscheiden Sie die Koronare Herzkrankheit (KHK) vom Akuten Koronarsyndrom (ACS).

13.58 Nennen Sie mindestens 6 Symptome eines akuten Koronarsyndroms.

13.59 Unterscheiden Sie die stabile Angina pectoris, die instabile Angina pectoris und die Prinzmetal-Angina.

____

____

____

____

____

____

____

13.60 Finden Sie 10 versteckte Begriffe.

Tipp: Sie alle drehen sich um entzündliche Prozesse am Herzen.

H	L	G	U	S	U	M	V	F	K	Y	W	K	M	Z	R	A	R	O	K	O
E	K	I	R	B	A	J	W	X	Y	E	R	G	H	E	X	W	U	M	N	W
N	E	G	S	Y	R	M	Y	J	V	Q	M	J	X	F	D	Z	M	R	J	K
E	H	E	R	Z	B	E	U	T	E	L	T	A	M	P	O	N	A	D	E	J
Z	D	X	O	Q	Y	F	G	J	W	A	O	S	H	N	T	I	D	Z	S	K
Q	U	S	H	K	J	V	P	E	R	I	K	A	R	D	I	T	I	S	M	G
J	T	N	N	L	M	T	O	Z	T	I	X	N	F	I	B	P	Z	F	E	A
P	G	K	S	P	J	J	Y	M	A	I	D	K	P	E	Q	C	S	V	Z	S
U	M	J	I	J	K	H	W	I	Y	C	D	B	X	M	V	P	Q	D	M	S
H	E	R	Z	R	Y	H	T	H	M	U	S	S	T	Ö	R	U	N	G	E	N
B	P	F	W	E	Y	M	T	A	M	Y	O	K	A	R	D	I	T	I	S	Q
D	E	K	Y	F	K	P	E	C	J	U	L	V	S	U	Q	J	W	D	X	U
V	E	B	X	S	E	S	O	R	V	D	M	J	T	G	S	M	Q	R	E	Q
Y	M	P	C	Y	P	W	O	V	G	D	U	Y	Z	V	J	V	O	V	P	S
W	U	E	I	K	E	B	Q	F	X	T	Y	L	N	D	O	E	I	L	F	K
D	F	H	V	I	R	E	N	B	T	A	N	G	S	T	E	A	J	J	I	M
U	S	T	R	E	P	T	O	K	O	K	K	E	N	T	G	D	I	P	E	E
C	N	J	U	Q	Q	S	Q	O	S	H	R	T	X	E	W	N	M	F	B	V
V	D	E	N	D	O	K	A	R	D	I	T	I	S	T	W	M	O	B	E	O
C	R	Y	O	O	P	G	T	P	V	F	Q	N	O	M	U	G	C	T	R	I
E	E	H	E	R	Z	I	N	S	U	F	F	I	Z	I	E	N	Z	V	R	D

13.61 Ergänzen Sie den Text.

Auswurf – Alveolen – Lungenkreislauf – Ödem – Herzinsuffizienz – Atemluft – Konsistenz – Dyspnoe – kardialen – Notfall – Blut

Beim ______________________ Lungenödem handelt es sich um einen bedrohlichen ______________________. Es entsteht als Folge einer ______________________ und kommt zustande, indem sich das ______________________ im ______________________ staut. Es kommt zu einem allmählichen Übertritt von Flüssigkeit in die ______________________. Hier nimmt diese durch den Kontakt mit der strömenden ______________________ eine schaumige ______________________ an. Das ______________________ beeinträchtigt den Gasaustausch in der Lunge und führt zu einer ausgeprägten ______________________. Oftmals werden die Patienten zyanotisch und weisen eine Orthopnoe auf. Auch kann manchmal ein fleischwasserfarbener ______________________ beobachtet werden.

13.62 Erläutern Sie grob, was in diesem EKG-Ausdruck zu erkennen ist.

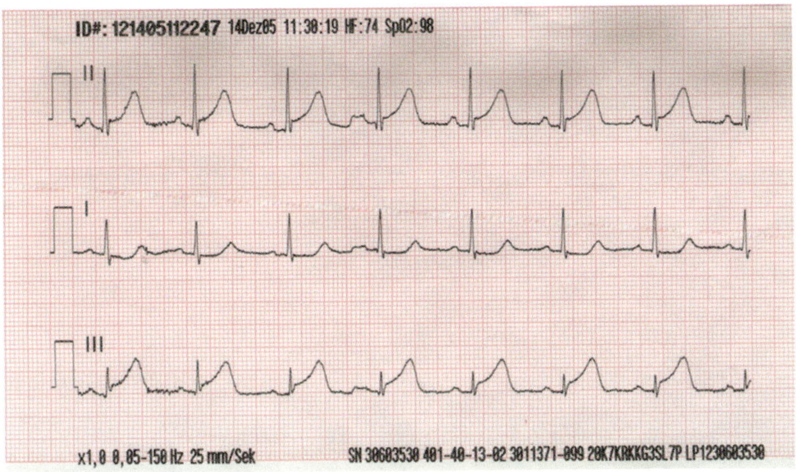

© Dr. med. Andreas Lobmüller, Stuttgart

____

____

____

____

____

13.63 Planen Sie Ihr Vorgehen.

Sie werden zu Herrn Kampmann gerufen. Er gibt an, er habe seit etwa 3 Stunden ein Druckgefühl im Brustkorb und ihm sei nun auch sehr schwindelig. Der mitalarmierte Notarzt ist noch auf der Anfahrt. Ihr Teamleiter äußert die Verdachtsdiagnose eines akuten Koronarsyndroms.

____

____

____

____

____

____

13.64 Richtig oder falsch?

	Richtig	Falsch
1. Ein hoher Blutdruck sollte im Rettungsdienst stets auf normale Werte gesenkt werden.	☐	☐
2. Ein hoher Blutdruck sollte im Rettungsdienst nur dann auf normale Werte gesenkt werden, wenn der Patient bestimmte Symptome (z. B. Kopfschmerzen) aufweist.	☐	☐
3. Ein hoher Blutdruck sollte im Rettungsdienst nur dann leicht gesenkt werden, wenn der Patient bestimmte Symptome (z. B. Kopfschmerzen) aufweist.	☐	☐
4. Besteht der Verdacht auf einen Schlaganfall, werden hohe Blutdruckwerte in der Regel akzeptiert.	☐	☐

13.65 Definieren Sie die Begriffe.

Thrombus:

____

____

Embolus:

____

____

13.66 Ergänzen Sie die Tabelle.

„6 Ps" nach Pratt

Kürzel	Englischer Begriff	Deutsche Erläuterung
P		Schmerzen
P	Pallor	
P		Gefühlsstörungen
P	Pulselessness	
P		Lähmung
P	Prostration	

13.67 Erläutern Sie die Symptomatik eines venösen Verschlusses.

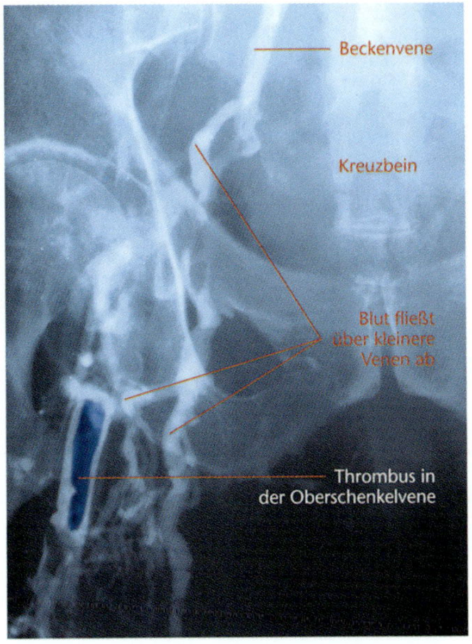

13.68 Nennen Sie mögliche Gefahren in dieser Situation.

Frau Rolfs ist vor einigen Tagen aus Australien zurückgekehrt. Seitdem habe sie ein geschwollenes rechtes Bein. Sie wollte dies in den nächsten Tagen einem Arzt vorstellen. Vor einigen Minuten habe sie plötzlich starke Luftnot bekommen und den Rettungsdienst verständigt. Sie sind als RTW gemeinsam mit einem NEF vor Ort.

14.1 Beschriften Sie die Abbildung.

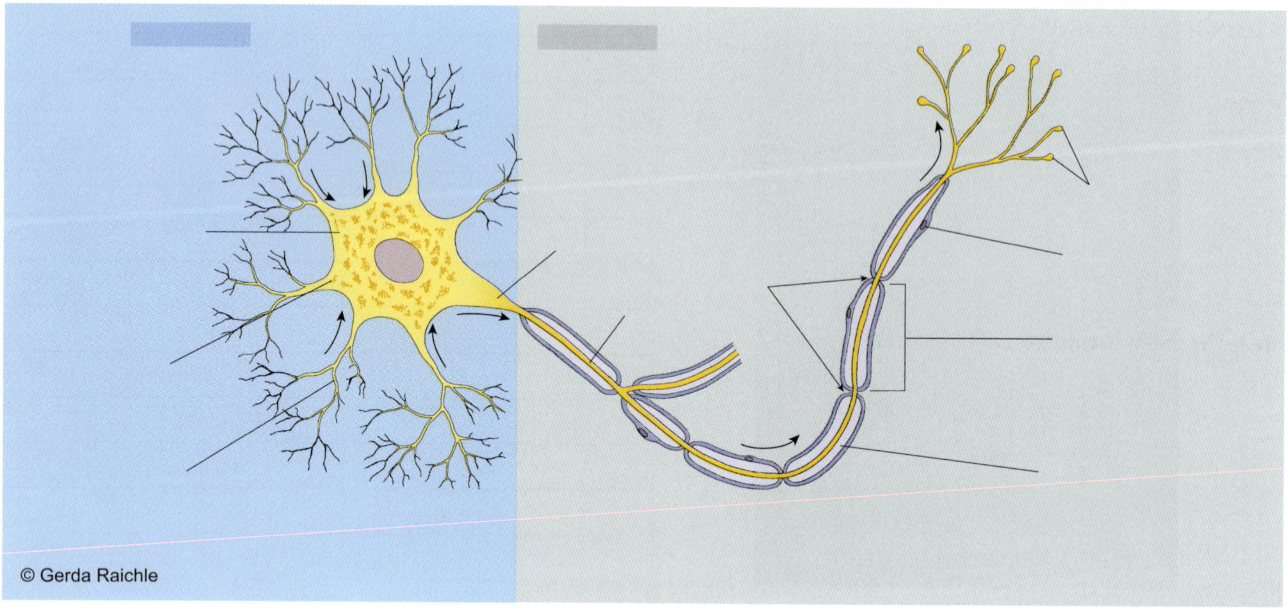

14.2 Erläutern Sie die Begriffe.

Einteilung des Nervensystems

Willkürliches Nervensystem	Unwillkürliches Nervensystem

14.3 Bewerten Sie die Situation in Bezug auf mögliche Verletzungen des Nervensystems.

Sie erreichen als RTW-Besatzung eine Unfallstelle. Ein Motorradfahrer ist mit hoher Geschwindigkeit auf ein Stauende aufgefahren. Er ist nicht bei Bewusstsein. Die Unfallstelle ist abgesichert.

14.4 Nennen Sie 5 Sinnesorgane des Menschen.

14.5 Ergänzen Sie die Tabelle.

Glasgow Coma Scale (GCS) [F210-010]

Funktion	Punkte
Augen öffnen	
	4
	3
	2
	1
Beste Sprachantwort (verbale Reaktion)	
	5
	4
	3
	2
	1
Beste motorische Reaktion (Bewegungen)	
	6
	5
	4
	3
	2
	1

14.6 Unterscheiden Sie „quantitative" und „qualitative" Bewusstseinsstörungen.

14.7 Erläutern Sie das FAST-Schema.

14.8 Beschriften Sie die Abbildung.

Tipp: Gesucht wird die Einteilung der Lähmungsformen.

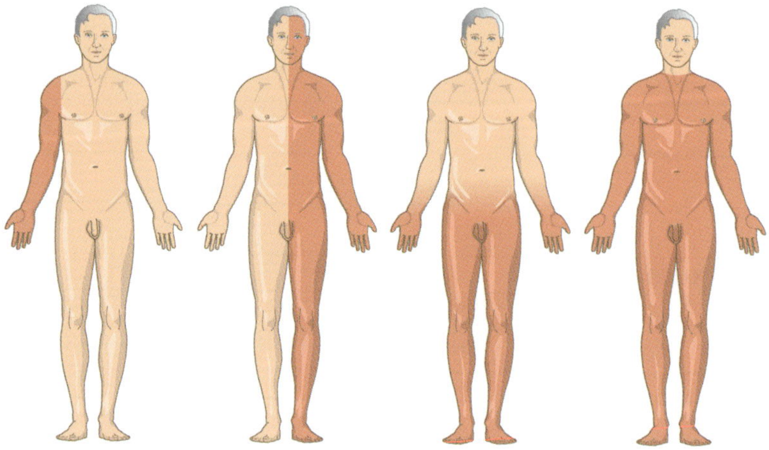

14.9 Planen Sie Ihr Vorgehen.

Sie befördern eine ältere Dame nach einer Hüftoperation mit Ihrem KTW in eine Reha-Einrichtung. Im Verlauf des Transports fällt Ihnen auf, dass die Patientin zunehmend undeutlich spricht. Als Sie sich genauer mit dem Problem befassen, fällt Ihnen auch auf, dass sie Ihren rechten Arm nicht mehr bewegen kann.

14.10 Unterscheiden Sie die „intrazerebrale Blutung" von der „Subarachnoidalblutung".

14.11 Nennen Sie mindestens 10 mögliche Anzeichen für einen erhöhten Hirndruck.

14.12 Korrigieren Sie die Fehler im Text.

Die präklinische Therapie von extrakraniellen Druckerhöhungen unterscheidet sich nicht nennenswert von der Therapie des Schlaganfalls. Der Patient sollte mit leicht erhöhtem Arm gelagert und ein vollständiges Monitoring sollte angelegt werden. Eine Blutzuckerbestimmung muss nicht erfolgen. Auch die Temperaturmessung kann hilfreich sein. Zudem sollte ein arterieller Zugang durch einen Notarzt oder Sanitätshelfer angelegt werden. Wenn der Patient wach sein sollte, muss eine Narkose vorbereitet werden. Ziel ist immer ein schneller Transport in die nächstgelegene Urologie, um eine operative Entlastung des Schädelinnendrucks durchzuführen. Hierfür muss unbedingt eine Voranmeldung erfolgen.

14.13 Planen Sie Ihr Vorgehen.

Sie transportieren Herrn Kallies von seinem Hausarzt in ein nahe gelegenes Krankenhaus. Herr Kallies erzählt Ihnen, dass er wegen seiner „schlechten Blutwerte" eingewiesen werde. Auf dem Einweisungsschein lesen Sie „V. a. Cholezystolithiasis". Bei Ihrem Gespräch fällt Ihnen auf, dass die linke Pupille des Patienten deutlich größer ist als seine rechte.

____

____

____

____

____

____

____

14.14 Richtig oder falsch?

	Richtig	Falsch
1. Zerebrale Krampfanfälle sind spontane Entladungen von Nervenzellen im Temporallappen des Gehirns.	☐	☐
2. Es werden verschiedene Formen des Krampfanfalls unterschieden. So zum Beispiel wird der „tonische" Anfall von Zuckungen des Körpers begleitet.	☐	☐
3. Ein generalisierter Krampfanfall hingegen betrifft alle Extremitäten bei erhaltenem Bewusstsein.	☐	☐
4. Die medikamentöse Therapie eines Krampfanfalls erfolgt in erster Linie durch die Gabe von Benzodiazepinen.	☐	☐
5. Eine Nachschlafphase, wie etwa bei Synkopen, ist bei epileptischen Anfällen eher die Ausnahme.	☐	☐

14.15 Erläutern Sie die Vorteile eines MAD im Rahmen eines Krampfanfalles.

____

____

____

____

____

____

____

____

14.16 Unterscheiden Sie den kindlichen Fieberkrampf von einem epilepsiebedingten Krampfanfall.

14.17 Wie wird Diazepam rektal im Rahmen eines Krampfanfalles bei einem Kind mit 12 kg Gewicht dosiert?

- ☐ 2,5 mg rektal
- ☐ 5 mg rektal
- ☐ 7,5 mg rektal
- ☐ 10 mg rektal
- ☐ 12,5 mg rektal

14.18 Nennen Sie mindestens 5 mögliche Anzeichen für einen Bandscheibenvorfall.

14.19 Erläutern Sie den Begriff „Kauda-Syndrom“.

14.20 Beschriften Sie die Abbildung.

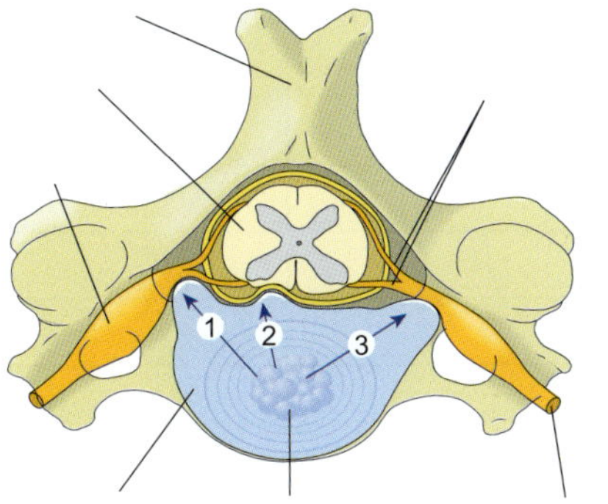

© Gerda Raichle

14.21 Planen Sie Ihr Vorgehen.

Sie werden zu einem Krankentransport in einen Privathaushalt gerufen. Herr Lillienberg wurde vom Arzt des Notdiensts mit dem Verdacht auf einen Bandscheibenvorfall eingewiesen. Er gibt an, dass er in Ruhe keine Schmerzen habe, sich aber nicht bewegen könne.

Menschen mit E-Problemen versorgen

15.1 Nennen Sie je 3 Möglichkeiten des Organismus, die Körperkerntemperatur zu senken bzw. zu erhöhen.

Thermoregulation

Erhöhung der Körperkerntemperatur	Absenkung der Körperkerntemperatur

15.2 Erläutern Sie die Abbildung.

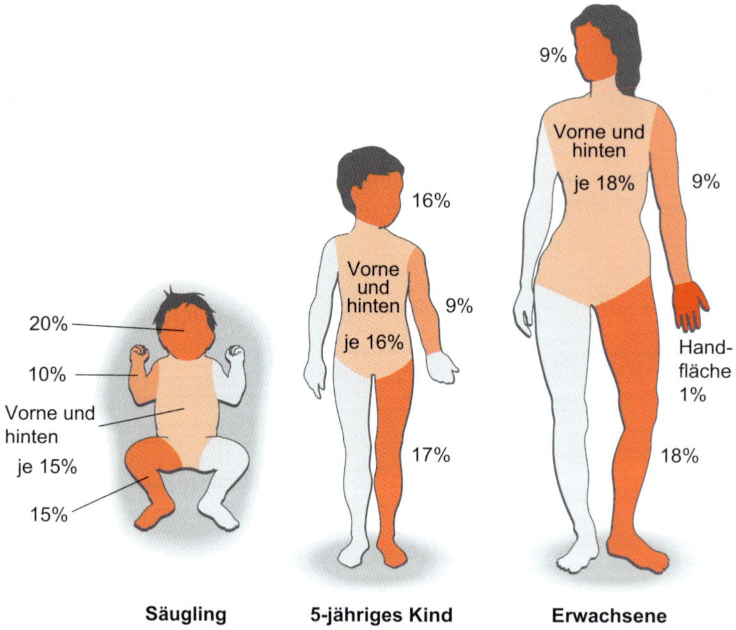

15.3 Richtig oder falsch?

	Richtig	Falsch
1. Hitzekrämpfe entstehen durch den vermehrten Verlust von Flüssigkeit und Kochsalz.	☐	☐
2. Durch diese Elektrolytverschiebung kommt es zu schmerzhaften, aber ungefährlichen Krämpfen der Muskulatur.	☐	☐
3. Als therapeutische Maßnahme erfolgt der Ausgleich des Elektrolytverlusts durch kaliumreiche Infusionslösungen.	☐	☐
4. Die Hitzeerschöpfung entsteht auf ähnlichem Wege. Im Vordergrund steht hier jedoch eine Überhitzung des Organismus.	☐	☐
5. Die Symptome reichen von Durst, über Bewusstseinsstörungen bis hin zur Kußmaulatmung.	☐	☐

15.4 Erläutern Sie die körperlichen Vorgänge beim sogenannten „Hitzschlag".

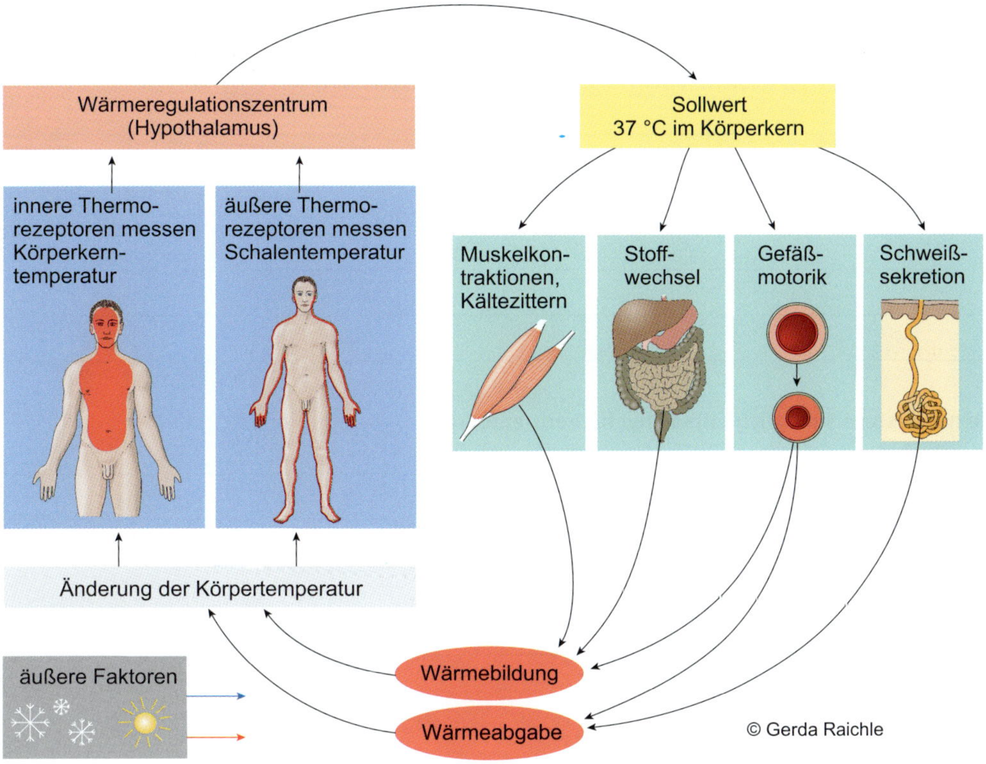

15.5 Formulieren Sie eine Verdachtsdiagnose.

Sie werden auf einem Sanitätsdienst auf einer Abendveranstaltung im Sommer von einem Ehepaar aufgesucht. Die Ehefrau gibt an, sie habe Angst, dass Ihr Mann eine Hirnhautentzündung entwickle. Sie sehen einen krank wirkenden Mann mittleren Alters mit Nackensteifigkeit, Übelkeit und Erbrechen. Zudem gibt er Kopfschmerzen an. Eine erhöhte Körpertemperatur können Sie nicht feststellen. Den Tag über habe er im Garten gearbeitet.

15.6 Bewerten Sie die Situation in Bezug auf mögliche Komplikationen.

Sie erreichen als RTW-Besatzung eine Unfallstelle. Ein Jugendlicher hat Spiritus in ein Lagerfeuer gespritzt und sich dabei höhergradige Verbrennungen des rechten Arms und des Brustkorbs zugezogen. Die Atmung ist nicht beeinträchtigt. Auch bestehen keine Verbrennungen im Gesicht- oder Halsbereich.

____

____

____

____

____

____

15.7 Nennen Sie mindestens 5 mögliche Ursachen für Verbrennungen.

____

____

____

____

____

15.8 Ergänzen Sie den Text.

Hitze – Brandblasen – gerötet – Schwere – Hauttransplantationen – Gewebebeschaffenheit – Verkohlungen – oberflächliche – intakt

Das Ausmaß einer Verbrennung wird bestimmt durch die ______________ der Verbrennungsquelle, die Kontaktfläche zur Verbrennungsquelle, die Kontaktdauer und die ______________. Verbrennungen werden in verschiedene Schweregrade eingeteilt. Bei Verbrennungen I° sind nur ______________ Verbrennungsschäden vorhanden. Die Haut ist ______________, aber vollständig ______________. Verbrennungen II° weisen ______________ auf. Je nach ______________ können sie noch in zwei weitere Untergruppen eingeteilt werden. Verbrennungen III° reichen tief ins Gewebe und heilen kaum. Oftmals sind ______________ notwendig. Verbrennungen IV° werden auch als ______________ bezeichnet. Sie sind nicht mehr in der Lage zu heilen.

15.9 Sie lesen auf einem Einweisungsschein, dass Ihr Patient vor Jahren einmal eine Verbrennungskrankheit gehabt haben soll. Erläutern Sie diesen Begriff.

____

____

____

____

____

____

15.10 Definieren Sie den Begriff „Hypothermie".

____

____

____

____

15.11 Richtig oder falsch?

	Richtig	Falsch
1. Im Lähmungsstadium sind unterkühlte Patienten hypoton und weisen weite Pupillen auf.	☐	☐
2. Im Erschöpfungsstadium sind die Patienten reflexlos und atmen extrem langsam oder weisen eine Apnoe auf.	☐	☐
3. Im Stadium des Scheintods ist kein Muskeltonus mehr fühlbar. Die Patienten haben lichtstarre Pupillen.	☐	☐
4. Im Abwehrstadium sind Unterkühlte oftmals wach, unruhig und tachykard.	☐	☐
5. Zudem sind die Patienten im Abwehrstadium durch den schnellen Herzschlag auffallend hypoton.	☐	☐

15.12 Finden Sie die 8 versteckten Begriffe.

Tipp: Sie alle haben etwas mit Kälteschäden am Organismus oder deren Behandlung zu tun.

D	P	Y	S	O	P	K	O	Q	H	E	V	T	P	Y	P	D	W
V	B	E	R	G	U	N	G	S	T	O	D	X	O	K	F	J	S
L	F	R	O	S	T	B	E	U	L	E	N	C	Y	O	Q	J	C
S	S	I	B	E	Z	J	X	T	H	X	J	W	D	C	F	C	H
Q	N	Y	M	C	I	T	T	Z	I	V	W	S	P	A	H	P	W
H	Y	T	K	T	Y	E	H	M	M	Z	G	R	U	B	U	Q	E
A	Q	O	E	H	N	C	R	L	M	U	H	Z	N	R	A	S	L
U	L	E	E	K	B	T	O	S	O	O	X	V	R	A	P	C	L
T	L	H	D	R	J	D	M	T	B	J	Q	G	S	D	L	U	U
N	T	R	N	G	S	P	B	G	I	K	A	N	U	Y	Q	R	N
E	V	V	R	L	R	Y	O	Y	L	W	A	M	P	K	U	F	G
K	D	P	L	Z	V	D	S	S	I	L	K	S	F	A	A	L	B
R	S	B	H	G	J	G	E	F	S	X	S	P	V	R	W	B	Z
O	A	W	M	I	O	E	T	M	A	L	U	B	F	D	K	Q	F
S	E	R	M	K	C	M	J	U	T	S	M	D	N	I	L	V	L
E	P	Z	P	N	O	L	I	O	I	K	X	V	P	E	M	H	R
N	S	A	F	T	E	R	D	R	O	P	D	R	U	B	K	T	I
L	O	O	Q	G	C	C	F	Q	N	J	F	K	T	D	G	V	I

16.1 Erläutern Sie die Vorgehensweise bei der Beurteilung von Notfallpatienten.

16.2 Nennen Sie Aspekte zu den jeweiligen Buchstaben des ABCDE-Schemas, die bei multimorbiden Patienten beeinträchtigt sein können.

- **A:**
- **B:**
- **C:**
- **D:**
- **E:**

16.3 Richtig oder falsch?

	Richtig	Falsch
1. Bei Einsätzen mit alkoholisierten Patienten muss stets einsatztaktisch besonnen vorgegangen werden.	☐	☐
2. Meistens stehen nicht die medizinischen Aspekte im Vordergrund.	☐	☐
3. Alkohol setzt die Gewaltbereitschaft im Regelfall herab.	☐	☐
4. Das Schmerzempfinden von alkoholisierten Menschen ist vermindert.	☐	☐
5. Bei alkoholintoxikierten Patienten sollte stets der Blutzucker gemessen werden.	☐	☐

16.4 Ergänzen Sie den Text.

Ankerheuristik – Befunderhebung – Bestätigungsfehler – Erklärungsansatz – Fehleinschätzungen – Gedankenfluss – Gerätediagnostik – Rettungsdienst – therapeutischen – Untersuchung – Wahrnehmung

Die menschliche ____________ ist sehr fehleranfällig. Oftmals nehmen wir zuerst die Dinge wahr, die unserem bisherigen ____________ zu einer Situation bestätigen. Dies nennt sich ____________. Oder aber wir betrachten nur einen einzelnen Aspekt und lassen viele andere außen vor, so dass wir nur ein unvollständiges Bild von einer Situation erhalten. Dies geschieht zum Beispiel im Rahmen einer ____________ oder beim sogenannten Halo-Effekt. Aus diesem Grunde müssen bei der ____________ im ____________ immer alle Aspekte gleichermaßen betrachtet und miteinander in Einklang gebracht werden. Dazu gehören die Ergebnisse von körperlicher ____________, Anamnese und ____________. Sie sollten regelmäßig überprüft und vom gesamten Team kritisch hinterfragt werden. Dies kann zwar ____________ nicht verhindern, es sorgt jedoch für einen gezielten ____________ bei allen diagnostischen Überlegungen. Damit werden Verdachtsdiagnosen und die daraus abzuleitenden ____________ Konsequenzen besser begründet.

17.1 Unterscheiden Sie Grenzen in der Versorgung und persönliche Grenzen.

17.2 Planen Sie Ihr Vorgehen.

Ihr Team wird zu einem Kindernotfall gerufen. Sie fahren heute mit einer erfahrenen Notfallsanitäterin. Ein 15 Monate alter Junge habe an einem Küchenhandtuch gezogen, auf dem ein Topf mit heißem Wasser stand. Er hat nun Verbrühungen an rechtem Arm, Thorax und im Gesicht. Der rechte Arm ist stark betroffen, auf dem Thorax und im Gesicht finden sich lediglich vereinzelte Spritzverbrühungen. Das nächste NEF würde 40 Minuten für die Anfahrt benötigen. Ihnen steht ein Telenotarztsystem zur Verfügung.

17.3 Erläutern Sie den Begriff „Tracerdiagnosen".

17.4 Nennen Sie die 6 am häufigsten genutzten rettungsdienstlichen Tracerdiagnosen.

17.5 Ergänzen Sie die Tabelle.

Anforderungen an Klinikeinrichtungen zur Behandlung der Tracerdiagnose Reanimation	
Fachgebiet	**Erwachsene/Kinder**
Diagnostik	
Gerät	
Therapie	
Neurologie	

17.6 Kreuzen Sie die richtige Antwort an.

Wie schnell nach dem Erstkontakt bei einer Sepsis sollte die Aufnahme in einer Klinik erfolgen?

☐ Spätestens nach 30 Minuten
☐ Spätestens nach 60 Minuten
☐ Spätestens nach 90 Minuten
☐ Spätestens nach 120 Minuten
☐ Spätestens nach 180 Minuten

17.7 Richtig oder falsch?

	Richtig	Falsch
1. Zur klinischen Versorgung eines polytraumatisierten Patienten sollte das nächstgelegene überregionale oder regionale Traumazentrum angefahren werden.	☐	☐
2. Betroffene Patienten sollten spätestens nach 90 Minuten in einer geeigneten Zielklinik eingetroffen sein.	☐	☐
3. Eine Anforderung an ein Traumazentrum ist das Vorhandensein eines Schockraumes und einer Intensivstation.	☐	☐
4. Zur Behandlung eines schweren Schädel-Hirn-Traumas wird ein Krankenhaus mit Computertomografen benötigt.	☐	☐
5. Bei Kindern kann die Primärversorgung eines schweren SHT nicht an einer Klinik ohne Pädiatrie/Kinderchirurgie erfolgen.	☐	☐

Menschen mit Verletzungen versorgen

18.1 Richtig oder falsch?

	Richtig	Falsch
1. Der passive Bewegungsapparat des Erwachsenen umfasst unter anderem Bänder, Knorpel und über 300 Knochen, die dem Körper als Gerüst dienen.	☐	☐
2. Der aktive Bewegungsapparat umfasst unter anderem etwa 630 Einzelmuskeln und ist für einen erheblichen Anteil des Körpergewichts verantwortlich.	☐	☐
3. Röhrenknochen sind vom sogenannten Periost umgeben und werden in drei Bereiche aufgeteilt.	☐	☐
4. Diese werden Metaphyse, Hypophyse und Diaphyse genannt.	☐	☐
5. Knochen bestehen unter anderem aus Kalzium und Phosphat.	☐	☐

18.2 Beschriften Sie die Abbildung.

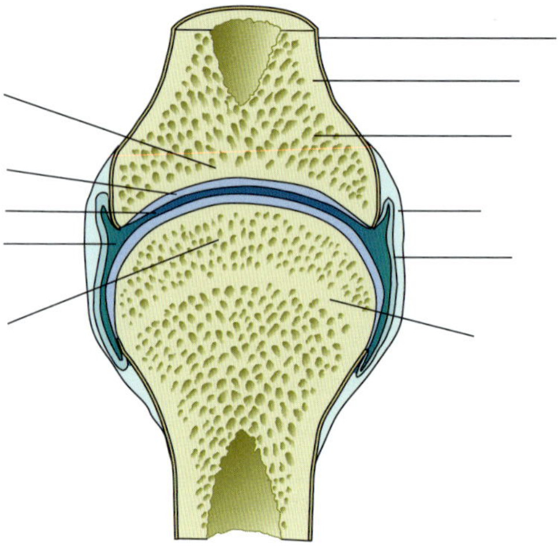

18.3 Erläutern Sie, welche Arten von Muskulatur im menschlichen Körper zu finden sind.

18.4 Beschriften Sie die Abbildung.

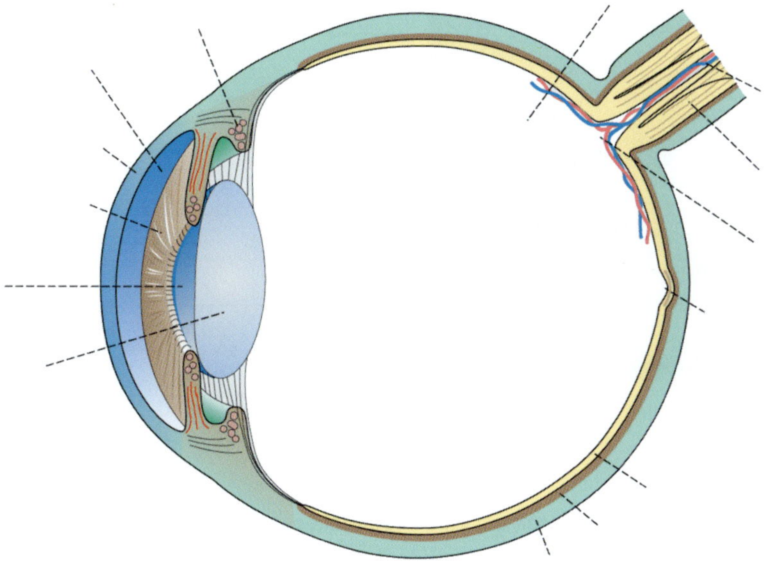

18.5 Erläutern Sie den Weg eines Geräusches durch das Ohr.

____

____

____

____

____

18.6 Erläutern Sie die jeweiligen Wundarten.

Wundarten

Name	Erläuterung
Schusswunden	
Schürfwunden	
Ablederungen	
Schnittwunden	
Platzwunden	
Bisswunden	

18.7 Nennen Sie die Wundart, um die es sich hier handeln könnte und begründen Sie Ihre Auswahl.

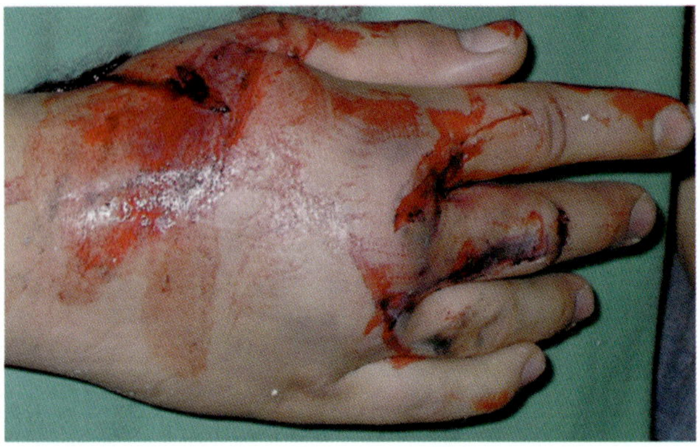

18.8 Begründen Sie, wieso es sich bei Stichwunden um eine besonders gefährliche Wundart handelt.

18.9 Nennen Sie mindestens 6 Aspekte, die im Rahmen einer Wundbeurteilung eingeschätzt werden müssen.

Wundart	Wundtiefe	Art der Blutung

18.10 Beschreiben Sie die genannten Verbandmittel.

Kompresse:

Verbandpäckchen:

Hämostyptikum:

Dreiecktuch:

18.11 Erläutern Sie die Besonderheiten bei der Versorgung von Fremdkörperverletzungen.

18.12 Planen Sie Ihr Vorgehen.

Sie werden zu einem Verkehrsunfall gerufen. Ein Patient ist von einem zurücksetzenden Auto an eine niedrige Steinmauer gedrückt worden. Dabei hat er schwere Verletzungen am rechten Unterschenkel erlitten. Die Wunde blutet sehr stark. Es muss von einer offenen Fraktur ausgegangen werden.

18.13 Nennen Sie jeweils mindestens 4 sichere und 4 unsichere Frakturzeichen.

Frakturzeichen

Sichere Frakturzeichen	Unsichere Frakturzeichen

18.14 Nennen Sie mindestens 4 mögliche Hilfsmittel zur Frakturversorgung.

18.15 Unterscheiden Sie „Distorsionen" und „Luxationen".

18.16 Erläutern Sie die hier dargestellte Maßnahme.

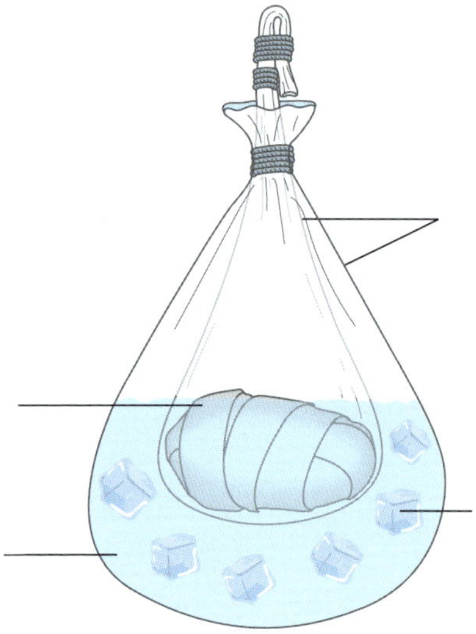

18.17 Vergleichen Sie die Anwendung der Schaufeltrage mit der Anwendung des Spineboards.

18.18 Lösen Sie das Rätsel.

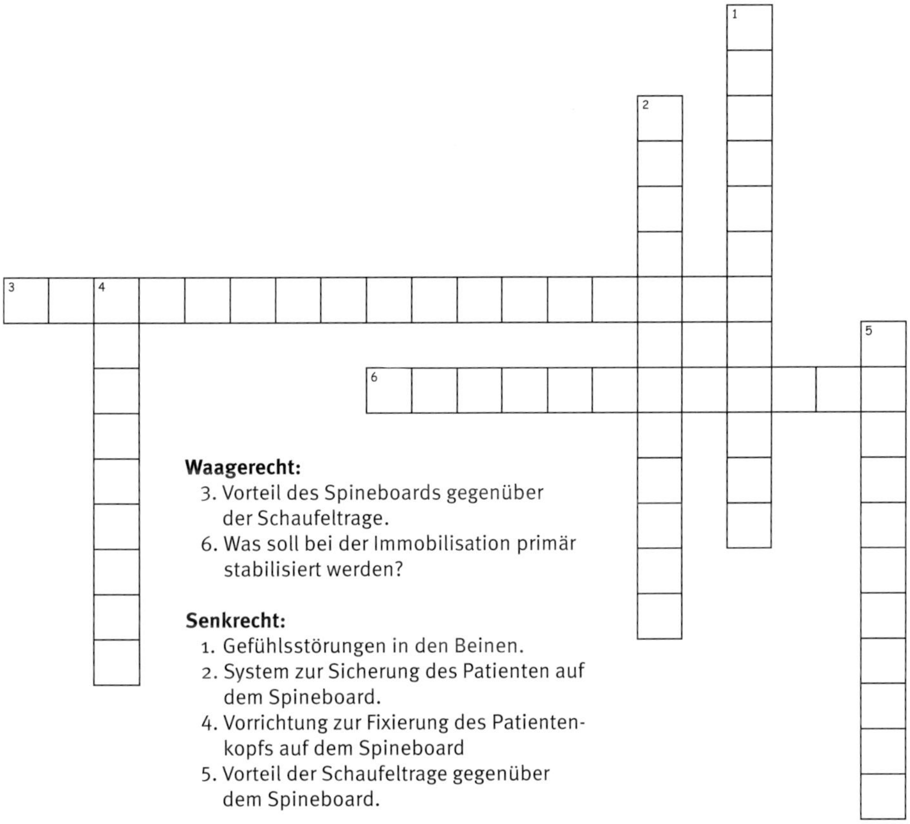

Waagerecht:

3. Vorteil des Spineboards gegenüber der Schaufeltrage.
6. Was soll bei der Immobilisation primär stabilisiert werden?

Senkrecht:

1. Gefühlsstörungen in den Beinen.
2. System zur Sicherung des Patienten auf dem Spineboard.
4. Vorrichtung zur Fixierung des Patientenkopfs auf dem Spineboard
5. Vorteil der Schaufeltrage gegenüber dem Spineboard.

18.19 Erläutern Sie Funktion und Verwendung einer Vakuummatratze.

18.20 Splintschienen können in verschiedene Formen gebracht werden, die unterschiedliche Vorteile haben. Beschreiben Sie, wie die unten genannten Formen hergestellt werden.

C-Kurve (Dachrinne):

____

____

____

Umgeschlagene C-Kurve:

____

____

____

T-Faltung:

____

____

____

18.21 Was ist der Unterschied zwischen einem offenen und einem geschlossenen Schädel-Hirn-Trauma?

☐ Eröffnung der Kopfhaut
☐ Eröffnung der Schädelkalotte
☐ Eröffnung der Dura mater
☐ Eröffnung der Schädelbasis
☐ Eröffnung des Gesichtsschädels

18.22 Beschriften Sie die Abbildung.

Tipp: Die gesuchten Begriffe bezeichnen anatomische Strukturen bzw. Formen der Hirnblutung.

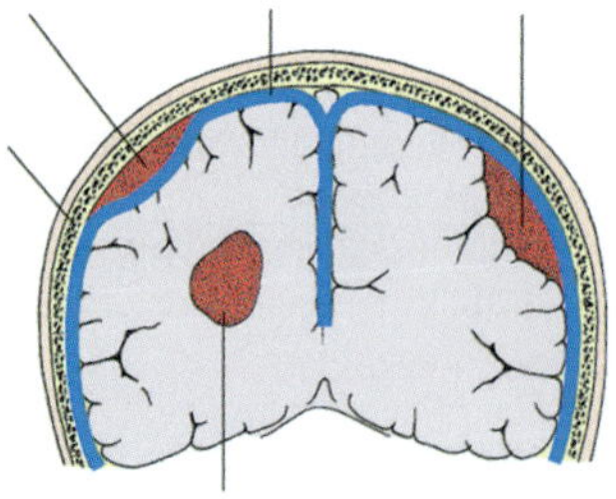

© Gerda Raichle

18.23 Ergänzen Sie die Tabelle.

Grad	GCS
Leichtes SHT	
Mittelschweres SHT	
Schweres SHT	

18.24 Planen Sie Ihr Vorgehen.

Auf einem Sanitätsdienst wird ein junger Patient von einer Sanitätsstreife aufgefunden. Er blutet deutlich am Kopf und ist bewusstlos. Versuche, ihn zu wecken, schlagen fehl. Sie werden von den Kollegen der Fußstreife hinzugezogen.

18.25 Nennen Sie mindestens 5 anatomische Strukturen, die bei einer Verletzung des Brustkorbs mitverletzt werden können.

-
-
-
-
-

18.26 Definieren Sie die „Rippenserienfraktur" und grenzen Sie diese von der „Rippenstückfraktur" ab.

18.27 Erläutern Sie die dargestellte Abbildung.

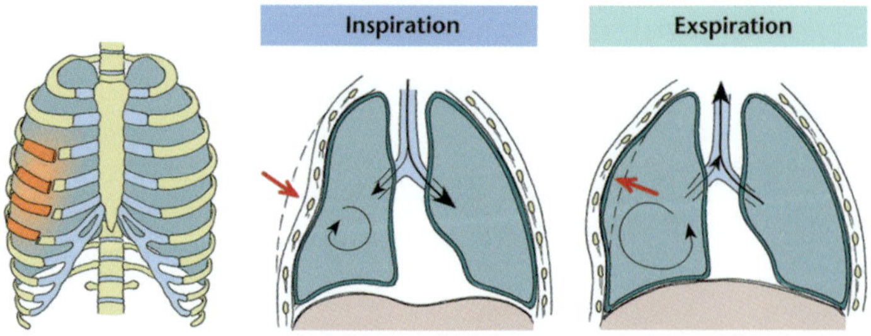

18.28 Planen Sie Ihr Vorgehen.

Sie treffen auf einen Patienten, dem ein Pferd gegen den Brustkorb getreten hat. Ihr Team stellt bei der Untersuchung gestaute Halsvenen, einen fehlenden Radialispuls und ein aufgehobenes Atemgeräusch über dem rechten Lungenflügel fest. Der Patient trübt zunehmend ein.

18.29 Nennen Sie mindestens 5 mögliche Anzeichen für eine Wirbelsäulenverletzung.

-
-
-
-
-

18.30 Benennen Sie die 3 dargestellten Frakturtypen.

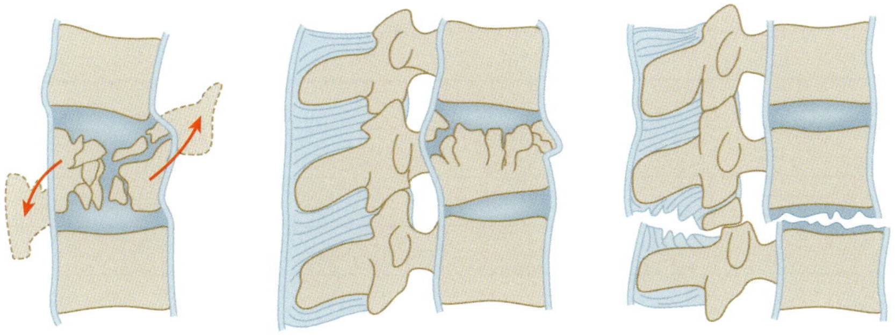

© Stefan Dangl, München

18.31 Erläutern Sie den Grundsatz: „If in doubt, immobilize!“

18.32 Richtig oder falsch?

	Richtig	Falsch
1. Ein hoher Querschnitt kann eine Atemlähmung zur Folge haben. Daher ist eine Wirbelsäulenimmobilisation bei vielen Unfallmechanismen unumgänglich.	☐	☐
2. Zunächst muss eine manuelle Fixierung der Halswirbelsäule erfolgen, alternativ kann die stabile Seitenlage eingesetzt werden.	☐	☐
3. Der HWS-Immobilisationskragen muss vor der Abnahme eines Motorradhelms angelegt werden, um die Halswirbelsäule bei der Abnahme zu schienen.	☐	☐
4. Eine gute Möglichkeit, einen Patienten ohne viele unnötige Bewegungen umzulagern und zu immobilisieren, ist der Einsatz von Schaufeltrage und Vakuummatratze.	☐	☐
5. Wenn der Patient bei Bewusstsein ist, sollte ihm jeder Arbeitsschritt zunächst erklärt werden.	☐	☐

18.33 Nennen Sie je 3 mögliche Mechanismen zur Entstehung eines „stumpfen“ bzw. eines „penetrierenden Bauchtraumas“.

Mögliche Ursachen für stumpfe Bauchverletzungen	Mögliche Ursachen für penetrierende Bauchverletzungen

18.34 Erläutern Sie den Begriff „zweizeitige Milzruptur“.

____
____
____
____
____
____

18.35 Erläutern Sie die dargestellte Lagerungsform.

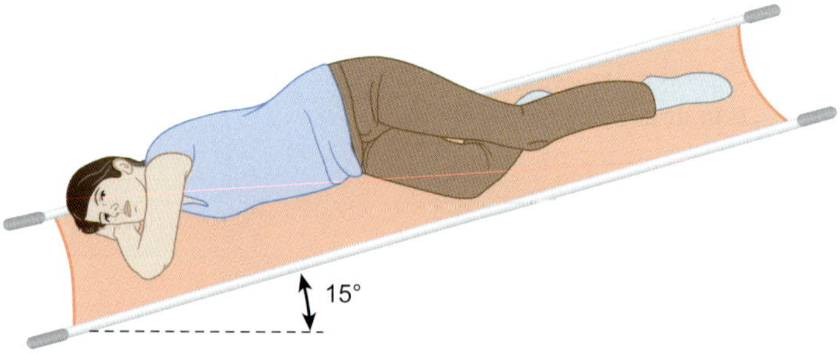

© Stefan Dangl, München

____
____
____
____
____
____

18.36 Ergänzen Sie den Text.

xABCDE-Schema – Schocklage – hochdosierten – Puls – Sicherheit – Schockzustand – i. v.-Zugang

Sie werden zu einem Unfallort gerufen. Einem Bauarbeiter ist ein Metallträger in den Bauch gestoßen. Nachdem Sie die ____________ der Einsatzstelle überprüft haben, beginnen Sie mit der Untersuchung nach dem ____________. Sie stellen dabei einen schnellen ____________ und eine deutliche Prellmarke am Abdomen fest. Hieraus schließen Sie, dass sich Ihr Patient im drohenden ____________ befindet. Sie fordern umgehend einen Notarzt nach und verabreichen ____________ Sauerstoff. Zudem sollte die Anwendung einer ____________ erfolgen und ein ____________ vorbereitet werden.

18.37 Nennen Sie die Definition des Polytraumas nach Tscherne.

18.38 Richtig oder falsch?

	Richtig	Falsch
1. Die Versorgung eines Polytraumas erfolgt zumeist noch am Unfallort. Für diesen Zweck halten die Notarzteinsatzfahrzeuge Blutkonserven vor.	☐	☐
2. Die „Golden Hour of Trauma“ besagt, dass ein eingeklemmter Patient innerhalb einer Stunde aus dem Fahrzeug befreit sein muss.	☐	☐
3. Liegt keine Einklemmung vor, sollte die Versorgungszeit vor Ort unter 15 Minuten liegen.	☐	☐
4. Aufgrund des Stresses im Rahmen einer Einklemmung ist ein zusätzlicher Wärmeerhalt nicht notwendig.	☐	☐
5. Beim Arbeiten am einklemmten Unfallpatienten sollte der Aktionsbereich des Airbags freigehalten werden.	☐	☐

18.39 Was versteht man unter dem „KISS-Schema“?

18.40 Unterscheiden Sie „schonende Rettung“ und „Crashrettung“.

18.41 Nennen Sie mindestens 4 mögliche Notfallbilder, die die Augen betreffen.

-
-
-
-

Aufgaben

18.42 Richtig oder falsch?

	Richtig	Falsch
1. Verätzungen des Auges werden unterschieden je nachdem, welche Substanzart für die Verätzung verantwortlich ist.	☐	☐
2. Laugenverätzungen führen zu Koagulationsnekrosen, Säureverätzungen zu Kolliquationsnekrosen.	☐	☐
3. Stumpfe Verletzungen des Auges sind deutlich häufiger als penetrierende Verletzungen.	☐	☐
4. Bei stumpfer Gewalteinwirkung auf das Auge ist der Orbitaboden besonders frakturgefährdet.	☐	☐
5. Kleinere Fremdkörper werden oftmals durch den Tränenfluss entfernt und stellen nicht immer einen Notfall dar.	☐	☐

18.43 Beschreiben und erläutern Sie die dargestellte Abbildung.

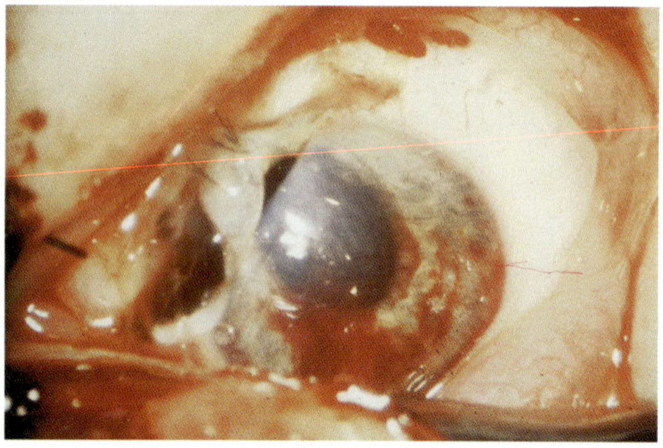

© Dr. med. U. Meyer-Bothling, Hamburg

18.44 Erläutern Sie Ihre Vorgehensweise im Rahmen einer Augenverletzung.

18.45 Korrigieren Sie die Fehler im Text.

Beim Katarakt handelt es sich um einen Sammelbegriff für Erkrankungen, denen eine zunehmende Schädigung des Sehnervs durch eine Verminderung des Augeninnendrucks gemeinsam ist. Diese Verminderung erfolgt durch ein Missverhältnis zwischen Kammerwasserproduktion und Kammerwasserabfluss. Ein Glaukomanfall entsteht durch einen kurzfristigen hohen Anstieg des Hirndrucks aufgrund eines Öffnens des Kammerwasserabflusses. Symptomatisch fallen häufig ein blasses Auge sowie eine stumpfe Hornhaut auf. Die Pupille des betroffenen Auges ist eng und lichtstarr. Der betroffene Augapfel ist im Tastbefund weicher.

18.46 Nennen Sie mindestens 4 mögliche Begleitsymptome, die bei einem Glaukomanfall auftreten können.

-
-
-
-

18.47 Erläutern Sie Ihre Maßnahmen im Rahmen eines Glaukomanfalls.

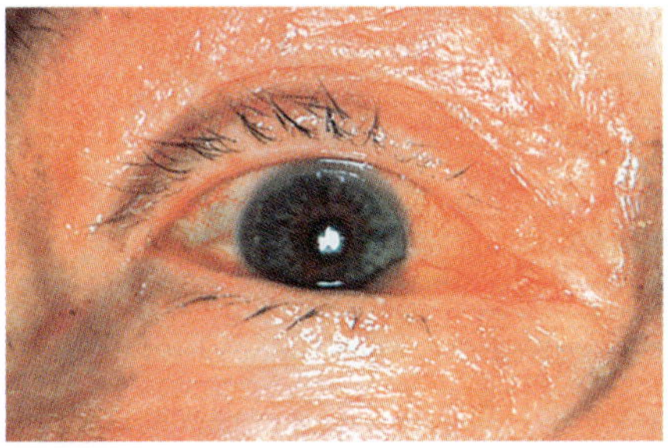

© LaFleur Brooks M. Exploring Medical Language. 8th ed. Elsevier/Mosby, 2011

18.48 Nennen Sie mindestens 6 mögliche Ursachen für einen plötzlichen Sehverlust.

-
-
-
-
-
-

18.49 Schildern Sie, was auf der Abbildung zu erkennen ist.

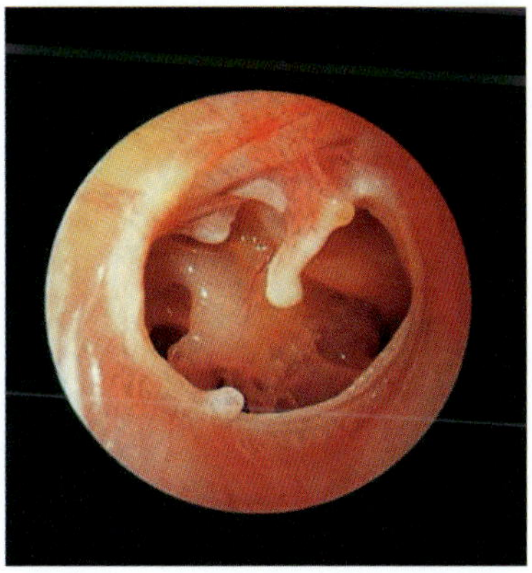

© Leonard PC. Building A Medical Vocabulary with Spanish Translations, 6th. ed., Elsevier/Saunders, 2005

18.50 Nennen Sie 3 mögliche Ursachen von Blutungen aus den Ohren.

- ____________________
- ____________________
- ____________________

18.51 Nennen Sie 3 schwerwiegende Komplikationen bei Blutungen aus dem Mund-Rachen-Raum.

- ____________________
- ____________________
- ____________________

18.52 Nennen Sie 3 begünstigende Faktoren für das Auftreten von Nasenbluten.

- ____________________
- ____________________
- ____________________

18.53 Beschreiben Sie Ihr Vorgehen im Rahmen eines unstillbaren Nasenblutens.

____

____

____

____

____

____

18.54 Ergänzen Sie den Text.

subjektiv – Umgebungsgeräuschen – Hörnervs – chronifiziert – psychosomatische – Innenohrschäden – Symptom – Belastung – Pfeifen – Ohrgeräusche – Tinnitus

Ein __________ stellt ein Ohrgeräusch dar, das nur __________ wahrgenommen werden kann und das zusätzlich zu den objektiv vorhandenen __________ besteht. Die Qualität der __________ ist breit. Patienten geben ein __________, Rauschen, Brummen oder Zischen an. Der Tinnitus selbst ist ein __________ einer zu Grunde liegenden Erkrankung. Oftmals liegen __________ vor. Aber auch Erkrankungen des __________ oder ein Ohrenschmalzpfropf können einen Tinnitus verursachen. Ein Tinnitus kann __________ auftreten. Häufig liegt dann eine __________ Ursache zu Grunde. Er stellt eine große __________ für die betroffenen Patienten dar und sollte von den Rettungskräften dementsprechend ernst genommen werden.

18.55 Erläutern Sie mögliche Ursachen eines Hörsturzes.

____

____

____

____

____

____

18.56 Finden Sie die 8 versteckten Begriffe.

Tipp: Sie alle haben etwas mit dem sogenannten „Vertigo“ zu tun.

N	L	A	W	F	G	F	X	M	Y	R	H	W	U	A	L	I	Q	J
E	C	P	U	U	V	D	R	E	H	S	C	H	W	I	N	D	E	L
Q	U	W	E	H	R	Y	C	D	L	D	R	Q	I	Y	M	K	M	V
C	O	E	E	K	O	W	X	N	J	P	O	F	S	U	Z	C	K	U
L	V	X	Y	J	W	Y	H	L	T	S	K	Z	N	C	F	E	C	Q
J	B	E	W	E	G	U	N	G	S	S	C	H	W	I	N	D	E	L
Y	G	A	N	G	U	N	S	I	C	H	E	R	H	E	I	T	T	U
W	N	T	A	C	H	Y	K	A	R	D	I	E	V	E	Y	O	X	B
V	O	G	R	B	M	W	V	R	L	R	S	E	H	G	E	P	V	E
I	X	J	X	D	W	M	X	B	H	O	N	R	D	E	P	O	T	R
U	T	Z	M	S	P	L	J	L	C	S	R	M	S	H	J	U	L	B
A	A	C	E	X	U	O	E	G	R	P	F	Q	Q	I	S	P	W	R
J	Y	Z	P	V	F	P	O	C	G	I	O	G	C	V	O	Q	L	E
T	M	E	D	V	J	J	G	Q	M	X	C	A	N	G	S	T	S	C
M	D	U	Q	O	O	Y	I	J	Q	X	W	O	Y	K	W	Y	O	H
B	S	C	H	W	A	N	K	S	C	H	W	I	N	D	E	L	D	E
X	O	G	P	P	E	V	D	B	G	T	D	H	S	U	D	F	E	N
D	P	D	Ü	B	E	L	K	E	I	T	V	Y	P	R	S	L	Z	P
X	O	U	Q	Z	S	Q	Y	O	J	Z	N	A	H	Y	U	C	R	W

Menschen nach Elektrounfällen versorgen

19.1 Erläutern Sie die Besonderheiten von Strom- und Blitzunfällen.

19.2 Nennen Sie mindestens 4 Situationen, in denen es zu einem Stromfluss durch den Körper kommen kann.

19.3 Erklären Sie die Begriffe.

Kleinspannung:

Niederspannung:

Hochspannung:

19.4 Erläutern Sie die Abbildung.

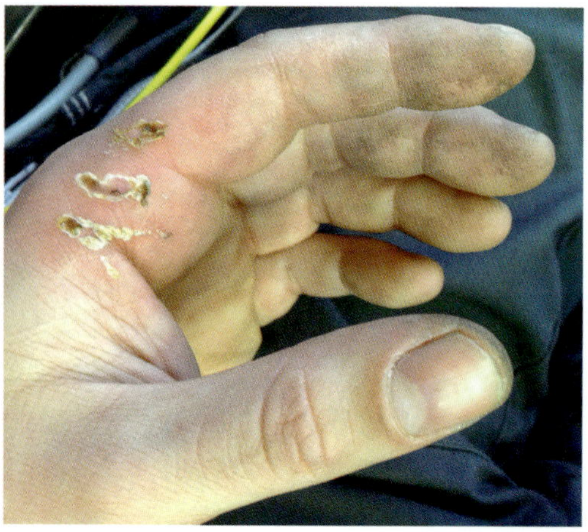

© Dr. Dr. med. Jürgen Luxem, Aschaffenburg

Menschen nach Tauch- und Ertrinkungsunfällen versorgen

20.1 Nennen Sie mindestens 5 mögliche Unfallursachen des Ertrinkens.

- ______________________________
- ______________________________
- ______________________________
- ______________________________
- ______________________________

20.2 Richtig oder falsch?

	Richtig	Falsch
1. Phase 1 des Ertrinkens wird auch Akzeptanzphase genannt.	☐	☐
2. Phase 2 des Ertrinkens ist die des willkürlichen Atemanhaltens.	☐	☐
3. Phase 3 zeichnet sich durch die einsetzende Atemnot aus.	☐	☐
4. Phase 4 ist die Hypothermiephase.	☐	☐
5. Phase 5 ist die Phase der Atemlähmung.	☐	☐

20.3 Finden Sie die 6 versteckten Begriffe.

Tipp: Bei allen handelt es sich um Symptome oder Folgen des Ertrinkens.

I	P	U	S	G	Y	X	K	M	V	O	I	S	V	K	L	P	D	X
T	K	M	B	D	X	N	E	Y	N	J	T	I	O	A	X	H	X	D
N	P	W	K	T	O	F	X	J	C	J	S	P	R	Z	U	Ä	Y	N
N	S	D	F	S	Z	Y	A	N	O	S	E	L	A	A	T	M	Z	O
K	E	Z	B	S	N	Y	M	Y	R	R	A	O	T	R	L	O	P	H
L	U	N	G	E	N	Ö	D	E	M	V	J	F	E	J	Q	L	M	O
S	I	X	D	E	M	X	R	L	O	A	T	M	M	G	O	Y	I	G
B	H	T	B	U	S	P	L	A	G	T	H	C	S	W	H	S	K	F
L	X	Q	Q	B	L	T	S	R	G	R	V	G	T	Q	M	E	P	I
A	Q	C	Q	B	X	T	A	N	L	L	J	I	I	M	B	S	J	B
K	R	E	I	S	L	A	U	F	S	T	I	L	L	S	T	A	N	D
I	Q	E	Y	Y	I	Y	B	N	G	H	I	P	L	M	B	U	D	R
D	F	A	Z	I	D	O	S	E	O	G	I	M	S	N	W	S	Y	O
W	H	K	R	J	M	K	K	A	P	O	N	Y	T	G	H	D	Q	I
K	D	X	V	J	A	B	G	J	G	B	W	G	A	B	S	G	O	A
F	V	I	T	F	T	O	Q	W	D	X	R	V	N	T	R	X	T	J
S	H	P	V	D	U	Y	U	S	G	U	U	C	D	K	J	X	Y	G
S	C	H	A	U	M	B	I	L	D	U	N	G	U	K	A	T	N	V
Z	G	L	V	R	E	X	S	A	M	X	G	K	K	U	Q	T	T	P

20.4 Nennen Sie die 3 möglichen Arten des Sporttauchens und deren notfallmedizinisch relevanten Gefahren.

20.5 Erläutern Sie die Begriffe.

Kompressionsphase	
Isopressionsphase	
Dekompressionsphase	

20.6 Erläutern Sie den Zusammenhang zwischen Barotraumen und dem Tauchsport.

20.7 Nennen Sie mindestens 8 mögliche Symptome der Dekompressionskrankheit.

21.1 Nennen Sie die äußeren und inneren Geschlechtsorgane der Frau.

Äußere Geschlechtsorgane	Innere Geschlechtsorgane

21.2 Beschriften Sie die Abbildung.

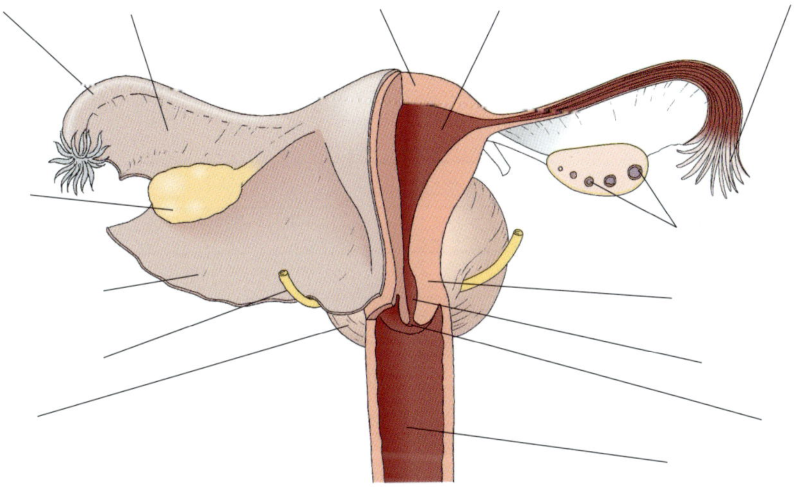

21.3 Richtig oder falsch?

	Richtig	Falsch
1. Die Bildung geschlechtsspezifischer Hormone beginnt bei Mädchen mit der Geburt.	☐	☐
2. Die beiden wichtigsten Sexualhormone der Frau sind Östrogen und Protestosteron.	☐	☐
3. Diese werden durch die Hormone der Epiphyse (FSH und LH) in ihrer Ausschüttung reguliert.	☐	☐
4. Östrogene sorgen unter anderem für die Ausbildung der Geschlechtsmerkmale, die Förderung der Eireifung und die Vorbereitung der mütterlichen Brust für die Milchproduktion.	☐	☐
5. Im Alter von 45 bis 55 Jahren nimmt die hormonelle Stimulation der Frau ab. Dieser Abschnitt des Lebens wird als „Wechseljahre" bezeichnet.	☐	☐

21.4 Planen Sie Ihr Vorgehen.

Sie werden in einen Privathaushalt gerufen. Eine 30-jährige schwangere Frau erwartet Sie. Sie habe vor 5 Minuten ihren Blasensprung gehabt. Dem Fruchtwasser sei auch etwas Blut beigemengt gewesen. Sie habe keine Wehen, spüre aber anhaltend die Bewegungen ihres Kindes.

21.5 Nennen und erläutern Sie die 3 Phasen der Geburt.

21.6 Nennen Sie mindestens 8 mögliche gynäkologische Notfallbilder.

-
-
-
-
-
-
-
-

21.7 Geben Sie an, um welches Notfallbild es sich in der Abbildung handelt und nennen Sie die wichtigste mögliche Spätkomplikation.

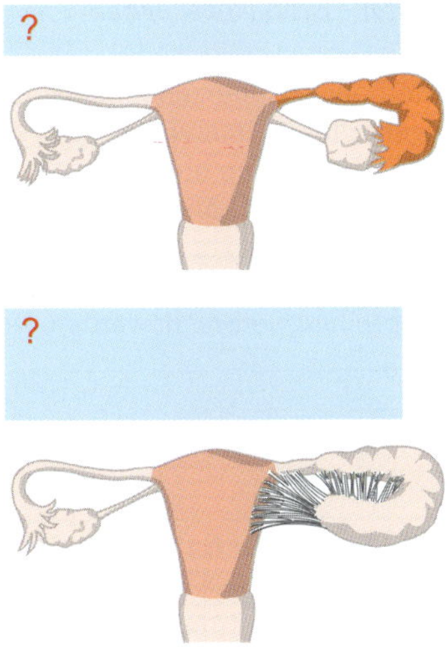

© Martha Kosthorst, Borken

21.8 Erläutern Sie mögliche Entstehungswege von vaginalen Blutungen.

21.9 Beschreiben Sie Ihr Vorgehen bei der Behandlung einer Patientin mit vaginalen Blutungen.

21.10 Ergänzen Sie den Text.

Eileiterschwangerschaft – Blutungen – Bauchfellentzündung – Dehnungsschmerzen – Ultraschalluntersuchung – Gynäkologie – Erkrankungen – Blutentnahme – vital – Schockgeschehen

Im ersten Drittel einer Schwangerschaft sind Unterbauchschmerzen relativ häufig. Zu achten ist allerdings darauf, ob zusätzliche ______________ vorliegen. Dies ist immer ein Warnzeichen. Meistens handelt es sich um ______________. Dennoch müssen insbesondere die ______________ und die Appendizitis ausgeschlossen werden. Beide ______________ können, wenn sie fortschreiten, bis hin zu einer ______________ führen. Bei dieser ist ein ______________ nicht ungewöhnlich. Die betroffenen Patientinnen sind dann ______________ bedroht. Dementsprechend sollten die Patientinnen in eine Klinik mit ______________ und chirurgischer Abteilung verbracht werden. Dort erfolgen die Durchführung einer ______________ und ggf. einer ______________.

21.11 Richtig oder falsch?

	Richtig	Falsch
1. Fehlgeburten sind oftmals die Folge von Fehlbildungen der Gebärmutter oder Fehlentwicklungen des Fetus.	☐	☐
2. Die Schwangerschaft wird in 2 Hälften unterteilt (1. und 2. Duomenon).	☐	☐
3. Im ersten Abschnitt der Schwangerschaft sind die Erkrankungen oftmals andere als im späteren Verlauf.	☐	☐
4. Bei einer Plazentainsuffizienz kommt es zu einer Unterversorgung des ungeborenen Kindes.	☐	☐
5. Die Placenta praevia kann eine Kaiserschnittindikation sein, da es zu einer Blockade des inneren Muttermunds kommen kann.	☐	☐

21.12 Nennen Sie 4 Symptome einer Eklampsie.

- ______________
- ______________
- ______________
- ______________

21.13 Welche therapeutischen Ziele müssen bei einer Eklampsie verfolgt werden?

____

____

____

____

21.14 Nennen Sie 2 mögliche Ursachen für einen vorzeitigen Blasensprung.

- ______________
- ______________

21.15 Erläutern Sie eine Untersuchungsmöglichkeit im Rettungsdienst, um Wehen festzustellen.

21.16 Erläutern Sie die Entstehung eines Nabelschnurvorfalls.

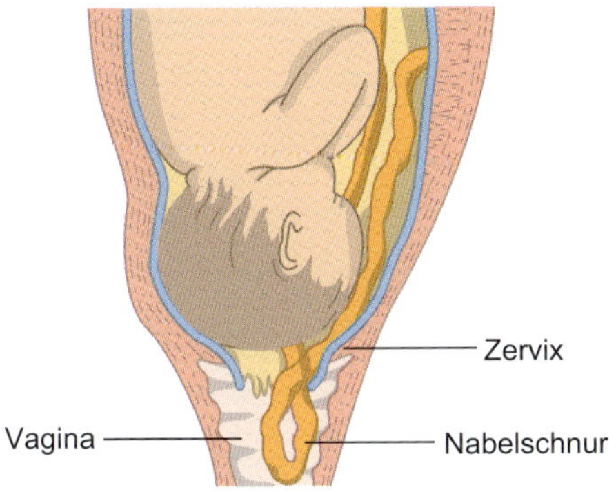

© Martha Kosthorst, Borken

21.17 Planen Sie Ihr Vorgehen.

Sie sollen eine Schwangere mit Wehen in der 34. Schwangerschaftswoche ins Krankenhaus transportieren. Sie werden als KTW alarmiert. Vor Ort fällt Ihnen auf, dass ein Nabelschnurvorfall vorliegt.

21.18 Definieren Sie den Begriff „Notgeburt".

21.19 Nennen und beschreiben Sie die 3 Phasen einer Geburt.

1.	
2.	
3.	

21.20 Beschreiben Sie grob Ihr Vorgehen im Rahmen einer Notgeburt auf einem Krankentransport.

21.21 Ergänzen Sie die Tabelle.

APGAR-Schema

Beurteilungskriterium	Bewertung		
	0 Punkte	1 Punkt	2 Punkte
Atembewegungen			
	nicht wahrnehmbar		
		geringer Tonus, wenig Bewegungen	
			vollständig rosa
Reflexerregbarkeit (Reaktion auf Hautreiz oder Absaugen)			

Notfälle bei Säuglingen, Kindern und Jugendlichen versorgen

22.1 Nennen Sie 4 generelle Besonderheiten bei Kindernotfällen.

- ______
- ______
- ______
- ______

22.2 Sortieren Sie die Entwicklungsabschnitte zu den jeweiligen Altersangaben.

Zahnwechsel – Freies Laufen – Sitzen – Lächeln bei Sichtkontakt – Erster Milchzahn – Kennt Vor- und Nachnamen – Kennt Tag, Monat, Jahr und Uhr – Greifen

≥ 6 Wochen	
≥ 5 Monate	
6–8 Monate	
6–9 Monate	
≥ 18 Monate	
≥ 3 Jahre	
> 6 Jahre	
8–10 Jahre	

22.3 Höher (>), niedriger (<) oder gleich (=)?

Vergleich der Messwerte zwischen Kindern und Erwachsenen

Parameter	Verhältnis
Atemfrequenz	
Atemzugvolumen pro Kilogramm Körpergewicht	
Totraumvolumen pro Kilogramm Körpergewicht	
Herzfrequenz	
Blutdruck	
Blutvolumen pro Kilogramm Körpergewicht	
Schlagvolumen (Herz)	
Körpertemperatur	
Blutzuckerspiegel	

22.4 Zeichnen Sie die Atemwege bei Kindern und bei Erwachsenen schematisch ein.

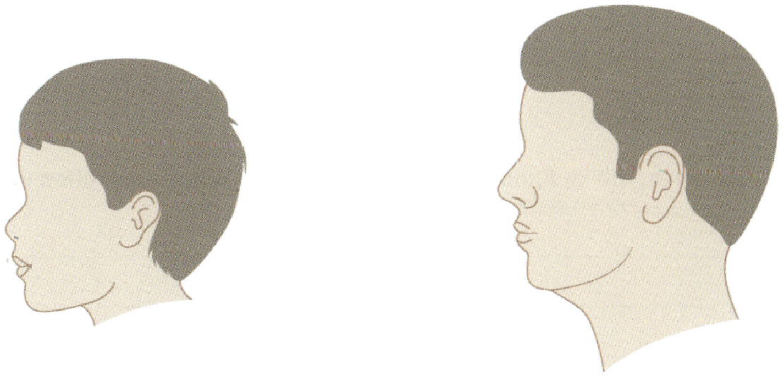

Aufgaben

22.5 Nennen Sie mindestens 5 mögliche Anzeichen für respiratorische Störungen bei Kindern.

____

____

____

____

____

22.6 Ergänzen Sie den Text.

Giemen – Atemwege – Erdnussschalen – selten – Mund – Fremdkörper – Stimmbandebene – Lungenabschnitt – Bronchialbaum – Fremdkörperaspiration

Besonders kleine Kinder neigen dazu, ihre Umgebung mit den Händen und dem ______________ zu erkunden. Dabei kann es dazu kommen, dass kleine Gegenstände oder Lebensmittel, wie etwa ______________ , in ihre ______________ gelangen. Der Großteil dieser ______________ ist so klein, dass er durch den Kehlkopf in den ______________ gelangt. Ein geringerer Teil blockiert die Atemwege oberhalb der ______________ . Eine vollständige Verlegung der Atemwege ist vergleichsweise ______________ . Dennoch muss in solchen Einsatzszenarien immer damit gerechnet werden. Symptome einer ______________ sind beispielsweise Stridor bzw. ______________ bei der Atmung oder ein abgeschwächtes bzw. aufgehobenes Atemgeräusch über einem ______________ .

22.7 Ergänzen Sie die Tabelle.

Differenzialdiagnose zwischen Pseudokrupp und Epiglottitis

Symptome	Pseudokrupp	Epiglottitis
Beginn		
		schwer krank, still
	Mund geschlossen, Nasenflügeln	
Atemnot		
	bellend	
Schlucken		
Speichelfluss		
		(hohes) Fieber, > 38 °C

22.8 Erläutern Sie die Basismaßnahmen, die im Rahmen eines Pseudokrupp-Anfalls getroffen werden müssen.

____

____

____

____

____

____

____

22.9 Nennen Sie mindestens 6 mögliche Ursachen für eine Exsikkose bei Kindern.

- ______________________________
- ______________________________
- ______________________________
- ______________________________
- ______________________________
- ______________________________

22.10 Finden Sie die 9 versteckten Begriffe.

Tipp: Sie alle stehen im Zusammenhang mit Untersuchungen bei exsikkierten Kindern.

R	F	L	Y	B	L	S	Y	H	H	A	U	T	F	A	R	B	E	R
L	W	J	G	I	X	Q	U	W	U	E	G	X	S	L	G	R	G	K
W	E	M	B	S	C	H	L	E	I	M	H	Ä	U	T	E	T	G	T
C	D	D	T	O	Q	T	I	P	K	F	S	Q	T	N	N	T	W	S
L	I	D	S	C	H	L	A	G	A	O	U	H	R	T	T	V	G	K
S	K	K	E	T	V	Z	C	T	J	T	Z	X	D	B	W	E	O	Q
S	U	R	W	R	L	K	O	L	I	G	U	R	I	E	O	C	C	P
A	X	G	R	E	I	S	E	N	H	A	F	T	I	G	K	E	I	T
U	V	D	P	B	I	B	T	V	C	C	M	G	L	G	S	B	Y	U
G	F	S	N	U	L	D	P	P	A	I	Y	D	F	X	F	U	A	S
R	M	S	W	E	S	R	G	Q	D	T	V	S	I	B	Z	I	P	O
E	W	Z	F	M	U	S	K	E	L	S	C	H	M	E	R	Z	E	N
F	G	F	S	C	H	W	Ä	C	H	E	J	C	M	U	M	U	K	T
L	N	J	Z	K	Y	V	P	L	O	N	N	X	T	H	O	B	R	G
E	L	L	X	K	L	Y	L	X	B	M	S	E	M	Q	H	V	T	Q
X	J	U	N	J	P	F	J	X	H	O	W	X	B	E	F	Y	T	Y
O	F	F	O	N	T	A	N	E	L	L	E	J	H	H	L	G	M	D
G	T	T	R	X	I	V	B	R	R	P	Z	S	J	I	C	V	O	K
J	T	R	V	D	K	Y	S	R	R	W	J	N	V	V	Y	C	C	B

22.11 Richtig oder falsch?

	Richtig	Falsch
1. Fieberkrämpfe sind zerebrale Krampfanfälle, die zur Gruppe der Gelegenheitsanfälle gehören.	☐	☐
2. Oftmals treten sie aus völliger Gesundheit heraus auf, da der erste hohe Fieberanstieg im Rahmen eines Infekts für sie verantwortlich ist.	☐	☐
3. Fieberkrämpfe sind zumeist fokale Krampfanfälle, die dazu neigen, sekundär zu generalisieren.	☐	☐
4. Das Bewusstsein ist bei ihnen meistens erhalten, die Kinder haben hinterher jedoch oftmals eine Amnesie.	☐	☐
5. Im Großteil der Fälle ist der Krampfanfall bei Eintreffen des Rettungsdiensts bereits beendet.	☐	☐

22.12 Nennen Sie die 3 wichtigsten Basismaßnahmen im Rahmen eines kindlichen Fieberkrampfs.

22.13 Unterscheiden Sie die Begriffe „SIDS“ und „BRUE“.

22.14 Richtig oder falsch?

	Richtig	Falsch
1. Oftmals werden Kinder, die an einem SIDS verstorben sind, an Nachmittagen aufgefunden.	☐	☐
2. Der Großteil von ihnen wird in Rückenlage aufgefunden.	☐	☐
3. Im Großteil der Fälle sind keine Reanimationsmaßnahmen mehr möglich bzw. führen nicht mehr zu einem Erfolg.	☐	☐
4. Liegen keine sicheren Todeszeichen vor, muss unbedingt mit Wiederbelebungsmaßnahmen begonnen werden.	☐	☐
5. Der plötzliche Kindstod gilt als natürliche Ursache. Das Hinzuziehen der Polizei ist insofern nicht notwendig.	☐	☐

22.15 Nennen Sie die 3 generellen Formen der Kindesmisshandlung und definieren Sie diese.

Formen der Kindesmisshandlung

Form	Definitionen

22.16 Nennen Sie die wesentlichen Grundsätze zur Vorgehensweise beim Verdacht auf eine Kindesmisshandlung.

23.1 Ordnen Sie die Jahreszahlen zu.

1910–1950–2021

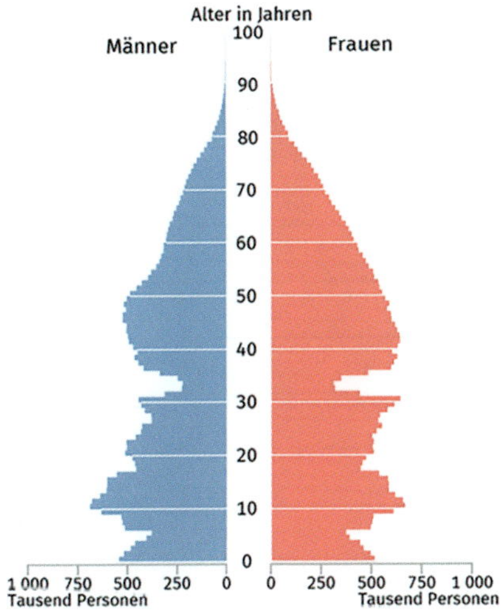

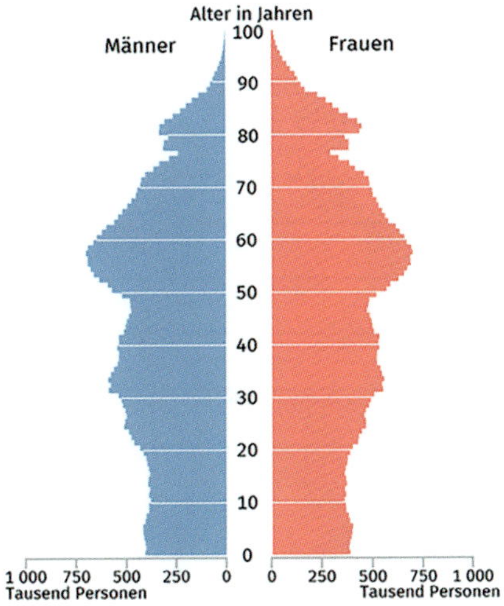

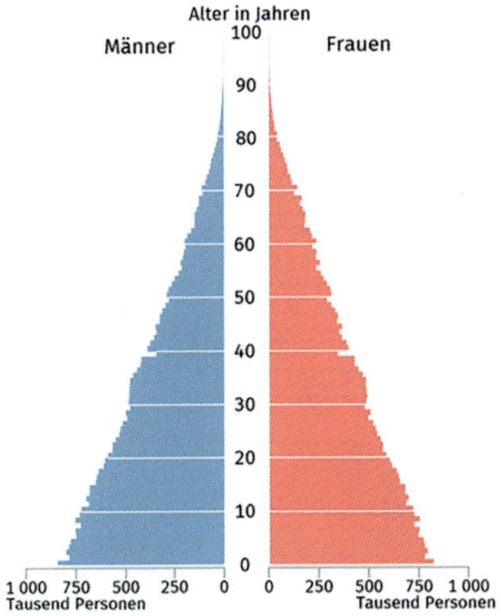

23.2 Erläutern Sie, was die obere Grafik über die Geschlechterverteilung im Jahr 2021 aussagt.

____

____

____

____

____

____

____

____

____

23.3 Ergänzen Sie den Text.

8,5 – älter – ältere – Fünfte – geriatrische – Hilfsbedürftigkeit – professionelle – Unfällen – vollstationär

Die Menschen in Deutschland werden immer ____________________. Mit steigendem Lebensalter nimmt jedoch die Pflege- und ____________________ deutlich zu. In der Altersgruppe der 75- bis 79-Jährigen ist jeder Zehnte pflegebedürftig. Bei den 80- bis 85-Jährigen ist es jeder ____________________. Ab dem 90. Lebensjahr sind 66 % auf ____________________ Hilfe angewiesen. Dies spiegelt sich auch in den Krankenhausbehandlungen wieder. Der Anteil der über 65-jährigen Patienten an den ____________________ versorgten Patienten beträgt aktuell ca. 43 Prozent. Das sind bei ungefähr 20 Millionen stationären Krankenhausbehandlungen etwa ____________________ Millionen Menschen. Dies liegt sowohl daran, dass ältere Menschen häufiger schwer erkranken als auch daran, dass sie bei ____________________ ein höheres Verletzungsrisiko haben. Dies alles wird dazu führen, dass in einer alternden Gesellschaft verstärkt ____________________ Patienten im Rettungsdienst versorgt werden müssen. Ein solides Wissen über ____________________ Notfälle ist also unerlässlich.

23.4 Planen Sie Ihr Vorgehen.

Sie werden in eine Pflegeeinrichtung gerufen. Frau Hildebrandt ist eine 89-jährige Patientin mit einer Alzheimer-Demenz. Sie nimmt diverse Antihypertensiva, Diuretika und hat vor einigen Tagen einen Infekt der oberen Luftwege gehabt. Die zuständige Pflegefachkraft sagt Ihnen, dass sie sich normalerweise am Gehwagen frei im Wohnbereich bewege. Sie sei in der letzten Nacht sehr unruhig gewesen. Am Morgen habe man sie im Bett liegend vorgefunden. Ihre Atmung ist schwer und beschleunigt. Sie öffnet die Augen auf Ansprache, wirkt aber verlangsamt. Obwohl sie normalerweise flüssig sprechen könne, spricht sie derzeit nicht mit Ihnen. Ihr Blick geht ins Leere. Bei der Blutdruckmessung macht sie gezielte Abwehrbewegungen.

____

____

____

____

____

____

23.5 Richtig oder falsch?

	Richtig	Falsch
1. Etwa 1–2 von 1000 Menschen in Deutschland leiden unter Morbus Parkinson	☐	☐
2. Bei Morbus Parkinson sind die Motoneurone degeneriert, daher kommt es zu Bewegungsstörungen.	☐	☐
3. Leitsymptome sind Bewegungsarmut in Kombination mit Rigor und/oder Tremor.	☐	☐
4. Die Krankheit kann durch Dopaminzufuhr geheilt werden.	☐	☐
5. Parkinsonsymptome können denen eines Schlaganfalls ähneln.	☐	☐

23.6 Nennen Sie 3 typische Symptome von Harnwegsinfektionen im Alter.

____

____

____

23.7 Erläutern Sie Veränderungen des Blutdrucks im Alter.

____

____

____

____

____

23.8 Kreuzen Sie die richtige Lösung an.

☐ Das Risiko für eine Oberschenkelhalsfraktur liegt im Alter von > 65 Lebensjahren bei etwa 0,5–1/100.
☐ Männer sind häufiger betroffen als Frauen.
☐ Typisch ist eine Fehlstellung mit Verkürzung des Beines und Innenrotation des Fußes.
☐ Idealerweise wird ein Spineboard eingesetzt.
☐ Das Bein sollte dabei auf Zug genommen werden.

24.1 Ergänzen Sie den Text.

Bauchspeicheldrüse – Magen – Dickdarm – Speiseröhre – Leber – Verdauungssystem – Nährstoffanteil – Abschnitte – Mund

Das menschliche ______________ lässt sich in mehrere ______________ unterteilen. Es beginnt im ______________, wo der Nahrungsbissen von den Zähnen zerkleinert und mit Speichel gleitfähig gemacht wird. Die ______________ transportiert den Nahrungsbrei dann in den ______________, wo er mit Hilfe von Salzsäure angedaut wird. Über den sogenannten Pförtner wird nun der Zwölffingerdarm erreicht. Hier werden noch Verdauungsenzyme aus der ______________ und das Gallensekret aus der ______________ hinzugegeben. Dem Zwölffingerdarm schließt sich der Dünndarm an, auf welchen der ______________ folgt. Dieser endet mit dem Rektum. Auf diesem Weg sind dem Speisebrei sowohl das Wasser als auch der ______________ entzogen worden.

24.2 Beschriften Sie die Abbildung.

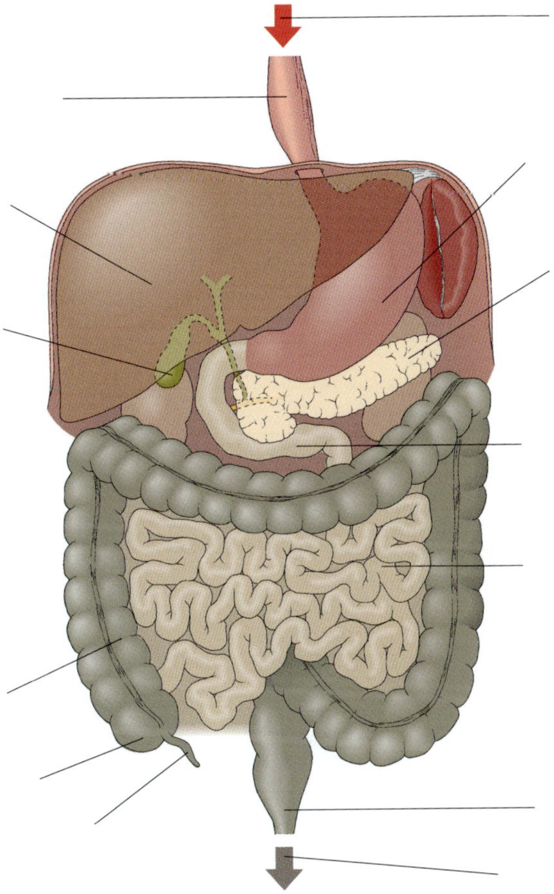

24.3 Vervollständigen Sie die Tabelle.

Zelltypen des endokrinen Pankreas

Zelltyp	Hormon	Funktion
	Somatostatin	
		Sorgt für die Aufnahme von Glukose in die Körperzellen und senkt somit den Blutzuckerspiegel
A-Zellen		

24.4 Nennen Sie mindestens 6 mögliche Differenzialdiagnosen.

Frau Anatoli klagt über Schmerzen im Unterbauch. Sie seien bereits seit dem Morgen da und in den letzten Stunden so stark geworden, dass sie sich entschieden habe, einen RTW zu rufen.

- ____________________
- ____________________
- ____________________
- ____________________
- ____________________
- ____________________

24.5 Beschreiben Sie den Aufbau der Bauchspeicheldrüse.

____

____

____

____

____

____

24.6 Richtig oder falsch?

	Richtig	Falsch
1. Die Leber ist das größte und wichtigste Stoffwechselorgan des Menschen.	☐	☐
2. Ihr Gewicht liegt zwischen 2.000 g und 3.000 g. Sie ist damit das schwerste Organ im menschlichen Körper.	☐	☐
3. Die Leber hat eine Vielzahl von Aufgaben, zum Beispiel die Gallenproduktion, die Bildung von Bluteiweißen oder die Energiespeicherung.	☐	☐
4. Zu den Bluteiweißen gehören beispielsweise Albumin, Gerinnungsfaktoren, Magnesium und Enzyme.	☐	☐
5. Bei der Entgiftung des Organismus spielt die Leber ebenfalls eine zentrale Rolle.	☐	☐
6. Auch die Glykogenolyse, also die Neubildung von Glukose aus Fetten und Aminosäuren, findet in der Leber statt.	☐	☐

24.7 Richtig oder falsch?

	Richtig	Falsch
1. Die Niere hat neben der Entgiftung des Körpers auch die Aufgabe, Hormone und Enzyme zu produzieren.	☐	☐
2. Die Nierenhülle setzt sich aus zwei Schichten zusammen. Die Fettkapsel schützt die Niere vor Stößen, und die Nierenkapsel gibt der Niere als bindegewebige Hülle ihre Struktur.	☐	☐
3. Die Niere ist ein paarig angelegtes Organ und wiegt bei Erwachsenen zwischen 120 g und 200 g.	☐	☐
4. Die Niere ist gut durchblutet. Sie wird täglich von über 1.500 l Blut durchflossen und filtert es dabei.	☐	☐
5. Bei dieser Filterung werden täglich etwa 1,5 l Primärharn gebildet, die auf diesem Wege ausgeschieden werden können.	☐	☐

24.8 Beschriften Sie die Abbildung.

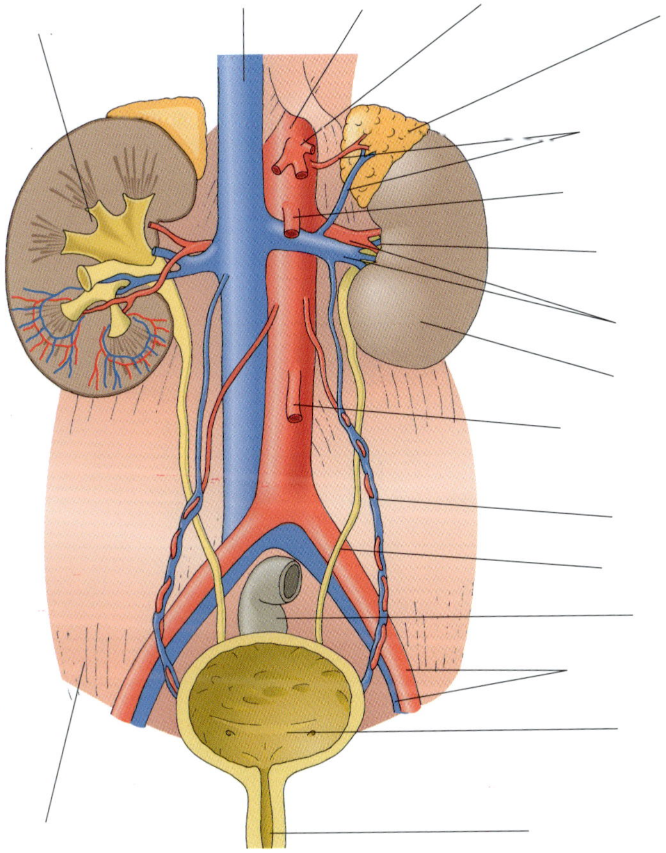

24.9 Nennen Sie alle Bestandteile der ableitenden Harnwege.

-
-
-
-

24.10 Erläutern Sie die Einweisungsdiagnose und nennen Sie mindestens 4 mögliche Differenzialdiagnosen.

Sie werden in eine Pflegeeinrichtung gerufen, um Herrn Silbermann in ein Krankenhaus zu transportieren. Auf dem Einweisungsschein steht, dass er eine „Makrohämaturie" habe.

24.11 Erläutern Sie den Begriff „Stoffwechsel".

24.12 Tragen Sie die Verteilung der Flüssigkeit im Körper in die Abbildung ein.

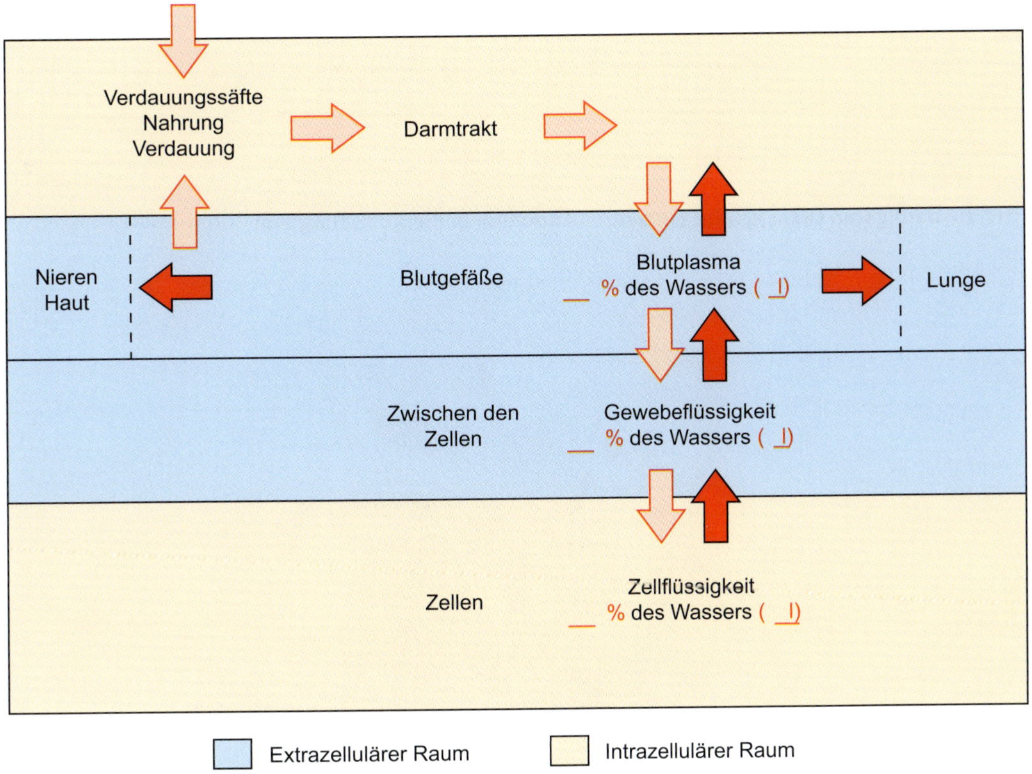

24.13 Richtig oder falsch?

	Richtig	Falsch
1. Die Wasserverschiebungen im Körper werden durch die Balance von Flüssigkeit und Ionen gesteuert bzw. aufrechterhalten.	☐	☐
2. Die Osmolarität ist die Konzentration der gelösten Teilchen in einem Kilogramm Lösungswasser bezogen auf die Masse.	☐	☐
3. Bei der Dehydratation liegt eine Verminderung der Körperflüssigkeit vor.	☐	☐
4. Bei der Isohydratation liegt eine Vermehrung der Körperflüssigkeit vor.	☐	☐
5. Es kann sowohl bei Dehydratation als auch bei Hyperhydratation zwischen isotonen, hypotonen und hypertonen Formen unterschieden werden.	☐	☐

24.14 Erläutern Sie grob, wie der Säure-Basen-Haushalt reguliert wird.

24.15 Definieren Sie den Begriff „akutes Abdomen".

24.16 Tragen Sie die häufigsten Ursachen für ein akutes Abdomen in die Abbildung ein.

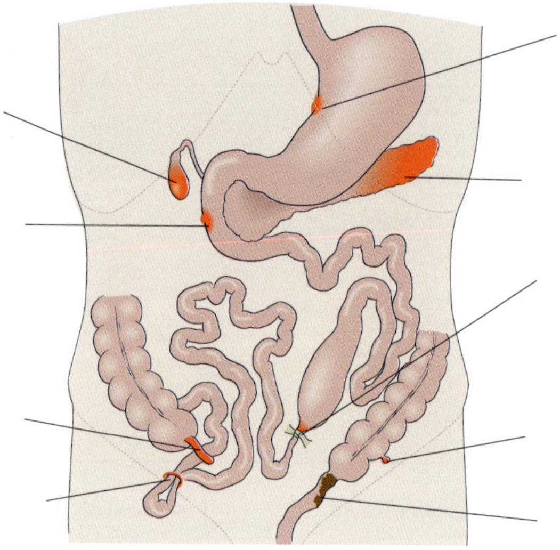

24.17 Richtig oder falsch?

	Richtig	Falsch
1. Kolikartige Schmerzen sind Schmerzen, die in einer sehr schnellen Frequenz (> 100/Min.) wellenförmig auftreten.	☐	☐
2. Häufig werden Koliken von vegetativen Symptomen, wie etwa Schweißausbrüchen oder Übelkeit, begleitet.	☐	☐
3. Entzündungsschmerzen steigen in ihrer Intensität zunehmend und sind gut lokalisierbar.	☐	☐
4. Typisch ist diese Schmerzform zum Beispiel bei einem festsitzenden Gallenstein.	☐	☐
5. Perforationsschmerzen zeichnen sich durch ein heftiges Schmerzereignis zu Beginn und einen dann zunächst nachlassenden Schmerz aus.	☐	☐

24.18 Unterscheiden Sie viszerale und somatische Schmerzen.

Schmerzcharakter

Viszeraler Schmerz	Somatischer Schmerz

24.19 Ordnen Sie die passenden Begriffe einander zu.

Hyperperistaltik – Paralytischer Ileus – Magen-Darm-Infektionen – Mechanischer Darmverschluss – Metallisch klingende Darmgeräusche – Fehlende Darmgeräusche

24.20 Benennen Sie das pathologische Zeichen, das in dieser Abbildung zu erkennen ist.

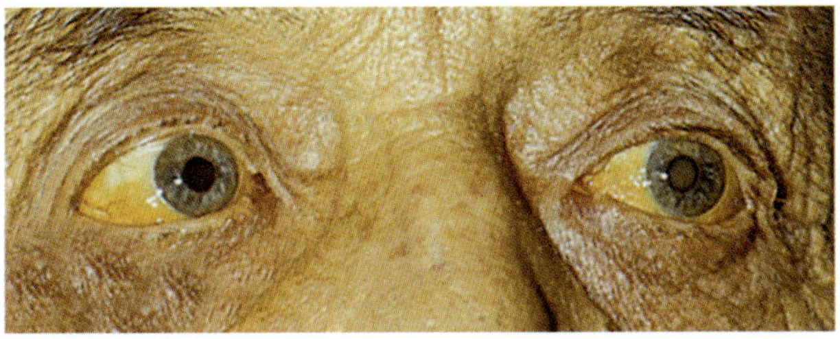

© Gruber G, Hansch A. Blickdiagnosen Innere Medizin, 2. A. Elsevier/ Urban & Fischer Verlag, 2024

24.21 Richtig oder falsch?

	Richtig	Falsch
1. Ein heller, lehmfarbener Stuhl spricht für eine obere gastrointestinale Blutung.	☐	☐
2. Durchfall (Diarrhoe) hat zumeist eine stressbedingte Ursache. Erst wenn er an 3 aufeinanderfolgenden Tagen aufgetreten ist, sollte das Personal Infektionsschutzmaßnahmen treffen.	☐	☐
3. Blutstuhl tritt bei unteren gastrointestinalen Blutungen auf und ist stets als Warnsignal anzusehen.	☐	☐
4. Kaffeesatzartiges Erbrechen ist ein Zeichen für einen mechanischen Darmverschluss.	☐	☐
5. Erbrechen von hellem Blut spricht für eine aktive Blutung in Speiseröhre oder Magen.	☐	☐

24.22 Nennen Sie mindestens 5 mögliche Komplikationen eines akuten Abdomens.

-
-
-
-
-

24.23 Zeichnen Sie die gesuchten Punkte in die Abbildung ein.

McBurney – Lanz – Blumberg

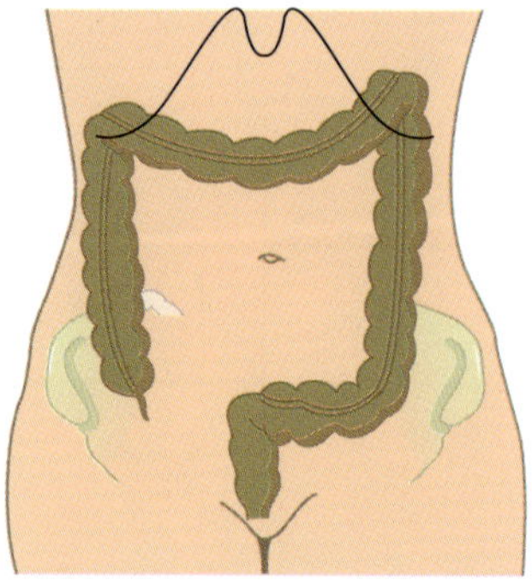

24.24 Welches ist die schwerste Komplikation einer Appendizitis?

☐ Pneumonie
☐ Immunsuppression
☐ Perforation
☐ Ischämie
☐ Nicht beherrschbare Schmerzzustände

24.25 Ergänzen Sie den Text.

Leber – Überdruckvarizen – Leberzirrhose – Pfortader – Speiseröhrenvenen – Alkoholerkrankung – Blutstau – Ösophagusvarizen – Transport

Eine der gefürchtetsten gastrointestinalen Blutungen ist die Ösophagusvarizenblutung. Sie tritt selten auf, ist aber in vielen Fällen tödlich. ____________ sind ____________, die entstehen, wenn es zu einem ____________ vor der ____________ kommt. Dieser ist im Regelfall auf eine ____________ im Rahmen einer ____________ zurückzuführen. Das Blut der ____________ staut sich vor der kaum noch durchfließbaren Leber und wählt einen Umgehungskreislauf über die ____________. Im Rahmen dieser Blutungsereignisse muss schnell reagiert werden. Vorgegangen wird nach dem xABCDE-Schema. Der Patient benötigt dringend Sauerstoff und intravenöse Flüssigkeit. Ein eiliger ____________ in die nächstgelegene Gastroenterologie ist sehr wichtig.

24.26 Unterscheiden Sie den „paralytischen" und den „mechanischen Ileus".

____

____

____

____

____

____

____

24.27 Unterscheiden Sie Typ-I- und Typ-II-Diabetes.

24.28 Geben Sie mögliche Folgeerkrankungen des Diabetes mellitus an.

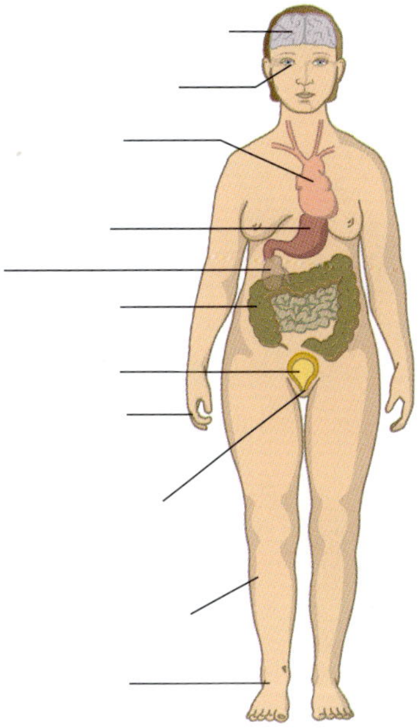

© Gerda Raichle

24.29 Nennen Sie mindestens 8 mögliche Symptome einer Hypoglykämie.

24.30 Beschreiben Sie die Entstehung eines Coma hepaticum.

24.31 Nennen Sie mindestens 5 mögliche urologische oder nephrologische Notfallbilder.

-
-
-
-
-

24.32 Nennen Sie das Erkrankungsbild und planen Sie Ihr Vorgehen.

Auf einem Sanitätsdienst bei einem Sommerfest kommt eine junge Mutter auf Sie zu. Ihr Kind habe nach einem Mittagschlaf plötzlich nicht mehr aufgehört zu schreien. Sie habe zunächst gedacht, dass es eine neue Windel benötige. Beim Wickeln sei ihr dann der Hoden ihres Sohnes aufgefallen.

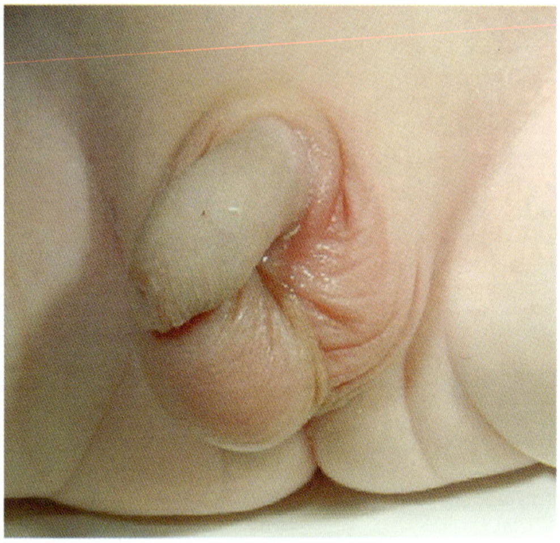

© Cuervo, J. L. et.al.: Perinatal testicular torsion: A unique strategy. In: Journal of Pediatric Surgery. Volume 42, Issue 4, Pages 699-703. Elsevier, April 2007.

24.33 Nennen Sie mindestens 4 mögliche Ursachen für einen Harnverhalt.

-
-
-
-

24.34 Planen Sie Ihr Vorgehen.

Sie haben den Auftrag, eine ältere Dame mit der Einweisungsdiagnose Harnverhalt ins Krankenhaus zu fahren. Bei der Übernahme stellen Sie fest, dass Ihre Patientin stark schwitzt und sichtlich Schmerzen hat.

24.35 Unterscheiden Sie „akutes Nierenversagen" von der „chronischen Niereninsuffizienz".

24.36 Finden Sie die 10 versteckten Begriffe.

Tipp: Sie alle stehen im Zusammenhang mit akuten oder chronischen Funktionsstörungen der Nieren.

O	A	N	L	B	Z	O	R	R	X	C	O	Z	R	S	I	J	M
U	J	H	Y	F	S	X	Q	E	M	J	F	R	E	U	W	W	S
C	A	Y	C	A	N	U	R	I	E	J	Y	A	O	R	M	R	X
W	M	P	C	J	J	S	J	G	V	K	D	S	B	I	O	B	E
D	G	E	F	E	D	L	O	F	U	K	I	K	A	N	H	W	Q
I	X	R	N	L	W	S	P	W	R	G	U	O	M	G	B	X	R
A	Q	T	Y	U	Z	R	X	I	Ä	D	R	O	T	E	G	F	H
L	T	O	K	P	H	W	H	Q	M	F	E	U	Q	R	E	K	F
Y	M	N	H	U	X	O	H	O	I	M	S	M	P	U	K	H	O
S	E	I	I	C	E	M	T	C	E	J	E	G	I	C	L	J	K
E	K	E	A	M	L	X	E	M	V	W	H	N	F	H	Q	D	P
K	I	H	Y	P	O	G	L	Y	K	Ä	M	I	E	M	S	U	U
O	Y	M	P	J	O	V	I	J	T	C	D	T	L	D	R	Y	K
F	V	N	Q	J	U	C	K	R	E	I	Z	G	R	B	W	F	U
F	Q	V	O	V	F	M	F	F	V	R	S	Y	Y	D	W	M	N
K	F	D	P	M	R	Z	Ö	D	E	M	E	N	J	X	B	P	N
W	K	E	C	S	W	W	A	D	E	N	K	R	Ä	M	P	F	E
G	R	F	H	O	Q	A	I	O	G	W	H	Y	G	X	E	M	J

24.37 Planen Sie Ihr Vorgehen.

Sie werden zu einem Notfall gerufen. Ein Patient klagt über immer wiederkehrende dumpfe Schmerzen im Bereich der Nierenlager.

____

____

____

____

____

24.38 Nennen Sie mindestens 2 weitere mögliche Symptome der zuvor dargestellten Störung.

- ____
- ____

25.1 Nennen Sie 4 Bereiche, die im Rahmen von psychiatrischen Notfällen gestört sein können.

- ______
- ______
- ______
- ______

25.2 Nennen Sie mindestens 8 Aspekte, die im Rahmen von psychiatrischen Notfällen beobachtet bzw. beurteilt werden müssen.

- ______
- ______
- ______
- ______
- ______
- ______
- ______
- ______

25.3 Erläutern Sie den Begriff „Krankheitseinsicht".

25.4 Erläutern Sie, wieso sich die Arbeit mit syndromorientierten Zuständen im Rettungsdienst mehr eignet als die Arbeit mit definierten psychiatrischen Diagnosen.

25.5 Nennen Sie mindestens 6 Differenzialdiagnosen, bei denen Angst eine zentrale Rolle spielt.

25.6 Finden Sie die 8 versteckten Begriffe.

Tipp: Sie alle haben alle etwas mit Angst zu tun.

W	C	C	P	I	Q	B	L	F	G	J	Q	Z	B	S	Q	I	J
D	R	B	S	C	I	D	J	J	S	A	T	S	U	O	W	F	G
P	C	D	V	U	B	D	U	R	C	H	F	A	L	L	X	A	Q
R	N	Z	C	C	C	S	A	W	X	S	H	M	Y	Y	F	U	F
P	S	D	P	F	Y	Q	H	Y	E	R	B	R	E	C	H	E	N
N	C	N	Q	G	M	L	M	W	L	C	S	Z	N	C	K	A	A
T	H	B	L	U	T	D	R	U	C	K	A	N	S	T	I	E	G
A	W	N	X	I	K	G	I	Y	T	J	F	O	A	E	G	G	Y
C	I	X	U	M	A	F	T	G	T	O	I	Q	K	D	B	B	K
H	T	I	Q	L	U	Q	U	J	Q	B	C	N	T	R	S	P	D
Y	Z	H	Y	P	E	R	V	E	N	T	I	L	A	T	I	O	N
K	E	V	R	E	Q	B	A	P	P	D	D	J	W	L	R	S	W
A	N	B	P	X	S	Q	A	H	D	R	E	R	T	H	O	M	D
R	Y	O	T	S	H	E	K	T	I	K	E	D	D	T	X	H	D
D	K	E	H	E	L	K	R	F	K	J	L	M	J	V	D	W	W
I	T	L	T	Y	N	B	B	F	X	E	Y	N	V	Q	E	C	L
E	N	Q	I	Z	I	T	T	E	R	N	X	V	T	H	E	R	J
L	Y	L	I	D	J	V	H	B	P	P	U	M	K	P	M	G	H

25.7 Ergänzen Sie den Text.

Angst – Gefühl – Gesprächsangebot – Haltung – informiert – Klinik – Maßnahme – objektiv – Untersuchungen – zurückgelassen

Die wichtigste ______________ im Umgang mit Angstpatienten ist das ______________. Für den Erfolg des Gesprächs ist aber nicht nur Zuwendung, sondern vor allem auch die richtige ______________ gegenüber dem Patienten von Bedeutung. Es sollten Ruhe und Sicherheit ausgestrahlt werden. Der Patient muss in seiner ______________ ernst genommen werden. Diese ist ______________ nicht immer begründet, was eine Herausforderung für das Rettungsfachpersonal darstellen kann. Der Patient muss allen ______________ zustimmen oder sie ablehnen dürfen. Das vorherige Erklären der Maßnahmen ist Pflicht. Der Patient erhält dadurch das ______________, in die Situation miteinbezogen und damit selbstwirksam zu sein. Er sollte nie allein zurückgelassen werden. Je nach Situation müssen Angehörige ______________ werden. Auch kann der Patient bei Bedarf in eine psychiatrische ______________ transportiert werden.

25.8 Unterscheiden Sie „unipolare Depression“ und „bipolare Störung“.

____

____

____

____

____

25.9 Ergänzen Sie den Text.

Ursachen – Schlaganfall – schlagartig – Infekte – Störung – Demenz – Therapie – Desorientierung – Blutzuckerentgleisungen

Verwirrtheit ist ein Symptom vieler Erkrankungs- und Notfallbilder. Sie zeichnet sich durch __________ bis hin zur Bewusstseinsstörung aus. Ihre __________ sind oftmals neuro-vaskuläre (z. B. nach einem __________) oder neuro-degenerative (z. B. bei bestehender __________) Störungen. Das Rettungsfachpersonal sollte immer dann besonders hellhörig werden, wenn sich der Patientenzustand __________ oder über einen sehr kurzen Zeitraum verändert hat. Dies ist oftmals ein Zeichen für eine akute __________, die durch die richtige __________ behoben werden kann. Gezielt sollten in diesen Fällen frische Schlaganfälle, kardiovaskuläre Erkrankungen, __________ und fieberhafte __________ ausgeschlossen werden.

25.10 Nennen Sie mindestens 3 Beispiele für kardiovaskuläre Erkrankungen, die zu Verwirrtheitszuständen führen können.

____

____

____

25.11 Beschreiben Sie das „delirante Syndrom“.

____

____

____

____

____

25.12 Nennen Sie mindestens 4 mögliche Auslöser für ein delirantes Syndrom.

____

____

____

____

25.13 Erläutern Sie die Abkürzung „HOPS“.

____

____

____

____

____

25.14 Beschreiben Sie das Störungsbild des „psychomotorischen Erregungssyndrom“.

____

____

____

____

____

____

____

____

25.15 Nennen Sie 5 mögliche Maßnahmen im Rahmen der Behandlung eines psychomotorischen Erregungssyndroms.

____

____

____

____

____

25.16 Ergänzen Sie den Text.

Suizidalität – Experte – Problemlage – psychiatrische – freiwillige – Ratschlägen – Suizidgedanken – Suizidankündigung

Der Begriff ____________ bedeutet „Neigung zur Selbsttötung“. Diese abzuschätzen ist ungemein schwierig. Somit ist jede ____________ ernst zu nehmen, bis ein ____________ den Patienten begutachtet hat. Oftmals hilft es, den Patienten direkt nach seinen ____________ zu fragen. Insbesondere, wenn dieser keine Suizidankündigung gemacht hat, sich aber so auffällig verhält, dass das Rettungsfachpersonal annimmt, dass er suizidal sein könnte. Der Patient sollte während des Einsatzes durchgängig das Gefühl haben, dass er bei den Fachkräften ein offenes Ohr für seine ____________ findet. Hierbei sollte das Rettungsfachpersonal zurückhaltend mit ____________ oder Verurteilungen sein. Ziel ist dabei immer die ____________ Mitfahrt in eine aufnahmebereite ____________ Klinik.

25.17 Erläutern Sie die Bedingungen, unter denen Patienten auch gegen ihren Willen in ein Krankenhaus eingewiesen werden können.

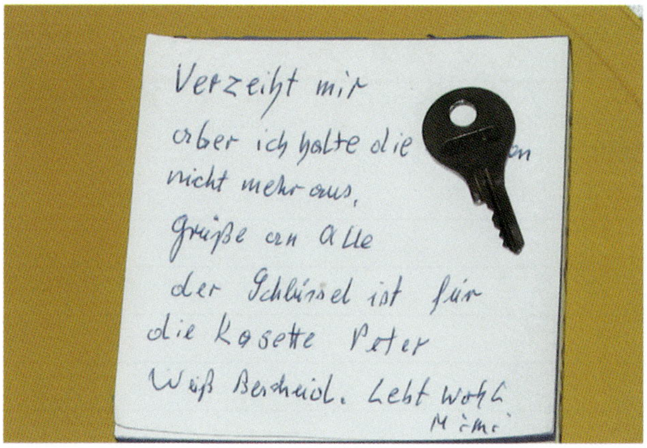

26 Menschen mit Vergiftungen versorgen

26.1 Zählen Sie die 6 „W-Fragen“ auf, die stets bei dem Verdacht auf eine Vergiftung gestellt werden sollten.

- ______________________
- ______________________
- ______________________
- ______________________
- ______________________
- ______________________
- ______________________
- ______________________

26.2 Erläutern Sie die generellen Basismaßnahmen bei Vergiftungen.

____

____

____

____

____

____

____

26.3 Lösen Sie das Rätsel.

Tipp: Gesucht werden Drogen und Suchtstoffe.

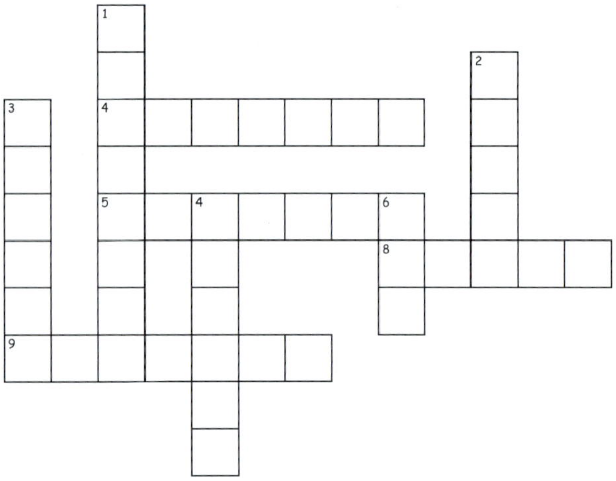

Waagerecht:

4. Ist in Zigaretten enthalten ...
5. Macht betrunken ...
8. Erhöht den Herzschlag ...
9. Wird in bedruckten Pillen gehandelt ...

Senkrecht:

1. Ist in den Niederlanden legal zu erwerben ...
2. Wachsen auch in heimischen Wäldern ...
3. Machen müde ...
4. Wird geschnupft ...
6. Löst Halluzinationen aus ...

26.4 Planen Sie Ihr Vorgehen.

Sie werden zu einem Rettungseinsatz gerufen. Frau Aslan sei in den letzten Tagen nicht mehr richtig wach geworden. Bei der Untersuchung stellt Ihr Team fest, dass auf ihrem Rücken mehrere Schmerzpflaster kleben.

____

____

____

____

____

26.5 Nennen Sie die 4 Stadien der Alkoholvergiftung und erläutern Sie diese kurz.

Alkoholvergiftung

Stadium	Erläuterung

26.6 Richtig oder falsch?

	Richtig	Falsch
1. Eine mögliche Nebenwirkung von Antiarrhythmika, insbesondere bei Überdosierungen, sind Herzrhythmusstörungen.	☐	☐
2. Bei der Überdosierung bestimmter Neuroleptika kommt es zu motorischen Störungen.	☐	☐
3. Opioide wirken bei Überdosierung beschleunigend auf Atmung und Herzfrequenz.	☐	☐
4. Eine Intoxikation mit Barbituraten ist mit einer geringen Letalität verbunden.	☐	☐
5. Bei der Überdosierung von Antidepressiva kommt es zu Tachykardien und Überhitzungen des Organismus.	☐	☐

26.7 Nennen Sie mindestens 4 Symptome einer Kohlendioxidvergiftung.

26.8 Planen Sie Ihr Vorgehen.

Sie werden zu einem Notfall gerufen und finden die abgebildete Situation vor.

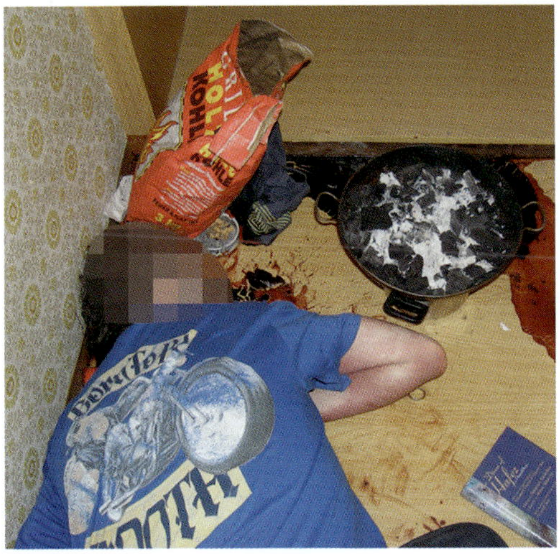

© Dr. Dr. med. Jürgen Luxem, Aschaffenburg

Menschen mit Infektionskrankheiten versorgen

27.1 Unterscheiden Sie Bakterien und Viren.

27.2 Ergänzen Sie die Tabelle.

Ausbreitung von Krankheitserregern

Begriff	Definition	Beispiel
		Borrelia burgdorferi (Erkrankung: Borreliose) sind in ganz Deutschland endemisch. Sie werden durch Zecken übertragen.
	Zeitlich begrenztes vermehrtes Auftreten einer Infektionserkrankung in einem örtlich begrenzten Gebiet.	
Pandemie		

27.3 Unterscheiden Sie „spezifische" und „unspezifische Immunabwehr"

27.4 Erläutern Sie den Begriff „Infektionskrankheit".

27.5 Nennen Sie 3 klinische Zeichen einer AIDS-Erkrankung.

- ______________________
- ______________________
- ______________________

27.6 Kreuzen Sie die richtigen Lösungen an.

☐ Hepatitis B ist die häufigste chronische Virusinfektion des Menschen.
☐ Sie ist jedoch nicht so ansteckend wie Hepatitis C.
☐ Sie ist sexuell übertragbar und kommt im Blut und anderen Körperflüssigkeiten vor.
☐ Hepatitis C ist keine meldepflichtige Infektionserkrankung.
☐ Hepatitis C wird oft durch Nadelstichverletzungen oder geteilte Kanülen übertragen.

27.7 Planen Sie Ihr Vorgehen.

Sie werden zu einem Einsatz in einer Pflegeeinrichtung gerufen. Die Pflegerin weist Sie darauf hin, dass die Patientin mit einem 4-MRGN besiedelt sei.

____
____
____
____
____
____
____

27.8 Richtig oder falsch?

	Richtig	Falsch
1. Infektionstransporte können in Ausnahmefällen auch von Personen durchgeführt werden, deren Impfschutz nicht vollständig ist.	☐	☐
2. Infektionstransporte sind immer planbar.	☐	☐
3. Vor dem Transport des Patienten sollte die aufnehmende Einrichtung immer informiert werden.	☐	☐
4. Bei einer umfassenden Schlussdesinfektion wird unter anderem der gesamte Krankenraum desinfiziert.	☐	☐
5. Im Regelfall erfolgt neben der Dokumentation des Einsatzes eine zusätzliche Dokumentation auf einem speziellen Infektionstransportprotokoll.	☐	☐

28 Psychosoziale Erste Hilfe (PSNV) sicherstellen

28.1 Unterscheiden Sie PSNV-B und PSNV-E.

28.2 Was sollten Einsatzkräfte tun, wenn sie sich nach einem Todesfall oder nach der Betreuung von trauernden Angehörigen belastet fühlen.

28.3 Nennen Sie die 5 Prinzipien der Psychischen Ersten Hilfe (PEH).

1.
2.
3.
4.
5.

28.4 Planen Sie Ihr Vorgehen.

Sie werden zu einer Kinderreanimation gerufen. Ein 5-Jähriger hat auf einem Kindergeburtstag eine Erdnuss gegessen und fing plötzlich an zu husten. Vor Ort befinden sich einige Eltern und weitere Kinder. Die Eltern des Patienten wurden bereits informiert, sind aber noch nicht vor Ort. Ihr Team stellt die medizinische Versorgung sicher. Dem Notfallsanitäter gelingt es, die Erdnuss bei der Laryngoskopie oberhalb der Stimmritze zu identifizieren und mit der Magill-Zange zu entfernen. Als das NEF eintrifft, atmet der Patient bereits wieder spontan, ist aber noch nicht bei Bewusstsein. Sie fragen sich, welche psychosozialen Maßnahmen nun ergriffen werden sollten.

29.1 Unterscheiden Sie „emotionsfokussierte" und „problemfokussierte" Stressbewältigung.

29.2 Erläutern Sie die Rolle der Hormone Cortisol und Adrenalin im Rahmen von akutem bzw. chronischem Stress.

29.3 Geben Sie für jeden Bereich 5 Beispiele an.

Stressfolgen

Stress in den Gedanken	Stress in den Gefühlen	Stress im Körper	Stress im Verhalten

29.4 Geben Sie jeweils mindestens 3 mögliche Bedingungen traumatischer Situationen an.

Bedingungen traumatischer Situationen

Situative Bedingungen	Individuelle Bedingungen

29.5 Ergänzen Sie die Abbildung

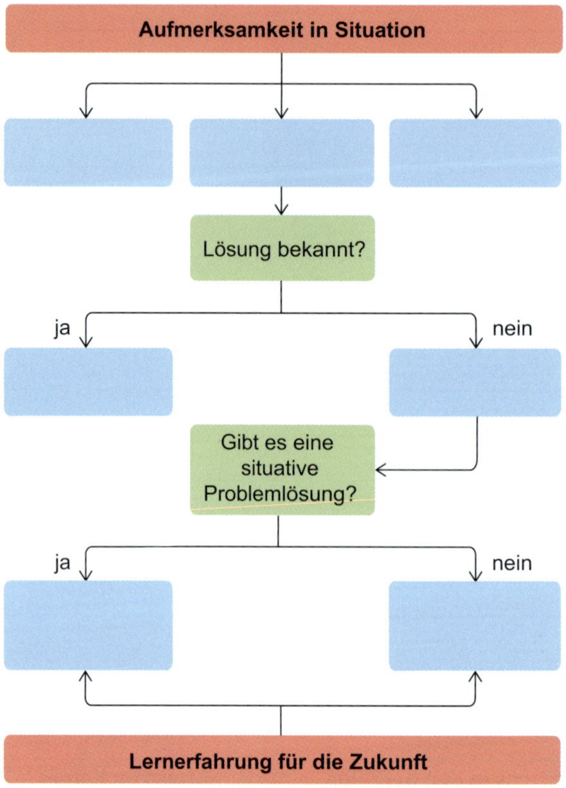

29.6 Ergänzen Sie den Text.

Mitarbeiter – Sprache – formuliert – verstorben – Floskeln – Betreuung – Prinzipien – Basiskrisenintervention – Mobilisieren – Abschiednehmen – Einsatzgeschehen

Eine ______________ kann von jedem ______________ der Hilfs- und Notdienste durchgeführt werden. Hierzu sollten einige grundsätzliche ______________ berücksichtigt werden. Angehörige sollten, sofern möglich, niemals ausgegrenzt, sondern aktiv ins ______________ miteinbezogen werden. Zudem sollte die eigene ______________ überdacht und angepasst werden. ______________ sind zu vermeiden und es sollte inhaltlich eindeutig ______________ werden. Eine kontinuierliche ______________ der Betroffenen schafft Vertrauen und baut Ängste ab. Insbesondere in Situationen, bei denen Menschen ______________ sind, sollte der nötige Raum für ein angemessenes ______________ zur Verfügung gestellt werden. In solchen und ähnlichen Situationen empfiehlt sich das ______________ sozialer Ressourcen, wie etwa weiteren Familienangehörigen oder Freunden.

29.7 Erläutern Sie den Unterschied zwischen einer akuten Belastungsreaktion und einer Posttraumatischen Belastungsstörung.

____

____

____

____

____

____

Bewältigungsstrategien (Copingstrategien) nutzen

30.1 Erläutern Sie die drei Bestandteile des Kohärenzsinnes.

Verstehbarkeit:

____

____

Handhabbarkeit:

____

____

Sinnhaftigkeit:

____

____

30.2 Nennen Sie mindestens 4 Möglichkeiten, mit Stress umzugehen.

- ______________________________
- ______________________________
- ______________________________
- ______________________________

30.3 Ergänzen Sie den Text.

Arbeitswelt – Bedingungen – Kaffee – Planbarkeit – Rettungskräfte – Routinen – Schützenverein – Struktur – Tanzkurs – Team

Gewohnheiten und Rituale helfen Menschen dabei, ihren Alltag zu organisieren und auch in stressigen Situationen ______________ zu finden. Dies geht im Regelfall im ganz persönlichen Lebensumfeld los. Ganz gleich, ob es sich um die erste Tasse ______________ am Morgen, um die präferierte News-App oder um den regelmäßigen Gang zum Fitnessstudio, zum ______________ oder zum ______________ handelt, Menschen schaffen sich ______________ und Rituale um sich in der Welt zurechtzufinden. Dies kann auch in der ______________ genutzt werden. Idealerweise etablieren ______________ feste Rituale in ihrem Dienstalltag. Sei es im Einsatz oder an der Wache. Eine große Herausforderung ist jedoch die schlechte ______________ der rettungsdienstlichen Arbeit. Manchmal ist ein gemeinsamer Morgenkaffee möglich, manchmal wird ein ______________ direkt zum Einsatz gerufen. Hier hilft es, kreativ zu sein und auszuprobieren, welche Rituale man auch unter diesen besonderen ______________ etablieren kann.

30.4 Richtig oder falsch?

	Richtig	Falsch
1. Hilfen auf Organisationsebene sind beispielsweise Gesundheitsangebote der Krankenkassen.	☐	☐
2. Eine Supervision ist eine gemeinsame Einsatznachbesprechung mit einem Praxisanleiter.	☐	☐
3. Als PSNV-Peers werden Rettungsfachkräfte mit einem universitären Abschluss in Notfallpsychologie bezeichnet.	☐	☐
4. Das in Deutschland verwendete System „Stressbewältigung nach belastenden Einsätzen" (SbE) ist eine Adaptierung des „Critical Incident Stress Management" (CISM).	☐	☐
5. Individuelle Selbsthilfe umfasst Tätigkeiten und Aktivitäten, die auf gesunde Weise angenehme Emotionen erzeugen.	☐	☐

Kollegiale Unterstützung sicherstellen

31.1 Erläutern Sie das Prinzip des CRM.

31.2 Korrigieren Sie die Fehler in den 15 Leitsätzen des CRM nach Rall und Gaba.

1. Kenne deine Arbeitsbelastung.
2. Re-evaluiere die Situation immer wieder.
3. Habe Merkhilfen und überprüfe genau.
4. Übernimm die Führungsrolle oder sei ein gutes Teammitglied.
5. Achte auf gute Teamarbeit.
6. Verteile die Hilfe.
7. Setze Prioritäten dynamisch.
8. Antizipiere und plane voraus.
9. Kommuniziere sicher und effektiv.
10. Fordere rechtzeitig Fixierungsfehler an.
11. Verwende deine Arbeitsumgebung und schlage nach.
12. Mobilisiere alle vorhandenen Ressourcen.
13. Erkenne und vermeide Aufmerksamkeit.
14. Beachte und verwende die vorhandenen Informationen.
15. Lenke deine Zweifel bewusst.

31.3 Was ist ein „10-für-10"?

31.4 Erläutern Sie das FORDEC-Schema.

Lösungen

Bei Aufgaben, die in diesem Abschnitt mit einem Sternchen versehen sind (*), kann es über die genannten Lösungen hinaus auch weitere mögliche Lösungen geben.

1

Organisatorische Grundlagen

1.1 Richtig oder falsch?

	Richtig	Falsch
1. Die Rettungssanitäterausbildung ist bundesweit anerkannt und umfasst das sogenannte „520-Stunden-Programm".	✓	
2. Die Rettungssanitäterausbildung stellt die rettungsdienstliche Basisqualifikation dar. Nach ihrem Abschluss kann die Notfallsanitäterausbildung um 1 Jahr verkürzt werden.		✗
3. Die Ausbildung zum Technischen Rettungsssanitäter dauert 24 Monate.		✗
4. Rettungssanitäter führen selbstständig Krankentransporte durch und assistieren Notfallsanitätern und Notärzten im Notfalleinsatz.	✓	

1. Ergänzung: Die Ausbildung ist nicht bundesweit gleich geregelt. Die Länder erkennen allerdings gegenseitig die in ihren Regelungsbereichen ausgebildeten Rettungssanitäter an.
2. Die Rettungssanitäterausbildung kann zwar als eine Art der Basisqualifikation gewertet werden, da sie in allen Bundesländern ausreicht, um als Fahrer eines Rettungsmittels eingesetzt zu werden. Sie kann allerdings nicht das erste Jahr einer Notfallsanitäterausbildung ersetzen.
3. Die Ausbildung zum Technischen Rettungssanitäter ist ein Modellprojekt des Bayerischen Roten Kreuzes. Sie dauert 12 Monate und legt neben den medizinischen Anteilen einen Schwerpunkt auf den geübten Umgang mit Fahrzeugen und Medizinprodukten.

1.2 Beschreiben Sie den Aufbau der Rettungssanitäterausbildung.

Die Rettungssanitäterausbildung besteht aus mehreren Abschnitten. Diese umfassen einen Grundlehrgang von 240 Stunden, eine 80-stündige klinisch-praktische Ausbildung in verschiedenen Krankenhausabteilungen sowie den Einsatz über 160 Stunden an einer anerkannten Lehrrettungswache. Abgeschlossen wird der Lehrgang mit 40 Stunden Prüfungsvorbereitung, auf die eine schriftliche und eine praktische Prüfung folgen. Im Jahr 2019 hat der Ausschuss Rettungswesen diesen Ausbildungsablauf als „Empfehlung für eine Verordnung über die Ausbildung und Prüfung von Rettungssanitäterinnen und Rettungssanitätern (RettSan-APrV)" herausgegeben. Da die Rettungssanitäterausbildung jedoch auf Landesebene geregelt wird, ist die Empfehlung bei Erscheinen dieses Buches möglicherweise noch nicht in allen Bundesländern umgesetzt. Die zuvor gültigen Regelungen hatten eine andere Stundenverteilung, umfassten allerdings auch ein insgesamt 520-stündiges Programm.

1.3 Nennen Sie 6 besondere Arbeitsbedingungen im Rettungsdienst.*

- Tätigkeit in besonderen Umgebungen, in die viele Menschen sonst keinen Zutritt haben
- Besondere Einblicke in das private Leben verschiedener Menschen
- Nicht-Vorhersehbarkeit vieler Einsätze
- Besondere Gefahren, wie Berufskrankheiten oder Verletzungsrisiken
- Schichtdienst
- Potenziell belastende Einsatzsituationen

1.4 Erläutern Sie ein Beispiel für die Bündelung von Einzelinformationen zu den sogenannten „Chunks".

Das Lernen von Telefonnummern in Blöcken ist ein Beispiel für die Bündelung von Einzelinformationen zu Chunks. Also nicht 8 6 9 5 3 4 [6 Bit], sondern 86 95 34 [3 Chunks = 3 Bit] oder 869 534 [2 Chunks = 2 Bit]. Gleiches gilt für die Vorbereitung einer Intubation. Versucht man jeden Arbeitsschritt einzeln zu lernen, erhält man eine lange unübersichtliche Liste. Fasst man bestimmte Abschnitte aber zusammen, so zum Beispiel das Vorbereiten der Beatmung, wird die Liste kürzer und man kann die Teilabschnitte unabhängig voneinander lernen und hinterher zusammenfügen.

1.5 Unterscheiden Sie Fort- und Weiterbildung im Rettungsdienst.

Bei einer Fortbildung handelt es sich um ein Bildungsangebot mit dem Ziel, Rettungsfachpersonal besser auf die aktuellen Herausforderungen im Arbeitsalltag vorzubereiten. Dies kann etwa das regelmäßige Reanimationstraining oder eine Schulung in neuen Handlungsvorgaben sein. Auch neues Wissen zu bereits bekannten Krankheitsbildern, Medikamenten oder taktischen Vorgehensweisen kann Inhalt einer Fortbildung sein. Bei einer Weiterbildung handelt es sich um Zusatzqualifikationen, die das Rettungsfachpersonal über seine eigentliche Kerntätigkeit hinaus qualifizieren. So zum Beispiel kann die Qualifikation zum Medizinproduktebeauftragten oder zum Desinfektor neue Tätigkeitsfelder neben dem Einsatzdienst ermöglichen.

1.6 Erläutern Sie die Abbildung.

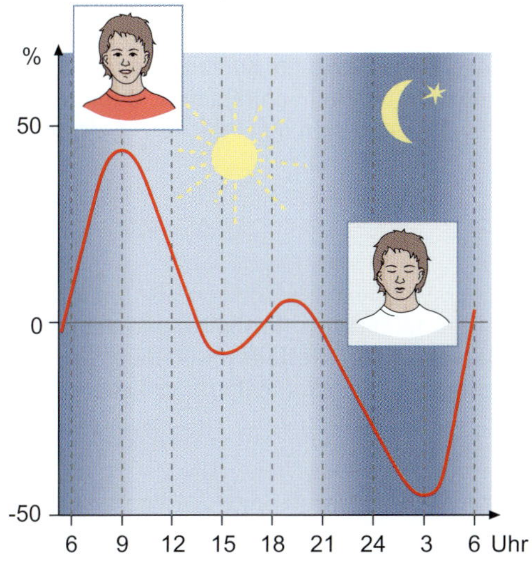

© Susanne Adler, Lübeck

Abgebildet wird die sogenannte Tagesleistungskurve. Sie drückt aus, zu welchen Zeiten Menschen generell leistungsfähig bzw. im Speziellen aufnahmefähig für Informationen sind. Zu erkennen ist, dass am Vormittag gegen 9 Uhr ein Leistungshoch erreicht wird, welches zur Mittagszeit wieder abfällt. Am Nachmittag steigt die Leistungsfähigkeit wieder gering an, während sie um etwa 3 Uhr nachts ihren Tiefpunkt erreicht.

1.7 Richtig oder falsch?

	Richtig	Falsch
1. Die meisten Menschen können sich länger als 20 Minuten voll konzentrieren.		✗
2. Nach spätestens 20 Minuten Lernen sollte eine individuelle Lernpause von einigen Sekunden erfolgen.	✓	
3. Nach ca. 45 Minuten empfiehlt es sich, eine Auffrischungspause von 15–20 Minuten zu machen.		✗
4. In den kurzen Minipausen ist es ratsam, das Gebäude zu verlassen, um etwas frische Luft aufzunehmen.	✓	
5. Nach etwa 3 Stunden Lerntätigkeit braucht der Körper eine längere Erholungspause von etwa 1,5 Stunden.	✓	

1. Die meisten Menschen können sich nicht länger als 20 Minuten auf hohem Niveau konzentrieren.
2. Nach ungefähr 45 Minuten sollte eine Minipause von etwa 5 Minuten erfolgen.

1.8 Planen Sie Ihr Vorgehen.

Ihre Kurskollegin Julia hat Befürchtungen, die anstehende Rettungssanitäterprüfung nicht zu bestehen. Sie leidet seit ihrer Kindheit unter Prüfungsangst. Sie fragt Sie nach Tipps im Umgang mit ihrer Angst.

Zunächst sollte Ihre Kollegin sich einen Überblick über den gesamten Lernstoff verschaffen und diesen danach einteilen, ob sie den Stoff beherrscht oder ob noch etwas nachgelernt werden muss. Zudem sollte sie sich bei ihrer Kursleitung über den genauen Ablauf der Prüfung erkundigen. Es ist ideal, Ihrer Kollegin anzubieten, die erwartete Prüfung gemeinsam realistisch nachzustellen, um ihr ein Gefühl für die Anforderungen und die Abläufe zu vermitteln. Außerdem sollten Sie sie stetig motivieren und ihr Mut machen.

2.1 Unterscheiden Sie „Rettungsfachpersonal" und „Sanitätspersonal".

Bei bestimmten Qualifikationsstufen wird von Rettungsfachpersonal gesprochen. Dies umfasst Notfallsanitäter, Rettungsassistenten, Rettungssanitäter und Rettungshelfer. Diese Qualifikationsstufen werden regelhaft in Rettungsdienst und Krankentransport eingesetzt. Im Gegensatz dazu handelt es sich bei Sanitätspersonal um Kurzausbildungen, deren primäres Ziel die Herstellung der Einsatzfähigkeit in Katastrophenschutzeinheiten und bei Sanitätsdienstanbietern ist. Diese Ausbildungen unterscheiden sich je nach anbietender Hilfsorganisation und sind regelhaft kürzer als 80 Unterrichtseinheiten (1 UE = 45 Minuten).

2.2 Erläutern Sie, wie die jeweiligen Berufe rechtlich geregelt sind.

Notfallsanitäter:
Die Ausbildung zum Notfallsanitäter ist bundeseinheitlich durch das Notfallsanitätergesetz (NotSanG) und die dazugehörige Ausbildungs- und Prüfungsverordnung (NotSan-APrV) geregelt. Die Berufsausübung von Notfallsanitätern ist sowohl bundesgesetzlich, zum Beispiel durch das Strafgesetzbuch, als auch landesrechtlich durch die Rettungsdienstgesetze der Länder geregelt.

Rettungssanitäter:
Die Ausbildung zum Rettungssanitäter ist in 10 Bundesländern durch entsprechende Verordnungen geregelt. Es existieren neben den allgemein gültigen Gesetzen keine bundeseinheitlichen Vorschriften im Sinne eines Bundesgesetzes. Allerdings hat der „Ausschuss Rettungswesen" Empfehlungen herausgegeben, nach denen sich die einzelnen Länder richten können.

Rettungshelfer:
Die Ausbildung zum Rettungshelfer ist nur in Rheinland-Pfalz, Hessen und Nordrhein-Westfalen gesetzlich geregelt. Rettungshelfer werden aber in vielen Bundesländern nach den internen Vorgaben der Hilfsorganisationen ausgebildet.

2.3 Bewerten Sie die Situation.

Sie haben Ihre Rettungssanitäterausbildung erfolgreich abgeschlossen und werden von einem guten Bekannten gefragt, ob Sie nicht in seinem Unternehmen als Betriebssanitäter anfangen möchten. Ist Ihnen dies nun möglich?

Der Einsatz ist Ihnen nicht ohne Weiteres möglich. Zunächst muss die Qualifikation als Betriebssanitäter erworben werden. Diese ist in § 27 der Unfallverhütungsvorschrift „Grundsätze der Prävention" in Grundzügen geregelt und wird an anderer Stelle noch präzisiert. Der Kurs besteht aus 63 Unterrichtseinheiten Grundausbildung für den betrieblichen Sanitätsdienst und 32 Unterrichtseinheiten Aufbaulehrgang für den betrieblichen Sanitätsdienst. Als Rettungssanitäter kann es für Sie unter Umständen möglich sein, nur den Aufbaulehrgang zu besuchen und die Dauer der Qualifikationsmaßnahme so zu verkürzen.

2.4 Nennen Sie mindestens 5 Aufgaben des Rettungsdienstpersonals während eines Notfalleinsatzes.*

- Beurteilung der Einsatzstelle
- Untersuchung, Beurteilung und Überwachung des Patientenzustandes
- Durchführung von Behandlungsmaßnahmen
- Beratung von Patienten
- Auswahl einer geeigneten Zielklinik
- Fachgerechter Transport
- Übergabe an das Krankenhaus
- Dokumentation des Einsatzes
- Wiederherstellen der Einsatzbereitschaft

2.5 Nennen Sie mindestens 5 Aufgaben des Rettungsdienstpersonals an einer Rettungswache.*

- Überprüfung, Pflege und Instandhaltung von Fahrzeugen, Material und Technik
- Reinigung und Desinfektion
- Materialbestellung und Lagerwirtschaft
- Praxisanleitung von Auszubildenden
- Teilnahme an Fort- und Weiterbildungen

2.6 Definieren Sie die Begriffe „Notfallrettung" und „qualifizierter Krankentransport".

Notfallrettung:
Gegenstand der Notfallrettung ist es, bei Notfallpatienten am Einsatzort Maßnahmen zur Lebensrettung und zur Verhinderung von weiteren schweren gesundheitlichen Schäden durchzuführen, ihre Transportfähigkeit herzustellen und sie unter fachgerechter Betreuung in ein für ihre Versorgung geeignetes Krankenhaus zu transportieren. Diese Definition bezieht sich auf die in Deutschland klassische rettungsdienstliche Einsatzstrategie. Zunehmend werden auch andere Strategien, etwa die Rolle des Rettungsdienstes als Gate-Keeper bzw. Gate-Opener, diskutiert.

Qualifizierter Krankentransport:
Gegenstand des qualifizierten Krankentransports ist es, Kranke, Verletzte oder sonstige hilfsbedürftige Personen, die keine Notfallpatienten sind, unter fachgerechter Betreuung zu befördern.

2.7 Tragen Sie die jeweiligen prozentualen Anteile in die Abbildung ein.

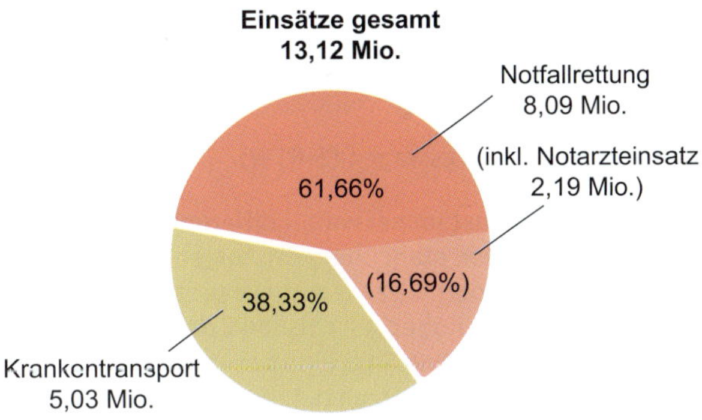

2.8 Erläutern Sie, wer im Regelfall Träger des Rettungsdienstes in den deutschen Bundesländern ist.

Die Träger des Rettungsdienstes sind in Deutschland – mit Ausnahme von Baden-Württemberg – immer die Landkreise, die kreisfreien Städte oder sogenannte gebietsübergreifende Zweckverbände. Die Träger sind in der Verantwortung, die Sicherstellung des Rettungsdiensts als Form der öffentlichen Daseinsvorsorge zu gewährleisten. Mit der Durchführung des Rettungsdienstes können allerdings, unter bestimmten Bedingungen, auch andere juristische Personen beauftragt werden.

2.9 Unterscheiden Sie zwischen einsatzabhängigen und einsatzunabhängigen Kosten.

Einsatzabhängige Kosten umfassen alle Kosten, die von der Arbeitsauslastung abhängen. Dazu gehören Treibstoff und Verbrauchsmaterialien. Im Gegensatz dazu umfassen die einsatzunabhängigen Kosten alle Kosten, die durch die Vorhaltung von Personal und Material entstehen (daher auch der Begriff „Vorhaltekosten"). So müssen Fahrzeuge, medizinische Geräte und eine Rettungswache unabhängig davon vorhanden sein, ob es zu vielen Einsätzen kommt oder nicht. Da die Vorhaltekosten den größten Teil der entstehenden Kosten ausmachen, sind viele Rettungsdienstanbieter daran interessiert, diese möglichst gering zu halten. So zum Beispiel wird die benötigte Anzahl von Einsatzfahrzeugen durch Planungsgutachten ermittelt.

2.10 Ergänzen Sie die Tabelle.

Krankenkraftwagen

Typ	Benennung	Beschreibung
Typ A	Krankentransportwagen (KTW)	Ausgerüstet für Patienten, die keine Notfallpatienten sind. Weitere Unterteilung in Typ A1 und Typ A2 möglich.
Typ B	Notfallkrankenwagen (N-KTW)	Konstruiert zur Erstversorgung, zum Transport und zur Überwachung eines Patienten.
Typ C	Rettungswagen (RTW)	Ausgestattet für die erweiterte Versorgung und Überwachung eines Patienten.

Lösungen

2.11 Nennen Sie mindestens 5 mögliche Einsatzzwecke von Luftrettungsmitteln.*

- Einsatz als Notarztzubringer
- Zügiger Primärtransport kritisch Verletzter oder Erkrankter
- Schonender Primärtransport von Wirbelsäulenverletzten
- Sekundärtransport über größere Distanzen
- Eiltransport von Blutkonserven, Medikamenten, Transplantaten oder technischem Gerät

2.12 Erläutern Sie Situationen, in denen der Primärtransport eines Notfallpatienten auch mit einem KTW erfolgen könnte.

Grundsätzlich sind Krankentransportwagen nicht dafür ausgestattet, Notfallpatienten zu transportieren. Dies ist in einigen Situationen aber kaum anders möglich. So ist vorstellbar, dass ein Patient, der während eines Transports einen Schlaganfall erleidet, notfallmäßig und in Rücksprache mit der Leitstelle durch einen KTW in das nächste geeignete Krankenhaus transportiert wird. Auch kann eine hinzugerufene RTW- oder NEF-Besatzung gemeinsam mit der KTW-Besatzung beschließen, dass das Umladen des Patienten in den RTW einen zu großen Zeitverlust bedeuten würde. In diesem Fall würde der Notfallsanitäter des RTW bzw. der Notarzt des NEF den Transport im KTW begleiten. Auch im Rahmen von Großschadenslagen ist es vorstellbar, dass Notfallpatienten mit KTWs abtransportiert werden.

2.13 Erläutern Sie die Aufgaben von Schwerlastrettungswagen (S-RTW).

In den letzten Jahrzehnten hat sich der Rettungsdienst immer weiter differenziert und spezialisierte Transportangebote wurden geschaffen. S-RTWs dienen dem Transport von stark übergewichtigen Menschen. Früher musste bei stark übergewichtigen Menschen oftmals auf einen Transport via LKW zurückgegriffen werden. Dies war nicht nur eine logistische Herausforderung, sondern auch mit einer hohen psychischen Belastung für die Patienten verbunden. Schwerlastrettungswagen verfügen über ausreichend Platz und eine schwerlasttaugliche Ausstattung. Daneben verfügen sie über Hilfsmittel zum Schutz der Rettungskräfte vor Verletzungen, die im Rahmen von Transfer und Transport stark übergewichtiger Patienten auftreten können.

2.14 Benennen Sie die einzelnen Glieder der Rettungskette.

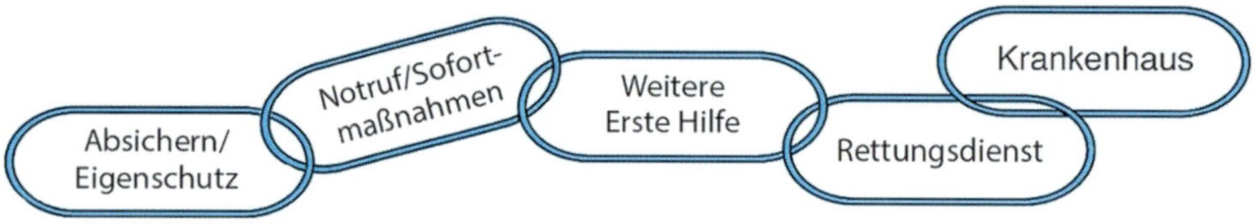

© Rüdiger Himmelhan, Heidelberg

2.15 Nennen Sie mindestens 4 Maßnahmen, die zu den „lebensrettenden Sofortmaßnahmen" zählen, und erläutern Sie, wieso diese besonders wichtig sind.*

- Retten des Verletzten aus einer Gefahrenzone
- Stillung lebensbedrohlicher Blutungen
- Atemwegssicherung, stabile Seitenlage
- Reanimation

Es gibt aus notfallmedizinscher Perspektive nur relativ wenige Störungen oder Situationen, die unmittelbar zum Tod führen können und die gleichzeitig mit einfachen Mitteln behandelt werden können. Die vier oben genannten Maßnahmen decken diese Störungen beinahe vollständig ab und können von jedem Ersthelfer durchgeführt werden.

2.16 Unterscheiden Sie „qualifizierten" und „unqualifizierten Krankentransport".

Beim „qualifizierten Krankentransport" handelt es sich um die Beförderung von Patienten unter Einsatz spezieller Technik und speziell ausgebildetem Personal. So zum Beispiel regeln die Rettungsdienstgesetze der Länder auch die Besetzung der Krankentransportwagen. Im Gegensatz dazu wird der „unqualifizierte Krankentransport" oftmals von Personen durchgeführt, die nicht speziell hierfür ausgebildet wurden. Hierbei wird auch von „Krankenfahrten" gesprochen.

2.17 Erläutern Sie die jeweiligen Transportarten.

Formen des Krankentransports

Einweisungstransport	Transport in ein Krankenhaus aufgrund einer Einweisung durch den behandelnden Arzt
Konsilartransport	Transport von einem Krankenhaus zur ambulanten Vorstellung in einer Spezialabteilung einer anderen Klinik bzw. bei einem niedergelassenen Arzt
Verlegungstransport	Transport von einem Krankenhaus zu einem anderen Krankenhaus
Entlassungstransport	Transport von einem Krankenhaus zum Wohnort des Patienten

2.18 Nennen Sie mindestens 5 mögliche Transportanlässe für einen qualifizierten Krankentransport.*

- Bestimmte Infektionskrankheiten
- Verletzungen, die die Mobilität einschränken
- Degenerative Einschränkungen der Mobilität
- Desorientierung, Verwirrung
- Bevorstehende Geburt

2.19 Planen Sie Ihr Vorgehen.

Sie werden zu einem Krankentransport gerufen. Der Ehemann der Patientin erläutert Ihnen, dass seine Ehefrau stark dement und nicht mehr gehfähig sei. Sie habe in den letzten Tagen einen fieberhaften Infekt entwickelt und ihr Hausarzt habe sie telefonisch eingewiesen.

Telefonische Einweisungen stellen oftmals ein Problem für die Abrechnung der Transportleistung dar und sind formell gesehen nicht zulässig. Hier hilft jedoch der Kompromiss, im Sinne der Patientin in der Praxis des Hausarztes anzurufen und darum zu bitten, dass man die benötigten Unterlagen (Einweisungs- und Transportschein) auf dem Weg ins Krankenhaus abholen könne. Notfalls können diese in Ausnahmefällen auch per Post nachgesendet werden. Das Vorgehen sollte hier immer eng mit der zuständigen Leitstelle besprochen werden. Zudem haben viele Organisationen für solche Situationen Verfahrensanweisungen.

2.20 Nennen und erläutern Sie die 5 Phasen des Krankentransports.

Phasen des Krankentransports

Phase	Bezeichnung	Erklärung
Phase 1	Transportvorbereitung	In dieser Phase erfolgen alle notwendigen Vorbereitungen für den Transport. Das benötigte Material sollte ggf. nochmals überprüft werden. Auch kann bereits hier die Transportroute geplant werden.
Phase 2	Patientenübernahme	Die Patientenübernahme stellt einen Schlüsselzeitpunkt des Krankentransports dar. Die höfliche Vorstellung beim Patienten und dessen Angehörigen ist Pflicht. Zudem sollte immer auf die Vollständigkeit der benötigten Unterlagen, des Patientengepäcks und der Patientendaten geachtet werden.
Phase 3	Transportdurchführung	Während dieser Phase steht die medizinische und pflegerische Betreuung des Patienten im Vordergrund.
Phase 4	Patientenübergabe	Bei der Patientenübergabe werden alle relevanten Informationen über den Patienten und der Transportverlauf zusammengefasst. Bei Entlassungstransporten nach Hause kann dies entsprechend gekürzt werden.
Phase 5	Transportabschluss	Der Transport wird abgeschlossen, nachdem der Patient übergeben wurde, indem das verbrauchte Material nachgefüllt, etwaige Desinfektionsmaßnahmen durchgeführt und die Transportunterlagen auf Vollständigkeit überprüft worden sind.

3 Sich in Krankentransport und Rettungsdienst angemessen verhalten

3.1 Ergänzen Sie die Abbildung.

Tipp: Es handelt sich bei der Abbildung um den sogenannten Führungskreis.

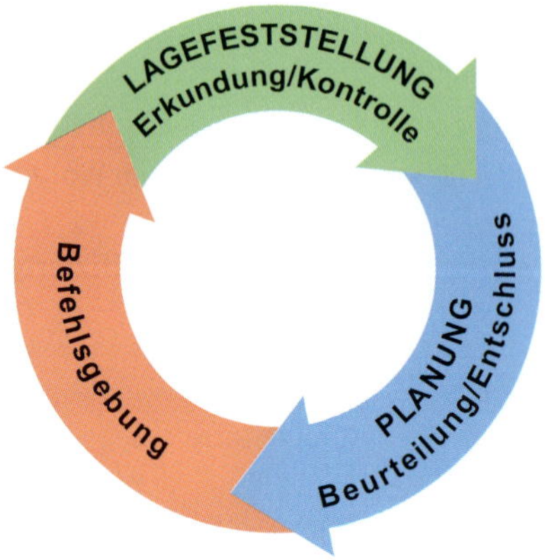

© Stefan Dangl, München

3.2 Ergänzen Sie den Text.

Altenpfleger – Berufsgruppe – Deutschland – Fachweiterbildungen – Faktoren – generalistischen – Gesundheitswesen – Kompetenzen – Personen – Registrierungspflicht – Schnittstellen

Professionell Pflegende stellen in Deutschland zahlenmäßig die größte **Berufsgruppe** im **Gesundheitswesen** dar. Ihre Zahl wird auf etwa 1,5 Millionen **Personen** geschätzt, wobei diese Schätzung aufgrund zahlreicher **Faktoren**, etwa der nicht vorhandenen **Registrierungspflicht** für beruflich Pflegende, sehr grob ist. So arbeiten Rettungsfachkräfte und Pflegekräfte auch an vielfältigen **Schnittstellen** zusammen.

Bisher wurden Pflegende in **Deutschland** unterschiedlich ausgebildet. Der klassisch bekannte Beruf der „Krankenschwester" veränderte sich in den letzten Jahrzehnten zu dem der Gesundheits- und Krankenpflege. Seit 2020 werden im Rahmen der „**generalistischen** Pflegeausbildung" Gesundheits- und Krankenpfleger, **Altenpfleger** und Kindergesundheits- und -krankenpfleger gemeinsam zu Pflegefachpersonen ausgebildet, die **Kompetenzen** in allen drei Bereichen erwerben und sich erst später spezialisieren sollen. Nach der Ausbildung können verschiedene **Fachweiterbildungen**, zum Beispiel zur Intensivpflegekraft, absolviert werden.

3.3 Wie viele Jahre dauert die ärztliche Ausbildung?

✓ 6 Jahre Medizinstudium, 5–6 Jahre Facharztausbildung

3.4 Richtig oder falsch?

	Richtig	Falsch
1. Heilerziehungspfleger arbeiten im sozialpsychiatrischen Dienst.		✗
2. Hebammen führen auch Hausgeburten durch.	✓	
3. Kräften der Polizei kommt im Rahmen von Verkehrsunfällen die Aufgabe zu, die Unfallstelle abzusichern und die Unfalldaten aufzunehmen.	✓	
4. Im Rahmen von Gefährdungslagen durch andere Personen liegt die Einsatzleitung immer bei der Polizei.	✓	
5. Die Kernaufgaben der Feuerwehr lassen sich unter dem Motto „Retten", „Löschen", „Bergen" und „Schützen" zusammenfassen	✓	
6. Die Feuerwehr hat allerdings keine präventiven Aufgaben.		✗
7. Bei technisch aufwändigen Rettungen liegt die Einsatzleitung bei den Kräften der Feuerwehr.	✓	

1. Heilerziehungspfleger arbeiten zumeist in Einrichtungen für Menschen mit Behinderungen.
6. Die Feuerwehr hat auch präventive Aufgaben, wie den vorbeugenden Brandschutz.

3.5 Ergänzen Sie die Tabelle.

	Notarztwagen (NAW)	Rettungshubschrauber (RTH)
Vorteile	• Räumlich-technische Voraussetzungen • Lagerungsmöglichkeiten • Wetterunabhängigkeit	• Geschwindigkeit bei Zuführung von Notärzten, Spezialisten und Transport • Schonender Transport
Nachteile	• Mitunter längere Transportzeiten • Mitunter wenig schonender Transport	• Während des Fluges nur eingeschränkte Behandlungsmöglichkeiten • Mitunter keine Nachtflugtauglichkeit

3.6 Korrigieren Sie die Fehler im Text.

Das **Technische** Hilfswerk ist die deutsche Zivil- und Katastrophenschutzeinheit des **Bundes**, in der etwa 1.800 haupt- und 80.000 ehrenamtliche Helfer tätig sind. Ihre Aufgaben und Strukturen werden im THW-Gesetz sowie im Zivilschutz- und Katastrophenhilfegesetz geregelt. Das THW ist dem Bundeministerium des **Inneren** unterstellt. Sein Hauptsitz liegt in **Bonn**. Die Aufgaben, die das THW im In- und Ausland wahrnimmt, sind vielfältig. Im Rahmen von größeren Schadenslagen oder Katastrophen kommt es immer wieder zu einem erhöhten Bedarf **technischer** Hilfe und Infrastrukturmaßnahmen, etwa Einsatzstellenausleuchtung, Wasserpumpeneinsatz, Räumarbeiten oder Materiallogistik. So unterstützte das THW die **regionalen** Einheiten von Feuerwehr und Katastrophenschutz beim **Hochwasser** an Ahr und Erft im Jahr 2021, bei dem insgesamt 17.000 THW-Einsatzkräfte ihren Dienst taten. Auch im Rahmen der **Geflüchtetenversorgung** von 2014 bis 2016 oder während der Coronavirus-Pandemie war das THW im Einsatz.

3.7 Unterscheiden Sie DLRG und DGzRS.

Bei beiden Organisationen handelt es sich um Institutionen, die sich mit der Rettung von Menschen aus dem Wasser beschäftigen. Allerdings haben die „Deutsche Lebensrettungsgesellschaft" (DLRG) und die „Deutsche Gesellschaft zur Rettung Schiffbrüchiger" (DGzRS) unterschiedliche Schwerpunkte. Die DLRG hat sich auf die Rettung von Menschen aus Binnengewässern wie Seen oder Flüssen spezialisiert. Darüber hinaus sichert sie Badestrände ab, versorgt dort Menschen sowohl im als auch außerhalb des Wassers und kann im Rahmen von Hochwasserlagen eingesetzt werden. Die DGzRS verfügt über hochseetaugliche Schiffe, die auch während Sturmereignissen auslaufen und Personen in Seenot retten können. Dazu ist neben einer medizinischen auch eine seefahrerische Ausbildung nötig.

3.8 Erläutern Sie die Aufgaben der Bergrettung.

Die Bergrettung hat zahlreiche verschiedene Aufgaben. So ist sie sowohl für die Sommer- als auch für die Winterrettung verantwortlich und somit für die Arbeit unter verschiedenen Witterungsbedingungen geschult. Zudem ist die Bergrettung auch für verschiedene Szenarien ausgebildet und ausgerüstet, zum Beispiel für die Lawinen-, die Seilbahn- oder die Canyonrettung. Bei ihrer Arbeit begegnen den Rettungskräften der Bergrettung Notfallbilder, die im rettungsdienstlichen Alltag normalerweise relativ selten sind, zum Beispiel dem Hängetrauma oder der massiven Unterkühlung.

3.9 Wie ist der Katastrophenschutz in Deutschland organisiert?

Übergeordnet zuständig für den Katastrophenschutz in Deutschland ist das Bundesamt für Bevölkerungsschutz und Katastrophenhilfe, das vom Bundesinnenministerium beaufsichtigt wird. Allerdings sind die Länder im Katastrophenfall nach den Vorgaben des Grundgesetzes die Verantwortlichen für die Katastrophenbewältigung. Die Innenminister der Länder haben sich daher auf ein „Integriertes Gefahrenabwehrsystem" geeinigt, um die Bund-Länder-Zusammenarbeit im Katastrophenfall zu verbessern. Der Katastrophenfall wird im Regelfall durch den Landrat eines Kreises oder den Oberbürgermeister einer Stadt ausgerufen. Ab diesem Zeitpunkt gelten die Regelungen des jeweiligen Landeskatastrophenschutzgesetzes.

Je nach Bundesland variiert die Gliederung des Katastrophenschutzes etwas. Allerdings lassen sich zumeist mindestens folgende Bereiche vorfinden:

- Sanitätswesen
- Betreuung
- Brandschutz
- Technische Hilfe
- ABC-Schutz
- Information und Kommunikation
- Psychosoziale Notfallversorgung (PSNV)

Lösungen

3.10 Nennen Sie mindestens 3 übergeordnete Ziele erfolgreicher Kommunikation.*

- Gemeinsames Wissen schaffen
- Verhaltenssteuerung und Koordination
- Beziehungsgestaltung und soziale Organisation

3.11 Erläutern Sie die folgenden Begriffe.

- **Verbale Kommunikation:**
  Übermittelt die Bedeutung einer Sache mithilfe von Wörtern. Wörter können stimmlich, schriftlich oder per Gebärde geäußert werden.
- **Nonverbale Kommunikation:**
  Vermittelt relativ eindeutige Bedeutungen, allerdings ohne Wörter einzusetzen, etwa durch Gesten, Posen oder Mimik.
- **Paraverbale Kommunikation:**
  Variiert die Bedeutung der verbalen Kommunikation, indem die Modalitäten der gesprochenen Sprache verändert werden, z. B. durch Lautstärke, Klangfarbe, Wortmelodie, Sprechtempo oder Silbenbetonung

3.12 Ergänzen Sie den Text.

Umstand – Faktor – Haltung – Gesprächstechnik – Prinzipien – Interaktionsprozesses – Kommunikation – Interesse – Störungen

Für eine angemessene Kommunikation im Krankentransport stellt der wichtigste **Faktor** die innere Haltung des Rettungsfachpersonals dar. Besteht ein ernsthaftes **Interesse** am Patienten und dessen Empfinden, wirkt sich dieser **Umstand** in der Regel sehr günstig auf das Verhältnis zwischen dem Patienten und dem Betreuenden sowie die hieraus resultierende **Kommunikation** aus. Allerdings muss bedacht werden, dass es selbst bei einer sehr zugewandten und empathischen **Haltung** zu **Störungen** des Kommunikationsvorgangs kommen kann. Hier ist die richtige **Gesprächstechnik** von großer Bedeutung für das Gelingen eines **Interaktionsprozesses**. Die richtige Gesprächstechnik kann durch das Einüben bestimmter kommunikativer **Prinzipien** entwickelt werden.

3.13 Unterscheiden Sie „offene" und „geschlossene Fragen".

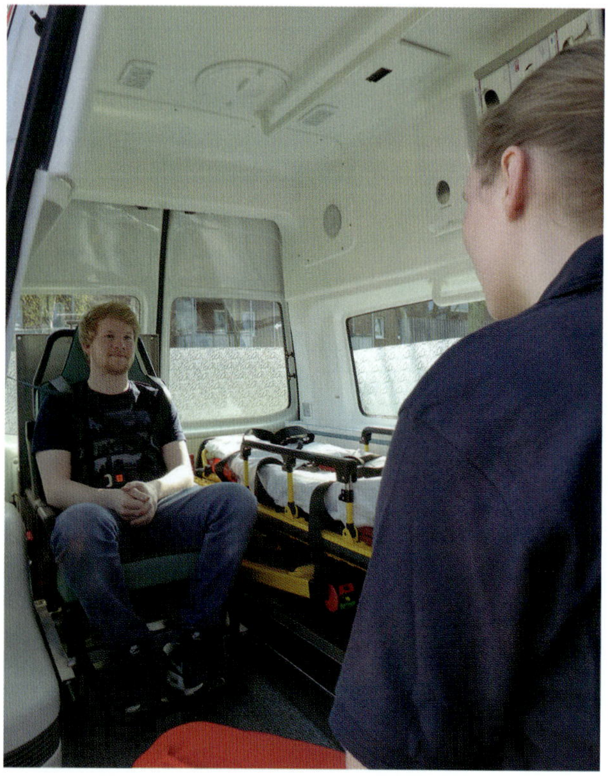

Offene Fragen bieten eine Vielzahl von Antwortmöglichkeiten. Sie werden oftmals mit W-Fragewörtern eingeleitet, z. B. „Wie geht es Ihnen?". Geschlossene Fragen hingegen lassen als Antwort lediglich „Ja" oder „Nein" zu, z. B. „Geht es Ihnen gut?".

3.14 Zeichnen Sie das Kommunikationsquadrat nach Schulz von Thun ein und beschriften Sie die einzelnen Seiten.

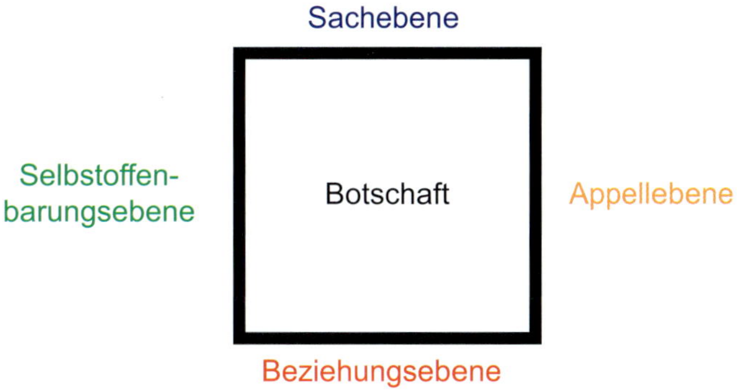

Die 4 Seiten einer Nachricht sind ein vereinfachtes Kommunikationsschema, das von dem Psychologen Friedemann Schulz von Thun entwickelt wurde. Er beschreibt damit 4 Komponenten, die, in unterschiedlicher Ausprägung, in jeder Nachricht enthalten sind.

3.15 Unterscheiden Sie Arbeitsbeziehung und emotionale Beziehung im Rahmen rettungsdienstlicher Kommunikation.

Die Arbeitsbeziehung zwischen Patienten und Rettungsfachkräften dient der gemeinschaftlichen Bewältigung der Notfallsituation und umfasst vier Bereiche:

- Patientenziele
- Vorgehensweise
- Rollen der Beteiligten
- Situationsverständnis

Neben der Arbeitsbeziehung, die eher sachorientiert ist, besteht immer auch eine emotionale Beziehung, die folgende drei Faktoren umfasst:

- Mitgefühl
- Wertschätzung
- Bedürfniserfüllung

Gelingen sowohl die Arbeitsbeziehung als auch die emotionale Beziehung, führt dies im Regelfall zu kooperativem Verhalten beider Seiten und damit zu einem Gelingen des Einsatzzieles. Da beide Beziehungskomponenten gleichermaßen bedeutsam sind, können sie nicht „gegeneinander ausgespielt“ werden.

3.16 Nennen Sie jeweils mindestens 4 Regeln des Sprechens und des Zuhörens erfolgreich kommunizierender Einsatzkräfte.*

Regeln des Zuhörens und des Sprechens

Erfolgreich zuhörende Einsatzkräfte ...	Erfolgreich sprechende Einsatzkräfte ...
• ... hören aufnehmend zu. • ... fassen zusammen. • ... stellen offene Fragen. • ... verstärken das Gegenüber. • ... geben emotionales Feedback.	• ... sprechen in ICH-Sätzen. • ... reden über konkrete Situationen und Verhalten. • ... bleiben beim Thema. • ... äußern Bitten, Wünsche und Vorschläge.

Lösungen

3.17 Planen Sie Ihr Vorgehen in Hinblick auf den kommunikativen Umgang mit den betroffenen Kindern.

Sie werden zu einem Notfall in einer Reihenhaussiedlung gerufen. Eine junge Mutter ist gestürzt und hat sich eine offene Unterarmfraktur zugezogen. Sie hat sehr starke Schmerzen, sodass ihr ein Analgetikum verabreicht werden muss. Ihre beiden Kinder, ein 7- und ein 11-jähriges Mädchen, sind ebenfalls anwesend. Sie wirken sehr gefasst, machen sich natürlich aber große Sorgen um ihre Mutter. Ihre Patientin ist alleinerziehend. Die Großeltern sind bereits informiert und werden in einer halben Stunde vor Ort sein.

Die Kinder befinden sich in einer sehr belastenden Situation. Ihre Hauptbezugsperson ist verletzt und nach der Analgetikagabe womöglich wesensverändert. Aus diesem Grunde ist es wichtig, die Kinder schon früh in den Versorgungsprozess mit einzubeziehen und sie daher als Personen mit Bedürfnissen und Interessen ernst zu nehmen. Der Kontakt zur Mutter sollte durchgängig möglich sein. Maßnahmen wie etwa die Verabreichung eines Medikamentes müssen erklärt werden. Die Verletzung sollte nach Möglichkeit etwas verdeckt werden. Dies sollte aber als etwas ganz Normales vermittelt werden, ohne den Kindern zusätzliche Angst zu machen („Man versteckt hier etwas vor mir. Das muss etwas besonders Schlimmes sein."). Eine Hilfe kann der Verweis auf die Hygiene sein („Wir decken den Arm Eurer Mutter mal ab, damit kein Schmutz in die Wunde kommt. Wie bei einem Pflaster."). Auch können den Kindern kleinere Aufgaben übertragen werden. Die 11-Jährige weiß vielleicht, wo die Geldbörse ihrer Mutter mit der Versichertenkarte liegt und kann diese holen. Akzeptieren Sie, wenn die Kinder sich scheinbar irrational verhalten. Die Situation ist womöglich der erste Notfall, den sie erleben und Kinder geben immer ihr Bestes, Lösungsstrategien zu finden, auch wenn diese nicht immer nachvollziehbar sind oder gelingen. Neben dem Aussprechen beruhigender Worte sollten Kinder in solchen Situationen oft gelobt und motiviert werden. Wenn es der Zustand der Mutter zulässt, sollte auf das Eintreffen der Großeltern gewartet werden. Alternativ können die Kinder auch mitgenommen und eine Übergabe am Krankenhaus vereinbart werden. Auch das Verbleiben einer Einsatzkraft am Notfallort zur Überbrückung kann unter Umständen hilfreich sind, wobei es immer besser ist, wenn Kinder ihre vertrauten Bezugspersonen bei sich haben.

3.18 Beschreiben Sie die 5 Phasen der Teamarbeit

- Forming:
  In einer ersten Phase kommt es zum Kontaktaufbau der Teammitglieder untereinander. Das Team formt sich.
- Storming:
  Im Anschluss folgt eine Phase der Auseinandersetzung und des Streits, denn die Rollen im Team müssen ausgehandelt und verschiedene Interessen gegeneinander abgewogen werden.
- Norming:
  Im Verlauf einigt sich das Team auf mehr oder minder stabile gemeinsame Normen und wird arbeitsfähig.
- Performing:
  Die Teammitglieder arbeiten nun idealerweise effektiv und zielgerichtet zusammen.
- Adjourning:
  Nach Bewältigung der gemeinsamen Aufgaben löst sich das Team wieder auf.

3.19 Was verbirgt sich hinter dem „I'M SAFE"-Konzept?

Hierbei handelt es sich um eine Merkhilfe, um mentale und körperliche Leistungsfähigkeit einschätzen zu können. Sollten Auffälligkeiten bestehen, muss im Team darüber gesprochen werden. Viele kleinere Probleme können gut im Einsatzalltag kompensiert werden („Ich habe derzeit in der Familie viel zu tun und finde unübersichtliche Einsatzsituationen grade ziemlich anstrengend. Kannst Du mir da heute vielleicht ein wenig den Rücken freihalten?"). Bei anderen Auffälligkeiten sollte auch erwogen werden, den Dienst nicht anzutreten bzw. außer Dienst zu gehen („Auch wenn wir grade große Personalnot haben, habe ich festgestellt, dass ich mit meinen Rückenschmerzen nicht arbeiten kann.").

- Illness (Krankheiten)
- Medication (Medikamente)
- Stress (beruflich, privat, finanziell, ...)
- Alcohol (Alkohol/Drogen)
- Fatigue (Übermüdung/Schlafstörungen)
- Eating (Hunger)

3.20 Nennen Sie jeweils 4 Vorteile und 4 Nachteile von Teamarbeit.

Vorteile	Nachteile
• Erhöhtes Sicherheitsgefühl • Aufteilung der Maßnahmen möglich • Kompensation und Stärkung unerfahrener Mitarbeiter • Das Fähigkeitspotenzial ist durch individuelle Kompetenzen deutlich erhöht	• Es kann schwerfallen, Ideen von einzelnen Mitgliedern eine Chance zu geben • Der zeitliche Aufwand ist unter Umständen erhöht • Möglicher Gruppenzwang • Mögliches Konkurrenzdenken

3.21 Beschreiben Sie mögliche Schwierigkeiten in Bezug auf die Teamarbeit in dieser Situation.

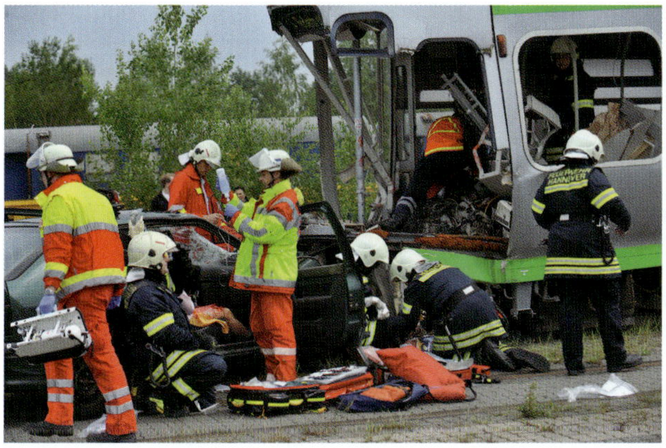

© picture alliance / dpa / Peter Steffen

Das Schwierige in dieser Situation ist, dass mindestens 4 verschiedene Teams zusammentreffen (RTW, NEF, Feuerwehr, Polizei) und ein neues, größeres Team mit dem gemeinsamen Auftrag der Patientenrettung bilden müssen. Die Teamkonstellation ist im Regelfall nicht geplant, daher handelt es sich um ein Ad-hoc-Team. Die einzelnen Teammitglieder haben teilweise sehr unterschiedliche Perspektiven und Herangehensweisen. Auch sind sie schlimmstenfalls nicht aufeinander abgestimmt. Insofern muss eine klare Aufgabenverteilung und eine Aufteilung der Verantwortlichkeiten hergestellt werden. Zudem sollten regelmäßige Absprachen und Planungen des gemeinsamen Vorgehens erfolgen.

3.22 Nennen Sie mindestens 5 Beispiele für Überforderungsanzeichen, die die Teamarbeit beeinträchtigen können.*

- Zunehmende Flüchtigkeitsfehler
- Vergesslichkeit
- Konzentration auf Irrelevantes
- Schnelles, undeutliches Sprechen
- Unnötige, hektische Bewegungen
- Zunehmenden Schimpfen
- Unfähigkeit, gleichzeitig zu sprechen und zu handeln
- Keine Reaktion auf Ansprache

3.23 Nennen Sie mindestens 5 Beispiele für problematische Verhaltensweisen, die zu Spannungen in Teams führen können.*

- Perfektionismus
- Ungeduld und Hektik
- Widerspruch um des Widerspruchs willen (Reaktanz)
- Rückzug in sich selbst (Introversion)
- Desinteresse oder blindes Vertrauen
- Sozial unangemessene Verhaltensweisen (z. B. herablassender Humor)

3.24 Nennen Sie die verschiedenen Leitstellentypen und die generellen Aufgaben einer Leitstelle.

Leitstellentypen	Leitstellenaufgaben
• Rettungsleitstellen • Feuerwehrleitstellen oder Feuerwehreinsatzzentralen • Integrierte Leitstellen	• Notrufannahme • Rettungsmitteldisposition • Einsatzlenkung • ggf. Entgegennahme von Hausnotrufen • ggf. Vermittlung des ärztlichen Bereitschaftsdiensts

3.25 Beschreiben Sie orientierend die Ausstattung einer Musterleitstelle.

Leitstellen verfügen über eine Vielzahl an Kommunikationsmitteln, zum Beispiel über Internet, Telefon, Fax und Funk. Zudem werden Einsatzleitrechner, also EDV-gestützte Dispositionstechnologien genutzt. Diese enthalten die Alarm- und Ausrückordnung und leisten dem Disponenten wertvolle Hilfe. Allerdings wird diese, ebenso wie aktuelles Kartenmaterial, auch in Papierform vorgehalten, um im Falle technischer Probleme handlungsfähig zu bleiben. Außerdem existiert in vielen Leitstellen ein sogenannter Lageraum, der im Fall von Großschadenslagen genutzt wird.

3.26 Welche „W-Fragen" wird ein Leitstellendisponent einem Anrufer stellen, um ein Notfallgeschehen besser einschätzen zu können?

- Wo ist es passiert (z. B. Ort, Straße, Hausnummer oder Kilometerangabe, Fahrtrichtung)?
- Was ist passiert (z. B. Synkope, Sturz von Leiter, Feuer, Explosion)?
- Wie viele Verletzte oder Erkrankte?
- Welche Art der Verletzung oder Erkrankung?
- Wer ruft an (Namen und Rückrufnummer)?

3.27 Unterscheiden Sie Moral und Ethik.

Bei der Moral handelt es sich um den praktischen, alltäglichen Umgang mit Werten und Normen, die das Handeln von Menschen beeinflussen. Die Wissenschaft der Moral ist die Ethik. Sie betrachtet Werte und Normen oftmals aus einer übergeordneten Perspektive und sucht so nach gutem und menschenwürdigem Handeln. In der Alltagssprache werden beide Begriffe allerdings nicht immer sauber voneinander getrennt.

Ein Beispiel für moralisches Handeln im Alltag könnte der Umgang mit einem pflegebedürftigen Patienten sein: Unsere Werte und Normen verbieten uns, ihn ohne sichere Weiterversorgung in einer Notaufnahme einfach in ein Flurbett zu legen, wenn die Notaufnahme überfüllt ist und wenig Zeit für eine Übergabe besteht. Die Ethik könnte solche Situationen, also das „Crowding" von Notaufnahmen, analytisch betrachten und versuchen, nach allgemeingültigen Regeln und Vorschlägen für eine Verbesserung der Situation zu suchen.

3.28 Nennen Sie 6 medizinethische Prinzipien.

- Prinzip der Autonomie
- Prinzip des Nicht-Schadens
- Prinzip der Fürsorge
- Prinzip der Gerechtigkeit
- Prinzip der Achtung der Menschenwürde
- Prinzip der Wahrhaftigkeit

3.29 Erläutern Sie, inwieweit sich die zuvor genannten Prinzipen widersprechen können und was in einem solche Falle zu tun ist.

Bei den genannten medizinethischen Prinzipien handelt es sich um sehr allgemeine, dafür aber auch sehr umfassende Aspekte, die sich teilweise überschneiden oder widersprechen. So könnte es etwa zu einem Konflikt zwischen dem Prinzip der Gerechtigkeit und dem Prinzip der Patientenautonomie kommen, wenn ein Patient eine Behandlung wünscht, die nur in begrenztem Maße zur Verfügung steht. Ein anderes Beispiel sind Konflikte zwischen den Prinzipien des Nicht-Schadens und der Wahrhaftigkeit. Wie muss man damit umgehen, wenn die Wahrheit einen Schaden verursachen kann? Sollte man sie dennoch achten, sie verschweigen oder zumindest erst später offenbaren? Sowohl das eine als auch das andere kann ein Akt der Fürsorge sein und aus Achtung der Menschenwürde geschehen. Es reicht also leider nicht, die Prinzipien lediglich zu kennen. Als Rettungsfachkraft muss man sie in jedem Einsatz anwenden und kritisch reflektieren können.

3.30 Beschreiben Sie die Funktion von Patientenverfügungen.

Patientenverfügungen versetzen Menschen oftmals bereits vor einer Erkrankung oder Behinderung in die Lage, ihre Zustimmung oder Ablehnung zu bestimmten Therapiemaßnahmen zu formulieren, wenn sie sich irgendwann nicht mehr dazu äußern können. In der modernen Gesellschaft kann durch medizinischen und technologischen Fortschritt vielen Menschen ein deutlich längeres Leben ermöglicht werden. Dies führt jedoch mitunter zu einer Zunahme altersbedingter chronischer Erkrankungen. Insbesondere bei Erkrankungen des Gehirns wie Schlaganfällen oder Alzheimer ist es Betroffenen manchmal nicht mehr möglich, ihre Wünsche zu äußern. Patientenverfügungen können hier helfen. Sie müssen jedoch im Vorfeld angefertigt werden und gewissen formalen Kriterien genügen. Neben der Hilfe für die Betroffenen selbst können solche Verfügungen und Regelungen auch eine Unterstützung für die Angehörigen sein, um die richtigen Entscheidungen im Sinne der Betroffenen zu fällen.

3.31 Nennen Sie mindestens 6 Arbeitsschutzvorschriften.*

- Arbeitsschutzgesetz (staatliche Arbeitsschutzvorschrift)
- Arbeitssicherheitsgesetz (staatliche Arbeitsschutzvorschrift)
- Arbeitsstättenverordnung (staatliche Arbeitsschutzvorschrift)
- Arbeitsmedizinische Grundsätze (Vorschrift der DGUV)
- Unfallverhütungsvorschriften (Vorschrift der DGUV)
- Sicherheitsregeln (Vorschrift der DGUV)

3.32 Erläutern Sie die Aufgaben der gesetzlichen Unfallversicherung.

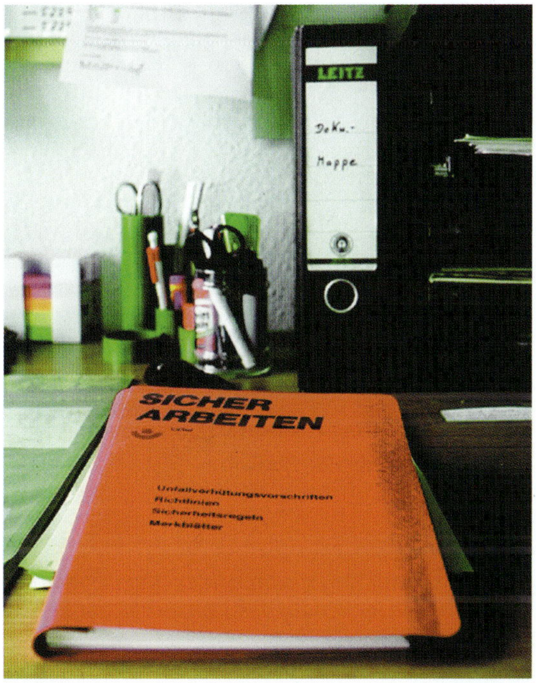

© Werner Krüper

Als Bestandteil des deutschen Sozialsystems ist die gesetzliche Unfallversicherung verantwortlich für die Unfallverhütung in den Betrieben sowie die Entschädigung im Falle von Arbeits- und Wegeunfällen und Berufskrankheiten. Dies geschieht über die sogenannten Berufsgenossenschaften (kurz: BG), in denen die Betriebe verpflichtend Mitglied sein müssen. Für Rettungsfachpersonal sind oftmals die Landesunfallkassen oder die „Berufsgenossenschaft für Gesundheitsdienst und Wohlfahrtspflege“ zuständig.

Lösungen

3.33 Entscheiden Sie, ob es sich bei der geschilderten Situation um einen Arbeits- bzw. Wegeunfall handelt.

	Arbeits-/ Wegeunfall	Kein Arbeits-/ Wegeunfall
1. Sie fahren auf dem Weg zur Arbeit noch einen Umweg zu einem Bekannten, um etwas abzuholen, das Sie ihm geliehen haben. Kurz vor dessen Haustür kommt es zu einem Verkehrsunfall, bei dem Sie sich verletzen.		✗
2. Sie unterbrechen Ihre Arbeit für ein privates Telefonat und stolpern dabei vor der Rettungswache über einen Bordstein und verletzen sich am Knie.		✗
3. Sie führen eine Venenpunktion durch und stechen sich an der Kanüle des Venenzugangs.	✓	
4. Sie rutschen bei der Rettung einer Person aus einem Fahrzeug ab und verstauchen sich den Fuß.	✓	
5. Sie gehen in Ihrer Pause zum Supermarkt und stürzen über eine vorstehende Gehwegplatte.	✓	✗
6. Sie werden auf einer Alarmfahrt unverschuldet von einem anderen Fahrzeug übersehen. Bei der folgenden Kollision verletzen Sie sich.	✓	

1. Bedauerlicherweise sind private Umwege auf dem Weg zur Arbeit nicht über die Unfallversicherungsträger mitversichert.
2. Wird die Arbeit pausiert, besteht oftmals kein Versicherungsschutz durch die gesetzliche Unfallversicherung, da es sich hier um eine Unterbrechung der Arbeit handelt.
5. Zu diesem Fall gibt es verschiedene Urteile. Vereinfacht kann man sagen, dass der „kleine Pauseneinkauf" unfallversichert ist, während ein Einkauf, bei dem man auch für den privaten Haushalt einkauft, nicht mitversichert ist. Es stellt sich also immer die Frage, ob eine Aktivität (z. B. der Einkauf) im Zusammenhang mit der Tätigkeit steht (Pausenverpflegung) oder nicht (Privateinkauf).

3.34 Nennen Sie mindestens 5 mögliche Beispiele für Funkwellen im Alltag.*

- Handy
- Radio
- WLAN
- Radar
- Bluetooth

3.35 Erläutern Sie den Begriff „OPTA".

Jedes Endgerät im Digitalfunk verfügt über eine eigene Endgeräte-Adresse, die „OPTA" („operativ taktische Adresse"). Sie besteht aus 24 Zeichen und ist, ähnlich einer Telefonnummer, auf der Gerätekarte gespeichert.

3.36 Planen Sie Ihr Vorgehen.

Sie transportieren einen Notfallpatienten unter Inanspruchnahme von Sonder- und Wegerechten in ein Krankenhaus. Sie führen das Fahrzeug, und ihr Teampartner betreut den Patienten. Er bittet Sie im Verlauf des Transports, ein NEF nachzufordern. Wie sollten Sie nun verfahren?

Beschließen Sie im Team, ob Sie von Ihrem Teampartner gebraucht werden oder ob Sie die Einsatzfahrt fortsetzen können. Sofern möglich, sollte das Fahrzeug dann für einen kurzen Moment zum Stillstand gebracht werden, um den Funkspruch abzusetzen. Zuvor sollten Sie jedoch mehr Informationen einholen. Der Funkspruch an die Leitstelle sollte einen ungefähren Nachforderungsgrund (z. B. Hypotonie), die eigene Position, das Ziel und die ungefähre Route enthalten, damit diese an das NEF weitergegeben werden kann. Im Regelfall wird die Leitstelle Sie jedoch darum bitten, einen Direktkontakt mit dem NEF aufzubauen und einen Treffpunkt zu vereinbaren. Einen möglichen Rendezvous-Punkt sollten Sie sich schon im Vorfeld überlegen. Idealerweise wählen Sie dazu Hauptverkehrsstraßen und meiden Autobahnen.

3.37 Finden Sie die 9 versteckten Begriffe.

Tipp: Alle haben etwas mit analogem oder digitalem Funk zu tun.

U	V	E	U	Y	J	J	Z	W	X	G	C	C	B	B	Q
K	D	D	J	M	Q	L	M	V	**H**	G	R	Y	U	T	G
X	U	M	A	J	E	L	R	Q	**A**	A	L	Q	D	C	K
S	T	V	B	Q	V	G	Y	I	**N**	M	L	S	R	T	T
D	N	V	Z	**B**	**O**	**S**	S	E	**D**	M	J	K	L	M	B
K	D	**T**	**E**	**T**	**R**	**A**	A	N	**F**	K	**E**	**B**	**A**	**N**	**D**
F	E	S	A	T	Y	E	M	**F**	**U**	E	**M**	S	J	S	L
M	R	U	F	N	A	M	E	**R**	**N**	H	**P**	P	U	G	C
K	H	S	G	L	I	O	S	**E**	**K**	W	**F**	Y	L	S	J
P	Q	I	Z	V	B	R	P	**Q**	**G**	V	**A**	I	L	L	J
T	C	P	D	B	U	R	X	**U**	**E**	Y	**N**	Z	V	H	K
O	T	T	W	T	T	C	C	**E**	**R**	G	**G**	Z	K	B	D
L	G	H	E	W	W	R	R	**N**	**Ä**	E	**E**	V	C	X	W
U	O	D	H	**D**	**M**	**E**	V	**Z**	**T**	C	**N**	F	K	D	I
G	**S**	**E**	**N**	**D**	**E**	**N**	K	**E**	Z	W	**N**	**E**	**T**	**Z**	B
Y	V	O	O	X	N	H	Y	**N**	T	H	Z	X	H	I	V

3.38 Richtig oder falsch?

	Richtig	Falsch
1. Die Alarmierung des Rettungsdienstes erfolgt inzwischen fast ausschließlich digital.	✓	
2. Dies bietet einige Vorteile, so können zum Beispiel auch Textnachrichten zur Alarmierung gesendet werden.	✓	
3. Das Telenotarztsystem steht bundesweit flächendeckend zur Verfügung. Auf diesem Wege können zum Beispiel Medikamente verordnet werden.		✗
4. Ein Telenotarzt kann sowohl von Rettungsdienstmitarbeitern als auch von Pflegediensten und Patienten angerufen werden.		✗

3. Zwar werden Telenotarztsysteme immer häufiger, allerdings sind sie noch eher die Ausnahme als die Regel.
4. Ein Telenotarzt kann im Regelfall nur durch den Rettungsdienst angerufen werden.

3.39 Ergänzen Sie den Text.

gebündelt – Antwort – relevante – Abschluss – Höflichkeitsfloskeln – Buchstabieren – Funkgespräch – Gesprächspartners

Ein **Funkgespräch** ist ein definierter kurzer Informationsaustausch. Der Rufname des **Gesprächspartners** wird zuerst genannt, darauffolgend der eigene. Zudem muss jeder Funkspruch mit der Aufforderung zur **Antwort** („Kommen“) beendet werden. Bei **Abschluss** des Gesprächs wird dies mit dem Wort „Ende“ mitgeteilt. Es ist immer darauf zu achten, dass die Informationen so **gebündelt** wie möglich übermittelt werden. Dabei sollte man nicht **relevante** Details auslassen. **Höflichkeitsfloskeln** sollten unterlassen werden. Bei komplizierten Begriffen, etwa Eigennamen, kann das **Buchstabieren** mittels der Buchstabiertafel versucht werden.

3.40 Buchstabieren Sie den Nachnamen Kosalcyicz unter Zuhilfenahme der „deutschen Buchstabiertafel".

Katharina – Otto – Samuel – Albert – Ludwig – Cäsar – Ypsilon – Ida – Cäsar – Zacharias

oder

Köln – Offenbach – Salzwedel – Aachen – Leipzig – Chemnitz – Ypsilon – Ingelheim – Chemnitz – Zwickau

3.41 Nennen Sie mindestens 4 häufige Bedürfnisse sterbender Personen.*

- Schmerzfreiheit
- Würde wahren
- Autonomie gewährleisten
- Zuwendung

3.42 Erläutern Sie, wofür das Merkwort „TRAUER" steht.

Das Merkwort TRAUER ist eine Hilfestellung beim Umgang mit Angehörigen von Verstorbenen. Es hilft vor allem bei der Erstbetreuung von Hinterbliebenen.
T – Den Tod begreifen helfen
Hier kann etwa die klare, aber einfühlsame Überbringung der Todesnachricht eine Hilfe sein.
R – Reaktionen Raum geben
Jeder Mensch reagiert anders auf ein Trauerereignis. Es zeugt von großer Professionalität, diesen Reaktionen Raum geben zu können und trotzdem ansprechbar und zugewandt zu bleiben.
A – Anerkennung des Verlustes
Es gilt, die individuellen Trauergründe zu akzeptieren und als hinreichend für die trauernde Person anzunehmen.
U – Übergänge unterstützen
Hier können praktische Aspekte geklärt werden: „Wie wird nun weiter mit dem Leichnam verfahren?", „Wer möchte sich noch verabschieden?", „Können Angehörige oder Freunde kommen, um Beistand zu leisten?"
E – Erzählen und Erinnern
Es gilt, die Geschichten über Verstorbene als wichtigen Teil der Trauer zu erkennen und ihnen angemessen Raum und Zeit einzuräumen.
R – Risiken und Ressourcen einschätzen
Auch hier stellt sich die Frage nach Angehörigen oder Freunden, die den oder die Trauernden unterstützen können. Aber auch die Einschätzung der Bewältigungsressourcen der Betroffenen ist wichtig. Im Zweifel sollte ihnen auch ein professionelles Angebot vermittelt werden.

3.43 Nennen Sie jeweils 4 sichere und 4 unsichere Todeszeichen.

Sichere Todeszeichen	Unsichere Todeszeichen
• Leichenstarre (Rigor mortis) • Leichenflecken (Livores) • Leichenfäulnis • Mit dem Leben nicht vereinbare Verletzungen (z. B. Abtrennung des Kopfes)	• Pulslosigkeit • Atemstillstand • Bewusstlosigkeit • Weite, entrundete Pupillen

3.44 Ergänzen Sie die Tabelle.

Zeitverlauf, bis bestimmte unsichere Todeszeichen eintreten

Befund	Zeit in Sekunden
Puls- und Reflexlosigkeit (Areflexie)	Sofort (0 Sek.)
Bewusstlosigkeit	5–15 Sek.
Atemstillstand und Zyanose	15–30 Sek.
Weite, entrundete und lichtstarre Pupillen	45–90 Sek.

3.45 Unterscheiden Sie „klinischen Tod“, „biologischen Tod“ und „Hirntod“.

Beim klinischen Tod sind die Vitalfunktionen wie Puls und Atmung erloschen. Dieser Zustand ist potenziell reversibel. Jeder Patient mit einem Herz-Kreislauf-Stillstand, der erfolgreich reanimiert wurde, war also zumindest kurzzeitig klinisch tot. Der klinische Tod geht nach einer Zeit in den biologischen Tod über. Dieser ist nicht umkehrbar. Die Zellfunktion ist hierbei unwiederbringlich gestört, sodass kein Leben mehr möglich ist. Der Hirntod ist der irreversible Ausfall aller Hirnfunktionen, wobei die Kreislauffunktion aufrechterhalten oder künstlich bewahrt werden kann. Der Hirntod stellt nach aktueller Auffassung den eigentlichen Tod des Menschen dar. Dies wird jedoch gerade in religiösen Kreisen kritisch diskutiert. Hirntote Patienten kommen als Organspender in Betracht, sofern eine entsprechende Zustimmung vorliegt. Die Hirntodfeststellung muss durch zwei dafür qualifizierte Ärzte unabhängig voneinander durchgeführt werden.

3.46 Was ist die AEIOU-Regel?

Die AEIOU- oder auch Vokal-Regal nach Bahrmann fasst mögliche Ursachen des Scheintodes zusammen:
- A: Alkoholintoxikation, Anämie, Anoxie
- E: Epilepsie, Elektrizität
- I: Injury (Verletzungsfolgen wie beim Volumenmangelschock oder einem SHT)
- O: Opium (generell Vergiftungen mit z. B. Betäubungsmitteln oder Schlafmitteln)
- U: Unterkühlung, Urämie

3.47 Erläutern Sie Bedeutung und Durchführung einer Leichenschau.

Die Leichenschau wird in den Bestattungsgesetzen der Länder geregelt. Die Feststellung des Todes und die Untersuchung des Leichnams ist eine ärztliche Aufgabe. Die Leichenschau dient der Feststellung der Identität des Toten sowie

- der Todesart (natürlich/nicht natürlich/ungeklärt)
- der Todesursache und
- der Todeszeit.

Die Leiche wird dafür entkleidet und auf Anzeichen von Verletzungen, Spuren von Fremdeinwirkung oder andere Auffälligkeiten hin untersucht. Die Untersuchung sollte nach einem festen Schema, z. B. von Kopf bis Fuß, durchgeführt werden. Zudem müssen das Umfeld der Leiche untersucht und Auffälligkeiten dokumentiert werden. Hierbei kann das Rettungsfachpersonal unterstützen. Nur bei einem eindeutig natürlichen Tod kann auf das Hinzuziehen der Polizei verzichtet werden. Auch der Unfalltod gilt als nicht natürlicher Tod.

3.48 Nennen Sie mindestens 5 Abschnitte eines Qualitätsmanagementsystems nach der DIN-EN-ISO-9000-Reihe.

- Anwendungsbereich
- Normative Verweisungen
- Begriffe
- Kontext der Organisation
- Führung
- Planung
- Unterstützung
- Betrieb
- Bewertung der Leistung
- Verbesserung

3.49 Unterscheiden Sie die Begriffe „Tätigkeit“, „Prozess“ und „System“.

Eine „Tätigkeit“ ist eine Arbeitshandlung, die entweder von Menschen oder von Maschinen erbracht wird. Eine Abfolge von Tätigkeiten wird allgemein als „Prozess“ bezeichnet. Wenn mehrere Prozesse zueinander gehören und miteinander wirken, so wird dies als „System“ bezeichnet.

3.50 Richtig oder falsch?

	Richtig	Falsch
1. Der Kundenbegriff im Qualitätsmanagement umfasst sowohl die klassischen „Kunden" als auch Mitarbeiter oder andere Vertragspartner.	✓	
2. Ein „Produkt" ist immer das Ergebnis von Prozessen bzw. Tätigkeiten. Im Rettungsdienst hat sich der Produktbegriff nicht durchsetzen können. Hier wird von „Dienstleistungen" gesprochen.	✓	
3. Sowohl Dienstleistungen als auch Produkte können nach ihrer Fertigstellung noch korrigiert werden.		✗
4. Es existieren verschiedene Qualitätsdimensionen (Struktur-, Prozess- und Ergebnisqualität).	✓	
5. Qualitätsmanagement wird in der Regel von den sogenannten Betriebs- und Qualitätsräten geplant und organisiert.		✗

3. Dienstleistungen können zumeist nicht mehr korrigiert werden, da sie in sich abgeschlossen sind.
5. Verantwortlich für das Qualitätsmanagement sind Qualitätsmanagementbeauftragte.

3.51 Tragen Sie die 3 Ebenen der Qualitätsaufzeichnungen in die Abbildung ein.

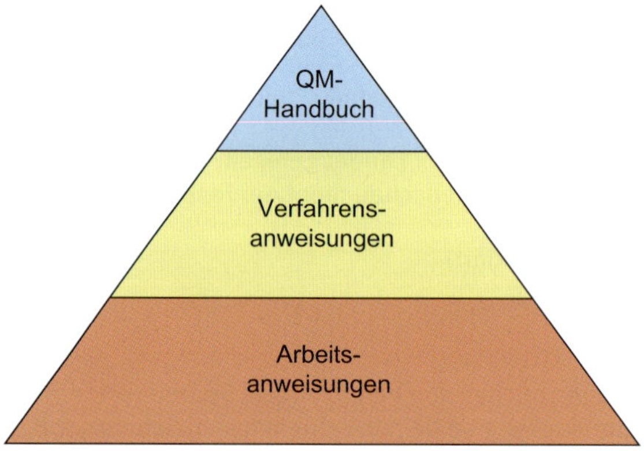

© Heike Hübner, Berlin

3.52 Definieren Sie den Begriff „Audit" und geben Sie den Unterschied zwischen „internen" und „externen Audits" an.

Bei einem Audit handelt es sich um eine systematische unabhängige Untersuchung, die feststellen soll, ob alle Tätigkeiten und Prozesse den qualitätsbezogenen Vorgaben gerecht werden. Das Audit wird von speziell geschulten Fachkräften, den sogenannten Auditoren durchgeführt. Bei einem internen Audit sind die Auditoren Mitarbeiter des jeweiligen Betriebs, bei einem externen Audit sind sie Mitarbeiter unabhängiger Prüforganisationen. Ziel eines Audits ist immer die Verbesserung der Prozesse im Unternehmen in Bezug auf die Qualitätsanforderungen.

3.53 Nennen Sie mindestens 5 Qualitätsziele im Rettungsdienst.*

- Gutes Betriebsklima
- Leitliniengerechte Patientenversorgung
- Moderne technische Ausstattung
- Geringhaltung der Kosten
- Einhaltung des Hygieneplans

3.54 Ergänzen Sie den Text.

Nachvollziehbarkeit – Aspekte – Maximum – Einsatzmitteln – Desinfektionsplans – Qualitätsvorgabe – Behandlungsqualität – Medizintechnik – Qualitätsrichtlinien – Qualitätsvorgaben

Klare **Qualitätsrichtlinien** ermöglichen es dem Mitarbeiter, anhand einer **Qualitätsvorgabe** tätig zu werden. Dies vereinfacht die **Nachvollziehbarkeit** von Prozessen und senkt das individuelle Haftungsrisiko. Sie ermöglichen zum Beispiel, viele **Aspekte** der Patientenversorgung zu standardisieren und jedem Patienten auf diese Weise ein **Maximum** an **Behandlungsqualität** zu ermöglichen. Aber auch Prozesse, die nicht direkt mit der Patientenversorgung zu tun haben, profitieren von **Qualitätsvorgaben**. So ist das Einhalten des **Desinfektionsplans** eine Grundvoraussetzung für die Eindämmung multiresistenter Erreger. Standardisierte Prozesse im Bereich der **Medizintechnik** liefern Sicherheit im Umgang mit den **Einsatzmitteln**.

3.55 Tragen Sie die gesuchten Begriffe in den Regelkreis ein.

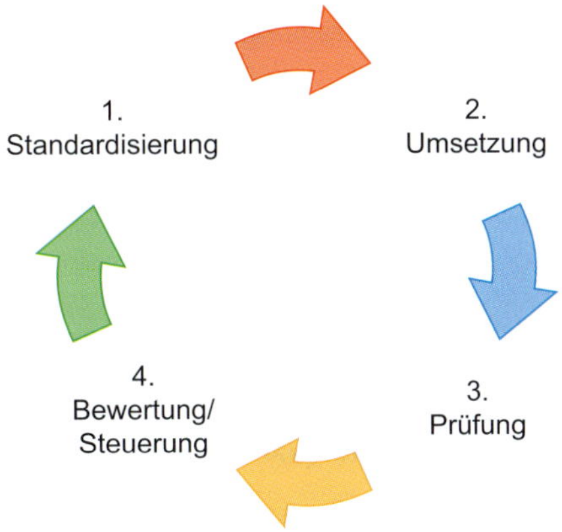

© Heike Hübner, Berlin

3.56 Nennen Sie mindestens 4 Schnittstellen des Rettungsdienstes, die durch ein gelungenes Qualitätsmanagement verbessert werden können.*

- Kostenträger
- Lieferanten
- Krankenhäuser
- Angehörige

3.57 Unterscheiden Sie die Begriffe und geben Sie jeweils ein Beispiel.

Managementprozesse:
Beschreibt Rahmenbedingungen, die in einem Unternehmen geschaffen werden müssen, um Qualität erzielen zu können. Sie sind eine wichtige Grundlage, um Ziele eines Unternehmens zu erreichen. So erfolgt zum Beispiel die Dienstplanung im Rahmen eines Managementprozesses.

Kernprozesse:
Bei den Kernprozessen handelt es sich um die wesentlichen Prozesse zur Erfüllung der betrieblichen Ziele. Im Rettungsdienst betreffen sie also die unmittelbare Patientenversorgung. Ein Beispiel könnte etwa die strukturierte Auswahl einer Zielklinik über ein Voranmeldesystem sein.

Unterstützende Prozesse:
Unterstützende Prozesse sind notwendig zur Erreichung der betrieblichen Ziele, ohne dass sie die Ziele selbst unmittelbar betreffen. Ein Beispiel ist die Fahrzeugpflege, die notwendig ist, um im Verkehr gut sichtbar zu sein und ein hygienisches Arbeitsumfeld anbieten zu können.

3.58 Korrigieren Sie den Text.

Strukturqualität bezieht sich auf den organisationalen Rahmen, in dem Prozesse ablaufen. Sie hat einen wesentlichen Einfluss auf die Prozessqualität. Die **Prozessqualität** bezieht sich auf den eigentlichen Arbeits-, Herstellungs- oder Dienstleistungsprozess. Struktur- und **Prozessqualität** münden in die **Ergebnisqualität**. Damit ist das fertige Produkt oder die erbrachte Dienstleistung gemeint. Allerdings kann die Reihenfolge **auch** umgedreht werden. Eine schlechte Ergebnisqualität kann Auswirkungen auf die Strukturqualität haben, denn sind die Kunden nicht zufrieden mit dem Produkt oder der Dienstleistung, **sinken** die Umsätze eines Unternehmens und damit auch seine Fähigkeit, bestimmte Strukturen aufzubauen und zu unterhalten. Es müssen also immer alle **drei** Qualitätsdimensionen im Einklang betrachtet und geplant werden.

3.59 Nennen Sie mindestens 3 Probleme von Leitbildern.*

- Leitbilder neigen dazu, zu idealistisch formuliert zu sein, ohne die Ressourcen des Unternehmens und des Personals mit einzubeziehen.
- Leitbilder neigen zudem dazu, sehr allgemein gehalten zu sein. Damit verlieren sie ihren praktischen Nutzen.
- Leitbilder sind nicht immer in die Firmenstrategie integriert. Ein Leitbild ohne darum gruppierte Prozesse hat keine Funktion.

3.60 Ergänzen Sie den Text.

Arbeit – Dokumente – Fortbildungspflicht – Funktionsbeschreibungen – Hierarchiestufen – Medizinprodukt – Mitarbeiterqualifizierung – Mitarbeiterschaft – Notfallrettung – Personalentwicklung – Prozesse

Im Qualitätsmanagement-Handbuch werden sämtliche die **Arbeit** betreffende Themenbereiche vorgestellt. Dies wird idealerweise realisiert, indem sich Vertreter unterschiedlicher **Hierarchiestufen** aus der **Mitarbeiterschaft** vernetzen, um die betrieblichen Ziele und **Prozesse** besprechen. Neben grundlegenden Festlegungen zur Bearbeitung von Einsätzen in der **Notfallrettung**, im Krankentransport und in der Patientenbeförderung gehören zum Beispiel **Dokumente** und Handlungsanweisungen zum Umgang mit Defekten an einem **Medizinprodukt** zum Inhalt eines Qualitätsmanagement-Handbuchs. Beschaffung, Arbeitssicherheit und Verantwortungen werden ebenso dokumentiert und erläutert. Auch die **Personalentwicklung** spielt eine wichtige Rolle: Von der standardisierten und dokumentierten Einarbeitung des Mitarbeiters über **Funktionsbeschreibungen** bis hin zur Dokumentation und Kontrolle der **Fortbildungspflicht** des einzelnen Mitarbeiters findet sich eine Vielzahl weiterer Abschnitte, z. B. **Mitarbeiterqualifizierung** oder Zuständigkeiten.

4.1 Nennen Sie mindestens 5 mögliche Arten, im Rettungsdienst beschäftigt zu sein.*

- Hauptberuflich
- Nebenberuflich
- Ehrenamtlich
- Im Rahmen eines freiwilligen sozialen Jahres
- Im Rahmen des Bundesfreiwilligendienstes

4.2 Nennen Sie mindestens 4 Beispiele für Vorschriften, aus denen sich die Rechte und Pflichten von hauptamtlichen Rettungsdienstmitarbeitern ergeben.*

- Gesetze
- Arbeitsvertrag
- Dienstanweisungen
- Betriebsvereinbarungen

4.3 Richtig oder falsch?

	Richtig	Falsch
1. Die Anordnungsverantwortung trägt derjenige, der eine medizinische Maßnahme anordnet.	✓	
2. Die Durchführungsverantwortung trägt der Durchführende des Rettungsdienstes.		✗
3. Ein Übernahmeverschulden liegt dann vor, wenn eine Maßnahme angeordnet und durchgeführt worden ist, die fachlich nicht korrekt war.	✓	
4. Auch rechtswidrige Dienstanweisungen müssen zunächst durchgeführt werden, sie können aber im Nachhinein gerichtlich bewertet und für die Zukunft ausgeschlossen werden.		✗
5. Die Pflicht zur Dokumentation stellt eine sogenannte Nebenpflicht dar, die durch das Rechtsverhältnis zum Patienten begründet ist.	✓	

2. Die Durchführungsverantwortung trägt der Durchführende der angeordneten Maßnahme.
4. (Erkennbar) rechtswidrige Dienstanweisungen dürfen nicht durchgeführt werden.

4.4 Bewerten Sie die Situation.

Ein Notarzt ordnet die Verabreichung von 3 Hüben Nitroglyzerin-Spray im Rahmen einer Herzinfarktbehandlung an. Der Patient hat jedoch einen Blutdruck von 70/40 mmHg. Müssen Sie die Gabe durchführen?

Bei der Gabe von Nitroglyzerin-Spray besteht immer die Gefahr eines Blutdruckabfalls. Es ist daher nur bei einem systolischen Blutdruckwert von über 90 mmHg zugelassen. Dementsprechend müssen Sie die Gabe nicht durchführen. Hieraus können Ihnen keine Nachteile entstehen. Es könnte sogar sein, dass Sie sich eines Übernahmeverschuldens schuldig machen, wenn Sie die Gabe wider besseres Wissen durchführen. Prinzipiell darf der Notarzt die Maßnahme jedoch im Rahmen seiner Behandlungsfreiheit selbst durchführen. In diesem Fall sollten Sie allerdings versuchen, ihm Ihre Bedenken durch gute Argumente nahezubringen.

4.5 Erläutern Sie die sogenannte „Notkompetenz".

Die „Notkompetenz" bezieht sich begrifflich auf eine Stellungnahme der Bundesärztekammer aus den 1990er-Jahren, welche eine Empfehlung zur Durchführung invasiver Maßnahmen durch nichtärztliches Rettungsfachpersonal zum Inhalt hat. Dabei wurde der Versuch unternommen, den § 34 StGB zu konkretisieren und auf rettungsdienstliches Handeln zu beziehen. Die Notkompetenz hat im Bereich der Tätigkeit von Notfallsanitätern keine praktische Relevanz mehr. Es muss jedoch diskutiert werden, inwieweit die durch sie beschriebenen Grundbedingungen wichtig für das Handeln von Rettungssanitätern ist.

4.6 Nennen Sie die Bedingungen, die zum Handeln im Rahmen der Notkompetenz erfüllt sein müssen.

- Die konkrete Maßnahme ist medizinisch indiziert.
- Eine ausdrückliche oder mutmaßliche Einwilligung des Patienten in die konkrete Maßnahme liegt vor.
- Die konkrete Maßnahme wird fachgerecht durchgeführt.
- (Not-)Ärztliche Hilfe ist trotz An- oder Nachforderung nicht oder nicht rechtzeitig verfügbar oder erreichbar. Auch die Verfügbarkeit bzw. Anwesenheit eines Notfallsanitäters, schließt die Inanspruchnahme einer Notkompetenz durch Rettungssanitäter wahrscheinlich faktisch aus.
- Die konkrete Maßnahme ist zur unmittelbaren Abwehr von Gefahren für das Leben des Patienten oder von wesentlichen Folgeschäden dringend erforderlich.
- Das gleiche Ziel kann allein durch weniger invasive Maßnahmen nicht ebenso sicher erreicht werden.

4.7 Richtig oder falsch?

	Richtig	Falsch
1. Notfallsanitäter sind im Rahmen ihrer Garantenstellung zum Ergreifen invasiver Maßnahmen verpflichtet.	✓	
2. Rettungssanitäter sind im Rahmen ihrer Garantenstellung zum Ergreifen invasiver Maßnahmen verpflichtet.		✗
3. Rettungssanitäter dürfen im Rahmen der Notkompetenz die gleichen Maßnahmen durchführen wie Notfallsanitäter.		✗
4. Dies gilt insbesondere für die intravenöse Verabreichung von Medikamenten.		✗
5. Rettungshelfern sind keine invasiven Maßnahmen mit Ausnahme einer Defibrillation mit einem AED und ggf. der Implementierung eines Larynxtubus zuzumuten.	✓	

2. Durch die kurze Ausbildungsdauer von Rettungssanitätern sind ihnen eigenverantwortliche invasive Maßnahmen nicht zuzumuten.
3. Im Rahmen von Sonderlagen könnten auch Rettungssanitäter straffrei bestimmte invasive Maßnahmen durchführen. Allerdings muss davon ausgegangen werden, dass sie deutlich weniger Maßnahmen sicher beherrschen als Notfallsanitäter.
4. Insbesondere die intravenöse Verabreichung von Medikamenten hat hohe Hürden.

4.8 Wer trägt die straf- und haftungsrechtliche Verantwortung für durchgeführte Notkompetenzmaßnahmen?

✓ Das durchführende Rettungsfachpersonal

4.9 Nennen Sie mindestens 5 Quellen für allgemeine und spezielle Strafvorschriften, die im Bereich des Rettungsdiensts Anwendung finden.*

- Strafgesetzbuch
- Medizinproduktegesetz
- Arzneimittelgesetz
- Betäubungsmittelgesetz
- Infektionsschutzgesetz

4.10 Finden Sie die 8 versteckten Begriffe.

Tipp: Sie alle beziehen sich auf rettungsdienstrelevante Rechtsvorschriften.

G	N	R	G	A	R	A	N	T	E	N	S	T	E	L	L	U	N	G	C
Y	O	V	N	X	Y	O	O	E	I	N	W	I	L	L	I	G	U	N	G
B	N	U	S	C	V	K	I	D	V	M	N	P	T	S	L	X	X	R	P
L	O	P	X	L	P	Ö	C	T	N	O	T	S	T	A	N	D	M	H	C
S	I	S	A	H	J	R	Y	I	M	K	D	N	W	G	T	V	R	W	D
S	M	V	W	P	O	P	M	C	K	W	K	T	L	A	Q	M	R	U	Q
C	I	Z	L	G	R	E	K	P	S	E	H	Ö	S	H	G	J	S	M	T
C	N	U	X	B	B	R	U	G	Q	J	U	T	H	N	Y	N	Q	J	N
V	A	G	R	O	O	V	U	B	B	V	H	U	M	G	Q	C	Q	Z	J
R	E	C	H	T	F	E	R	T	I	G	U	N	G	S	G	R	U	N	D
V	Y	W	O	P	T	R	N	H	J	G	G	G	D	F	O	S	Q	I	O
S	N	B	J	E	H	L	K	A	C	X	D	R	Y	S	H	A	X	Q	M
L	J	Y	P	D	A	E	O	S	N	D	O	H	V	V	Z	L	V	H	Y
X	P	Q	C	U	B	T	W	F	C	L	F	R	G	N	X	S	D	H	V
R	H	Q	S	J	P	Z	A	X	U	N	T	E	R	L	A	S	S	E	N
B	D	U	J	W	I	U	Z	I	C	W	C	U	Q	F	V	R	G	M	Z
Y	Z	Y	L	P	M	N	P	N	J	N	G	S	R	I	B	P	H	Q	F
T	O	I	S	T	W	G	N	W	V	Y	R	A	O	U	U	H	Y	Y	V
S	C	H	W	E	I	G	E	P	F	L	I	C	H	T	P	S	W	W	M
X	F	V	Y	O	K	W	P	Q	O	J	H	P	P	K	X	H	W	G	H

4.11 Unterscheiden Sie die Begriffe „Fahrlässigkeit" und „Vorsatz".

Ein **Vorsatz** liegt immer dann vor, wenn eine Tat mit Wissen und Wollen begangen wurde. So zum Beispiel stellt die Punktion einer Vene immer eine vorsätzliche (gefährliche) Körperverletzung dar. Sie ist jedoch straffrei, wenn der Patient einwilligt oder ein rechtfertigender Notstand vorliegt.

Fahrlässigkeit ist die billigende Inkaufnahme einer möglichen Handlungsfolge. So zum Beispiel ist es (grob) fahrlässig, den Punktionsbereich vor der Zugangsanlage nicht zu desinfizieren und damit eine Infektion billigend in Kauf zu nehmen.

Die Grenzen zwischen grober Fahrlässigkeit und Vorsatz müssen im Einzelfall gerichtlich beurteilt werden. Da man auch bewusst fahrlässig handeln kann, zum Beispiel, indem man mit einem Fahrzeug mit hoher Geschwindigkeit durch eine belebte Innenstadt fährt, ist die Abgrenzung zu einem sogenannten Eventualvorsatz nicht immer einfach. Ein **Eventualvorsatz** bedeutet, dass billigend in Kauf genommen wird, dass in diesem Falle jemand zu Schaden kommen könnte, während der Fahrer bei Fahrlässigkeit davon ausgehen würde, dass „schon nichts geschehen" werde. Fahrlässiges Handeln ist in vielen Situationen nicht strafbar, außer dies ist im jeweiligen Gesetz explizit geregelt. Das ist bei Körperverletzung oder Tötungsdelikten der Fall. Das Strafmaß unterscheidet sich hier jedoch erheblich.

4.12 Bewerten Sie die Situation.

Sie betreten morgens die Rettungswache, als Sie Ihre Kollegen über eine Patientin reden hören, bei der einer der Anwesenden in der letzten Schicht zu Hause war. Er erzählt von der Unordnung und der Verschmutzung der Wohnung und nennt in diesem Zusammenhang auch den Namen der Patientin und ihren genauen Wohnort. Ist dieses Verhalten juristisch zu beanstanden?

Der § 203 StGB besagt, dass weder ein Arzt noch dessen „berufsmäßig tätigen" Gehilfen, bzw. deren Auszubildende, Patientengeheimnisse offenbaren dürfen, die ihnen in der Ausübung ihrer Tätigkeit anvertraut oder offenbart worden sind. Dementsprechend darf der Kollege die Lebensumstände der Patientin nicht weitergeben. Dies umfasst auch den Personenkreis der Kollegen, die nicht an dem Einsatz beteiligt waren, obwohl sie im selben Rettungsdienstbereich angestellt sind. Er könnte jedoch von dem Fall berichten, wenn er dafür Sorge trägt, dass nicht nachvollziehbar ist, um welche Patientin es sich handelt.

4.13 Nennen und erläutern Sie die Paragrafen der Straßenverkehrsordnung, die die Fahrt mit Sonder- und Wegerechten regeln.

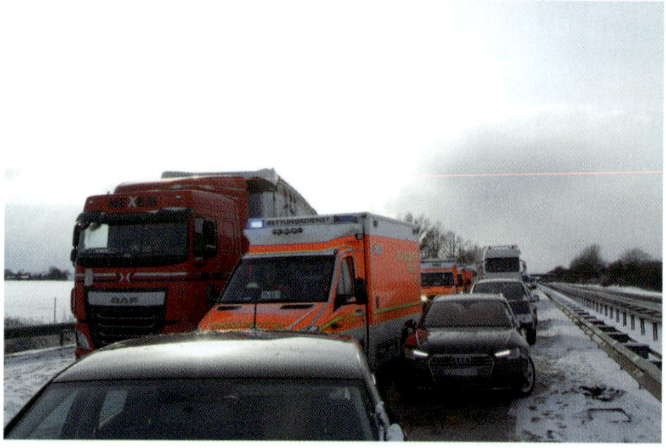
© picture alliance / rtn – radio tele nord / rtn, peter wuest

§ 35 StVO regelt die **Fahrt mit Sonderrechten**. Sonderrechte ermöglichen, dass bestimmte Fahrzeuge von den Vorschriften der Straßenverkehrsordnung entbunden werden können, wenn höchste Eile geboten ist, um Menschenleben zu retten oder schwere gesundheitliche Schäden abzuwenden. Sonderrechte entbinden allerdings nicht von der Sorgfaltspflicht im Straßenverkehr.
§ 38 StVO regelt die **Fahrt mit Wegerechten**. Wegerechte besagen, dass Fahrzeugen, die blaues Blinklicht zusammen mit einem Einsatzhorn verwenden, umgehend freie Bahn zu schaffen ist. Auch hier gilt, dass höchste Eile zum Erhalt von Leben oder Gesundheit des Patienten geboten sein muss. Ein Erzwingen des Wegerechts ist nicht gestattet.

4.14 Richtig oder falsch?

	Richtig	Falsch
1. Rettungsfachpersonal wird durch einen speziellen Rechtsparagrafen vor Übergriffen geschützt.	✓	
2. Dabei wird explizit von „Widerstand gegen Personen, die Vollstreckungsbeamten gleichstehen" gesprochen.	✓	
3. Als Folge hieraus lassen sich auch polizeiliche Befugnisse des Rettungsfachpersonals ableiten.		✗
4. Gewalttätige Personen können zum Schutze der Rettungskräfte von der Polizei in Gewahrsam genommen werden.	✓	

3. Rettungsfachpersonal hat keine polizeilichen Befugnisse.

4.15 Nennen Sie die wichtigste Bedingung für eine wirksame Transportverweigerung durch einen Notfallpatienten.

Der Patient muss entscheidungs- und verweigerungsfähig sein.

4.16 Bewerten Sie die Situation.

Sie werden zu einer leblosen Person gerufen. Sie treffen vor dem NEF ein. Bereits an der Tür hält Ihnen die Ehefrau des Patienten eine handgeschriebene Patientenverfügung entgegen, die lebensverlängernde Maßnahmen ausschließt. Ihr Team untersucht den Patienten und stellt weder Puls noch Atmung fest. Dürfen Sie die Reanimation trotz Patientenverfügung einleiten?

Sie müssen die Reanimation einleiten. Jeder Mensch hat das Recht, seine Wünsche für Krankheit und Tod zu Lebzeiten in Form einer Patientenverfügung darzulegen. Diese Wünsche sind generell auch unbedingt zu achten. Jedoch ist es dem Rettungsfachpersonal in dieser Situation nicht möglich zu unterscheiden, ob es sich wirklich um den Willen des Patienten handelt oder ob die Patientenverfügung von jemand anderem verfasst wurde. Allerdings kann die Situation neu bewertet werden, wenn der hinzukommende Notarzt sich einen Eindruck von der Lage verschafft hat und versucht, eine Entscheidung im Sinne des Patienten zu treffen.

5.1 Ergänzen Sie die Tabelle.

4-S-Schema

Arbeitsschritt	Fragen
Scene (engl. für Einsatzort)	Wie und wo sollte das Fahrzeug geparkt werden? Wie sieht die Einsatzstelle orientierend aus? Liegt das Bild vor, das erwartet wurde? Wie kann die Logistik an der Einsatzstelle durchgeführt werden?
Safety (engl. für Einsatzsicherheit)	Liegen Gefahren vor? Müssen Maßnahmen zum Selbstschutz ergriffen werden?
Situation (engl. für Einsatzlage)	In was für einer Situation befindet sich der Patient? Sind Angehörige anwesend? Sind Schaulustige anwesend?
Support (engl. für Einsatzunterstützung)	Sind weitere rettungsdienstliche Kräfte notwendig? Sind Feuerwehrkräfte notwendig? Sind Polizeikräfte notwendig? Sind andere Fachdienste notwendig?

5.2 Erläutern Sie die Bedeutung des Ersteindrucks.

Der Ersteindruck, auch General Impression, dient der initialen Einschätzung der Krankheits- oder Verletzungsschwere. Er erfolgt noch vor dem cABCDE-Schema. Bereits beim Herantreten an einen Patienten kann eine erste Einschätzung von Atmung, Kreislauf, Neurologie und psychischem Zustand erfolgen. Basierend darauf kann entschieden werden, ob der Patient einen kritischen oder unkritischen Ersteindruck macht. Das hilft bei der Planung nachfolgender Maßnahmen und der frühen Nachforderung weiterer Kräfte.

5.3 Nennen Sie 3 Maßnahmen, mit denen Sie ein X-Problem lösen können.*

- Direkter Druck auf die Wunde
- Druckverband, wenn möglich in Kombination mit Hämostyptikum
- Tourniquet

5.4 Erläutern Sie, wann es zu einer flachen und wann es zu einer vertieften Atmung kommt.

Bei einer **flachen Atmung** liegt entweder eine Schwäche der Atemmuskulatur (z. B. durch Erschöpfung, Benzodiazepine oder äußere Kompression), eine funktionelle flache Atmung (z. B. durch Hyperventilation) oder eine Störung des Atemantriebs (z. B. durch Hirnschädigungen oder Opioide) vor.

Eine **vertiefte Atmung** wird am häufigsten durch eine Übersäuerung des Gewebes verursacht. Der Körper versucht dann, Säuren über die Atmung zu eliminieren. Typisch ist dies beispielsweise bei einer Ketoazidose im Rahmen eines Diabetischen Komas. Auch andere Ursachen, wie eine Vergiftung mit Salizylaten oder eine Urämie kommen hier in Frage.

5.5 Ergänzen Sie die Tabelle.

AVPU-Schema

AVPU	Reaktion
Alert (Wach)	Patient ist wach, ansprechbar und orientiert
Voice (Ansprache)	Patient reagiert auf Ansprache
Pain (Schmerzreiz)	Patient reagiert auf Schmerzreiz
Unresponsive (Bewusstlos)	Keine Reaktion auf äußere Reize

5.6 Beschreiben Sie Ihr Vorgehen bei der Symptomanamnese nach dem OPQRST-Schema.

Beim OPQRST-Schema handelt es sich um ein strukturiertes Anamneseschema, das oftmals zur Beurteilung von Schmerzen angewendet wird. Die Buchstaben stehen für Onset (Beginn), Provocation/Palliation (Auslöser/Linderung), Quality (Qualität), Region/Radiation (Lokalisation/Ausstrahlung), Severity (Stärke) und Time (Zeitlicher Verlauf). Auch wenn das Schema am besten für eine differenzierte Schmerzanamnese angewendet werden kann, eignet es sich zur Eingrenzung vieler Symptome. Wenn Sie beispielsweise einen Patienten mit Übelkeit behandeln, könnten sie wie folgt vorgehen:

- Wann hat die Übelkeit eingesetzt? (Onset)
- Wird die Übelkeit durch etwas verstärkt oder gelindert? (Provocation/Palliation)
- Wie würden Sie die Übelkeit beschreiben? (Quality)
- Mussten Sie sich erbrechen oder haben Sie auch Durchfall? (Region/Radiation)
- Wie stark ist die Übelkeit auf einer Skala von 0–10? (Severity)
- Ist die Übelkeit die gesamte Zeit gleichgeblieben oder hat sie sich verändert? (Time)

Einige Aspekte in diesem Schema sind natürlich etwas unscharf, so zum Beispiel die Frage nach Region bzw. Radiation. Mit ein bisschen Fantasie könnte man Durchfall als Ausbreitung (Radiation) von Übelkeit betrachten. Medizinisch ist das natürlich nicht ganz korrekt. Der Vorteil ist jedoch, dass auf diesem Wege eine Erinnerungsstütze für weitere Fragen geschaffen wird. Liegt beispielsweise auch Erbrechen vor, könnte bei Quality auch nach Farbe und Beschaffenheit des Erbrochenen gefragt werden.

5.7 Erläutern Sie den in der Abbildung dargestellten Vorgang.

Manuelle Blutdruckmessung

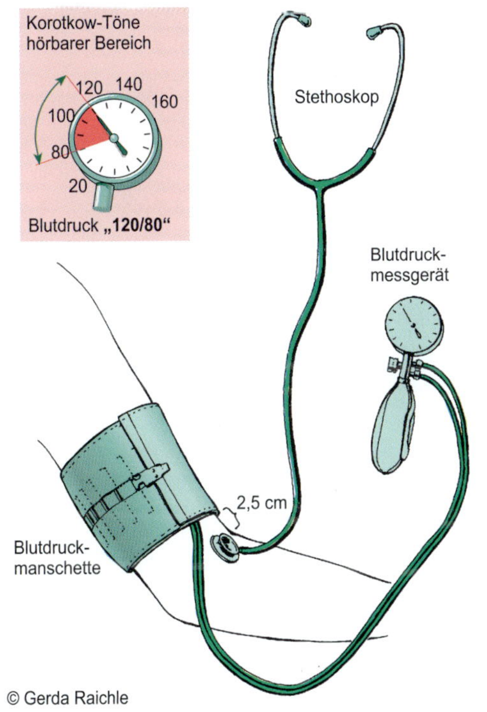

In der Abbildung ist die manuelle Blutdruckmessung unter Zuhilfenahme eines Stethoskops zu erkennen (auskultatorische Blutdruckmessung). Wird die Manschette über den systolischen Blutdruck hinaus aufgepumpt, ist kein Geräusch über der Ellenbogenarterie mehr zu hören. Wird der systolische Blutdruck beim Ablassen des Manschettendrucks über das Manometer wieder erreicht, wird das Blutgefäß bei jedem Herzschlag für einen kurzen Moment geöffnet. Dies entspricht dem oberen hörbaren Bereich der sogenannten Korotkow-Töne. Wird der Manschettendruck weiter abgelassen, ist beim diastolischen Blutdruck der untere hörbare Bereich der Korotkow-Töne erreicht.

5.8 Nennen Sie mindestens 5 Beispiele für Überwachungs- und Messgeräte, die im Rettungsdienst genutzt werden.*

- Blutdruckmessgerät
- Blutzuckermessgerät
- Pulsoxymeter
- Fieberthermometer
- EKG-Gerät
- Kapnograph

Nach hygienischen Grundsätzen arbeiten

6.1 Definieren Sie die Begriffe.

Hygiene und Infektionsschutz	
Infektionsschutzgesetz	Das Infektionsschutzgesetz (IfSG) regelt vornehmlich den Umgang mit meldepflichtigen Infektionserkrankungen.
Hygiene	Hygiene ist die Lehre von der Gesundheit und der Verhütung von Krankheiten.
Schutzimpfung	Schutzimpfungen dienen der aktiven oder passiven Schaffung einer Immunität gegen bestimmte Infektionskrankheiten.
Infektionsfahrt/Infektionstransport	Als Infektionstransporte werden Beförderungen von Patienten mit bestimmten Infektionserkrankungen bezeichnet, bei denen Schutzmaßnahmen ergriffen werden.
Mikroorganismen	Mikroorganismen stellen eine Gruppe mikroskopisch kleiner Lebewesen dar. Unter ihnen werden regelhaft die Bakterien und Pilze zusammengefasst. Je nach Definition werden aber auch die Viren zu ihnen gezählt.

6.2 Beschriften Sie die Abbildung.

Infektionsquelle – direkter Übertragungsweg – indirekter Übertragungsweg – Empfänger

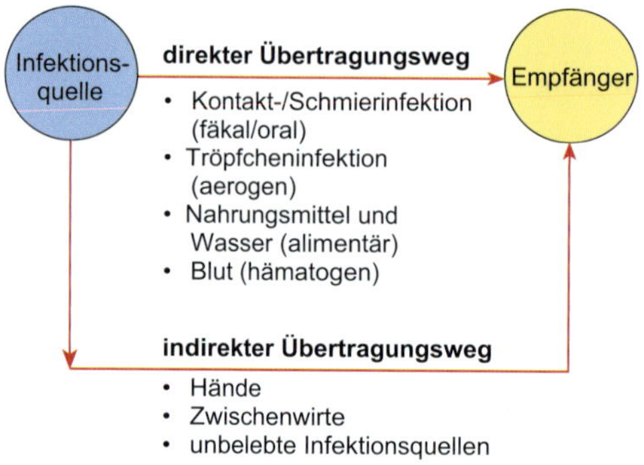

© Reihe Pflege konkret, Elsevier/Urban & Fischer

6.3 Unterscheiden Sie „Sterilisation" und „Desinfektion".

Eine **Sterilisation** hat das Ziel der Herstellung absoluter Keimfreiheit (Asepsis). Dies erfolgt durch die Abtötung oder irreversible Inaktivierung aller vermehrungsfähigen Mikroorganismen. Ein mögliches Verfahren der Sterilisation ist der Einsatz von Hitze.

Die **Desinfektion** hingegen hat das Ziel einer gezielten Reduktion von Mikroorganismen. Hierbei werden möglichst viele von ihnen abgetötet oder irreversibel inaktiviert. Ein typisches Desinfektionsverfahren im Rettungsdienst ist die Wischdesinfektion mit chemischen Substanzen.

6.4 Nennen Sie 3 Desinfektionsarten (Anwendungsbereiche).*

- Flächendesinfektion
- Hautdesinfektion
- Instrumentendesinfektion

6.5 Richtig oder falsch?

	Richtig	Falsch
1. Als Kontamination wird die Infektion von Menschen mit Krankheitserregern bezeichnet.		✗
2. Die Infektionsquelle ist auch immer das Erregerreservoir.	✓	
3. Nosokomiale Infektionen betreffen die oberen Atemwege.		✗
4. Die Inkubationszeit ist der zeitliche Abstand zwischen Ansteckung und Krankheitsausbruch.	✓	
5. Die Infektionskette ist der Weg des Mikroorganismus von der Infektionsquelle bis zu einer Infektion.	✓	
6. Ein Beispiel für eine direkte Übertragung wäre die Übertragung von Krankheitserregern über die Hände des Rettungsdienstpersonals.		✗

1. Als Kontamination wird das Anhaften des Krankheitserregers bezeichnet.
3. Nosokomiale Infektionen sind Infektionen, die im Rahmen eines Krankenhausaufenthaltes erworben wurden. Sie können verschiedene Organe und Organsysteme betreffen.
6. Eine direkte Übertragung erfolgt direkt, also zum Beispiel durch Einatmen von Aerosol.

6.6 Unterscheiden Sie Alkohole und Aldehyde in Bezug auf ihre desinfizierenden Eigenschaften.

Beide Stoffe werden regelhaft bei rettungsdienstlichen Desinfektionsmaßnahmen eingesetzt. Alkohol benötigt einen gewissen Wasseranteil, um bakterizid zu wirken, ist dann aber sehr effektiv. Der wichtigste Einsatzbereich liegt in der Hände- und Hautdesinfektion. Er wirkt zudem nicht allergisierend, kann jedoch die Hautbarriere schädigen. Bakteriensporen werden durch ihn nicht abgetötet und auf Viren ist die Wirkung von Alkohol uneinheitlich. Das wichtigste Aldehyd in Bezug auf Desinfektionsmaßnahmen ist das Formalin. Hierbei handelt es sich um in Wasser gelöstes Formaldehyd. Es ist wirksam gegen Bakterien und Pilze. Gegen Viren und Bakteriensporen wirkt es bei verlängerter Einwirkzeit bzw. in höheren Konzentrationen. Sein wichtigster Nachteil ist seine hohe allergische Potenz.

6.7 Korrigieren Sie die Fehler im Text.

Bei der **Dispositionsprophylaxe** handelt es sich um Maßnahmen, um das persönliche Risiko für Infektionserkrankungen zu senken. Dies umfasst neben der gezielten Einnahme von **Medikamenten** nach bestimmten Erregerkontakten vor allem auch die Anwendung von Schutzimpfungen. Bei **passiven** Impfungen werden Immunglobuline verimpft, die dem Körper sofort zur Abwehr von Krankheitserregern zur Verfügung stehen und somit einen sofortigen Immunschutz aufbauen. Es kommt jedoch nicht zu einer langanhaltenden Immunität. Bei **aktiven** Impfungen werden **abgeschwächte**, abgetötete oder deaktivierte Erregerbestandteile verimpft, um die spezifische Immunabwehr auf die jeweiligen Erreger zu trainieren. Es kommt daher zur Produktion von Gedächtniszellen und somit zu einer langandauernden Immunität.

6.8 Nennen Sie 5 Aspekte, die die Personalhygiene nach den Vorschriften der Unfallversicherung umfasst.*

- Hygienische Händedesinfektion
- Körperpflege
- Haarhygiene und Schmuck
- Persönliche Schutzausrüstung
- Schutzimpfungen

7 Pharmakologische Grundlagen im Einsatz berücksichtigen

7.1 Nennen Sie mindestens 8 verschiedene Applikationsformen für Medikamente.*

- Intraossär
- Subkutan
- Sublingual
- Intranasal
- Intravenös
- Oral
- Endobronchial
- Intramuskulär

7.2 Beschreiben Sie Situationen, in denen oftmals eine rektale Gabe eines Medikaments erfolgt.

Rektale Medikamentengaben erfolgen oft bei Kindern, zum Beispiel im Rahmen von Fieber (Paracetamol), einem Pseudokrupp-Anfall (Prednisolon) oder Krampfanfällen (Diazepam). Der Vorteil einer rektalen Gabe ist der, dass zunächst kein Venenzugang angelegt werden muss, was bei Kindern häufig nur schwer durchführbar ist.

7.3 Erläutern Sie die Funktionsweise eines MAD.

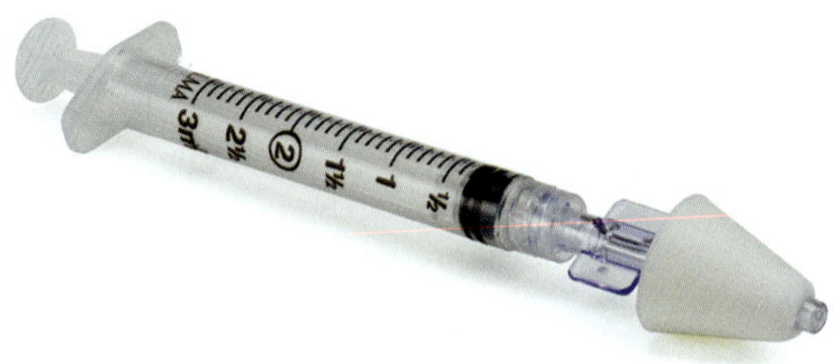

MAD steht für „mucosal atomization device". Hierbei handelt es sich um einen Aufsatz für Luer-Lock-Spritzen, der aus zwei Elementen besteht. Zum einen ist der MAD mit einer Schaumstoffspitze versehen, die passgenau für Nasenlöcher geformt ist. Zum anderen ist er im Inneren mit einem feinen Sieb ausgestattet, das in der Lage ist, die Flüssigkeit aus der Spritze mit einem entsprechenden Druck zu einem feinen Nebel zu zerstäuben. Hierdurch können die Medikamente auf die Nasenschleimhaut eines Patienten aufgebracht werden. Dies ermöglicht es dem behandelnden Personal, auch dort Medikamente zu verabreichen, wo die Anlage eines Venenzugangs erschwert ist. So zum Beispiel im Rahmen eines Krampfanfalls.

7.4 Richtig oder falsch?

	Richtig	Falsch
1. Die meisten Ampullen auf dem Markt werden mit einer Ampullensäge geliefert.		✗
2. Beim Aufbrechen von Ampullen sollte immer ein Tupfer verwendet werden, um Verletzungen zu vermeiden.	✓	
3. Medikamente mit einer milchähnlichen Konsistenz sind manchmal auf Sojabasis. Dies sollte bei Allergikern berücksichtigt werden.	✓	
4. Stechampullen weisen an ihrer oberen Seite einen Gummistopfen auf, der mit einer Kanüle durchstoßen werden kann.	✓	
5. Stechampullen enthalten immer Trockensubstanzen, die mit Flüssigkeit aufgelöst werden müssen, und nie ein flüssiges Medikament, da dieses ansonsten den Gummistopfen anlösen könnte.		✗

1. Ampullensägen werden heutzutage nicht mehr benötigt. Die meisten Glasampullen sind Stech- oder Brechampullen.
5. Nicht alle Stechampullen enthalten eine Trockensubstanz. Trockensubstanzen werden oftmals bei Wirkstoffen verwendet, die auf diese Weise chemisch stabiler sind oder zuverlässiger haltbar gemacht werden können.

7.5 Nennen Sie mindestens 4 Grundsätze, die im Umgang mit sterilen Einmalartikeln gelten.*

- Vor Gebrauch auf Haltbarkeit prüfen
- Vor Gebrauch Unversehrtheit der Verpackung prüfen
- So verwenden, dass die Sterilität gewahrt bleibt
- Fachgerechte Entsorgung

7.6 Ergänzen Sie den Text.

Luer-Lock-Anschluss – Verschlussrädchen – Infusionssystem – Schutzkappe – Einstichgummi – Infusionsdorns – Tropfkammer – steril

Zunächst sollte die Infusion ausgepackt und die **Schutzkappe** des Einstichgummis für das Infusionssystem entfernt werden. Dabei muss unbedingt darauf geachtet werden, dass es **steril** bleibt. Nun sollte das **Infusionssystem** vorsichtig ausgepackt und das **Verschlussrädchen** zugedreht werden. Jetzt muss die Schutzkappe des **Infusionsdorns** entfernt werden, damit er in das **Einstichgummi** am Infusionssystem gesteckt werden kann. Die **Tropfkammer** wird durch Zusammendrücken bis zur Markierung gefüllt. Danach wird das Infusionssystem entlüftet, indem das Verschlussrädchen geöffnet wird. Nun kann die Infusion verwendet werden. Es muss allerdings darauf geachtet werden, dass die Verschlusskappe am **Luer-Lock-Anschluss** erst entfernt wird, wenn die Infusion an die Venenverweilkanüle angebracht wird.

7.7 Bringen Sie die Bilder in die richtige Reihenfolge.

Tipp: Es handelt sich um die Vorbereitung eines Medikaments.

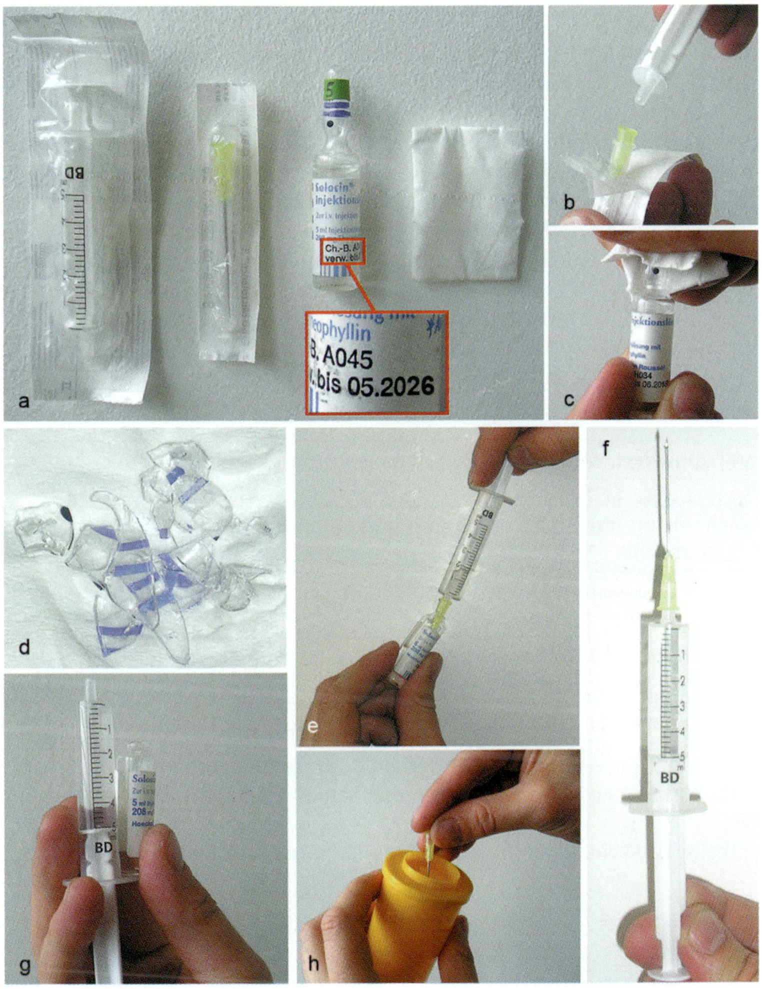

7.8 Planen Sie Ihr Vorgehen.

Sie haben sich bei der Vorbereitung eines Medikaments an einer Kanüle gestochen. Wie verfahren Sie weiter?

Zunächst ist wichtig, ob es sich um eine mit Blut oder anderen Körperflüssigkeiten kontaminierte Kanüle gehandelt hat. Dies ist im geschilderten Falle sehr unwahrscheinlich. Überprüfen Sie, ob Sie stark bluten und verwerfen Sie das Medikament. Sie sollten nun Ihre Wunde versorgen und Ihr Team darauf aufmerksam machen, dass ein anderer die Vorbereitung des Medikaments übernehmen muss. Desinfizieren Sie die Wunde und benutzen Sie ein Pflaster. Nachdem Sie neue Handschuhe angezogen haben, sind Sie wieder einsatzbereit. Denken Sie nach dem Einsatz auch bei einer kleinen Verletzung unbedingt an einen Eintrag im Verbandbuch. Sollte die Kanüle zuvor mit Blut oder anderen Körperflüssigkeiten kontaminiert gewesen sein, sollten Sie sich bei einem D-Arzt vorstellen.

7.9 Bewerten Sie die getroffene Maßnahme in Bezug auf mögliche Komplikationen.

Sie werden zu einem Patienten mit einer Anaphylaxie gerufen. Herr Fallada habe eine Biene in seinem Weißbier gehabt, welche ihn an der Rachenhinterwand gestochen habe. Der Patient ist stark zyanotisch, ein deutliches Pfeifen ist während der Inspiration wahrzunehmen. Ihr Teamleiter verabreicht umgehend Adrenalin intramuskulär.

Adrenalin ist ein Katecholamin, das als Medikament verabreicht werden kann. Es erhöht Herzschlag und Blutdruck und kann somit zu Herzrhythmusstörungen und Blutdruckkrisen führen. Im Rahmen einer fortgeschrittenen Anaphylaxie ist es dennoch das erste Mittel der Wahl, um den Patienten vor dem Ersticken zu bewahren. Die intramuskuläre Gabe bringt den Vorteil, dass kein Venenzugang benötigt wird und dass das Adrenalin somit schnell verabreicht werden kann. Es besteht jedoch die Gefahr, dass bei der Punktion des Muskels ein Nerv oder ein Blutgefäß getroffen wird. Aus diesem Grund erfolgt die Wahl des Punktionsorts an einer strategisch günstigen Stelle. Starke Punktionsschmerzen deuten darauf hin, dass ein Nerv getroffen wurde. Eine Injektion muss unterbleiben, die Nadel muss umgehend entfernt werden. Um eine Injektion in ein Blutgefäß zu verhindern, muss vor der Injektion des Medikaments zunächst versucht werden, Blut zu aspirieren. Wurde Blut aspiriert, muss die Nadel umgehend entfernt werden. In beiden Fällen muss die Injektion allerdings an einer anderen Stelle nachgeholt werden, um dem Patienten das benötigte Medikament verabreichen zu können.

7.10 Richtig oder falsch?

	Richtig	Falsch
1. Wird ein Medikament oral appliziert, wird es vom Pankreas resorbiert und ins Blut der Pfortader überführt.		✗
2. Hier wird es zur Leber transportiert, die als Filter fungiert und einen Teil des Medikaments bereits jetzt inaktiviert oder abschwächt.	✓	
3. Nun wird es im Körper verteilt und entfaltet seine Wirkungen im Gehirn, welches als oberstes Steuerungszentrum eine vermittelnde Funktion ausübt.		✗
4. Im weiteren Verlauf durchläuft der Wirkstoff noch mehrfach die Leber und wird hier zunehmend verstoffwechselt.	✓	
5. Ausgeschieden wird das Medikament letztendlich über den Darm oder die Nebennieren.		✗

1. Medikamente (und Nahrungsmittelbestandteile) werden im Dünndarm resorbiert.
3. Medikamente können ihre Wirkung im Gehirn entfalten, müssen es aber nicht. Die meisten von ihnen wirken (auch) in anderen Körpergeweben.
5. Die Nebennieren haben keine Ausscheidungsfunktion. Medikamente werden über das Darmsystem oder die Nieren ausgeschieden.

7.11 Finden Sie die 10 versteckten Begriffe.

Tipp: Sie alle sind wichtig für das Verständnis der Funktionsweise von Medikamenten.

D	C	A	C	O	I	Z	I	K	W	Q	Y	T	O	F	Z	R	V	S	J
X	J	J	C	B	T	H	A	S	I	O	W	Y	D	F	O	E	C	U	V
Z	Y	Y	E	U	O	W	W	V	R	Z	E	C	I	I	H	S	Z	U	T
V	D	G	X	K	H	I	J	X	K	D	C	Y	L	U	Y	O	X	Y	R
N	E	E	Q	Y	F	N	N	I	E	I	H	P	I	X	T	R	K	K	D
N	F	D	R	N	W	G	F	N	I	Q	S	Q	Y	W	W	P	E	O	Q
H	R	U	U	H	I	N	A	D	N	Q	E	X	S	N	F	T	H	N	H
Z	W	P	H	G	R	D	P	I	T	Y	L	X	S	T	S	I	H	T	T
N	O	W	Q	M	K	S	P	K	R	S	W	K	N	H	B	O	G	R	S
C	U	S	H	Y	U	I	L	A	I	N	I	E	T	D	I	N	D	A	Y
S	A	N	R	R	N	I	I	T	T	Q	R	K	H	P	Q	L	X	I	E
C	N	B	J	R	G	V	K	I	T	F	K	V	J	H	A	Q	B	N	D
X	T	T	D	G	R	F	A	O	I	X	U	V	W	N	W	B	J	D	F
G	I	V	V	W	E	F	T	N	C	F	N	O	S	N	J	Y	N	I	L
W	D	L	K	E	N	P	I	M	S	F	G	X	F	M	G	Q	P	K	U
F	O	U	V	E	A	I	O	Q	C	Z	Q	I	Z	W	I	Q	F	A	U
B	T	N	G	U	E	S	N	S	Y	F	L	B	G	W	J	U	X	T	O
B	P	W	T	C	F	U	M	L	Z	W	T	F	C	Q	O	M	H	I	C
B	M	E	T	A	B	O	L	I	S	I	E	R	U	N	G	V	L	O	V
X	C	C	V	O	V	G	W	W	I	R	K	D	A	U	E	R	D	N	D

7.12 Nennen Sie die „8 großen Rs", die bei Medikamentengaben berücksichtigt werden müssen.

- Richtiges Medikament
- Richtiger Patient
- Richtige Dosierung
- Richtige Verdünnung
- Richtige Applikationsart
- Richtige Lagerung
- Richtige Medikamententemperatur
- Richtige Vorbereitung

7.13 Nennen Sie mindestens 5 im Rettungsdienst verfügbare Schmerzmittel.*

- ASS (wird rettungsdienstlich nur zur Thrombozytenaggregationshemmung eingesetzt)
- Metamizol
- Esketamin
- Morphin
- Fentanyl

7.14 Nennen Sie 3 Kontraindikationen für Nitroglyzerin-Spray.*

- Einnahme von potenzsteigernden Mitteln (PDE-5-Hemmer), die weniger als 48 Stunden zurückliegt (je nach Präparat ggf. auch länger)
- Hypotonie
- Rechtsherzinfarkt

7.15 Erläutern Sie die Wirkungsweise von Adrenalin.

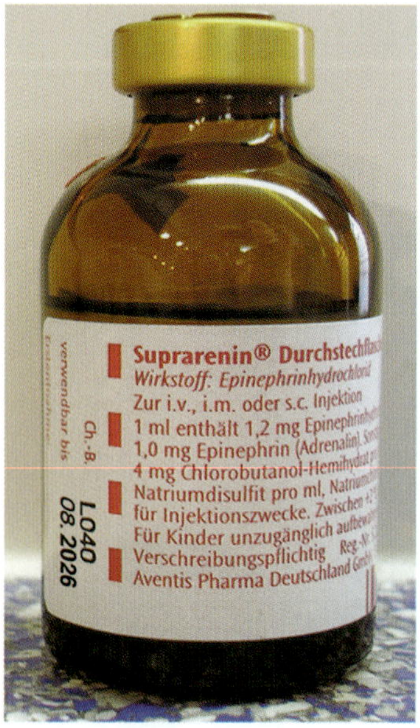

Adrenalin wirkt als stärkstes Katecholamin an den sympathischen Alpha- und Beta-Rezeptoren des Herz-Kreislauf-Systems. Über die β_1-Rezeptoren, welche sich vornehmlich am Herzen befinden, werden Herzschlag, Herzkraft und Reizweiterleitung erhöht. Über die β_2-Rezeptoren werden die Bronchien geweitet und der Blutzuckerspiegel erhöht. Über α_1-Rezeptoren werden die Blutgefäße verengt, was den Blutdruck erhöht. All diese Wirkungen machen es zu einem gut geeigneten Medikament im Rahmen der kardiopulmonalen Reanimation.

7.16 Richtig oder falsch?

	Richtig	Falsch
1. Salbutamol wirkt als Sympathomimetikum weitend auf die Bronchien und ist somit gut im Rahmen eines Bronchospasmus einsetzbar.	✓	
2. Es wird als Inhalationslösung angeboten, die über eine Verneblermaske verabreicht werden kann.	✓	
3. Verneblermasken sollten lediglich mit einem O_2-Flow von unter 4 l/Min. betrieben werden, da es ansonsten zum Verspritzen der Inhalationslösung kommt.		✗
4. Salbutamol wirkt auch beschleunigend auf die Herzfrequenz und sollte somit nicht bei massiven Tachykardien eingesetzt werden.	✓	
5. Die Hauptnebenwirkung ist eine Verengung der Pupille, die mit einer leichten Sehunschärfe einhergeht.		✗

3. Inhalationslösungen werden mit etwa 6–8 l/Min. vernebelt.
5. Die Hauptnebenwirkung von Salbutamol ist die Tachykardie. Darüber hinaus kommt es nicht zu einer Pupillenverengung.

8.1 Erläutern Sie, wieso die Dokumentation des Patientenzustands und des Einsatzverlaufs bedeutsam sind.

Gleich aus mehreren Gründen ist die Dokumentation des Patientenzustands von großer Bedeutung. Zum einen benötigt die weiterversorgende Einrichtung, z. B. eine Klinik, ein genaues Bild vom Notfallgeschehen und von den bisher getroffenen Maßnahmen. Darüber hinaus hat ein Patient das Anrecht auf eine sowohl medizinisch als auch juristisch nachvollziehbare Behandlung. Maßnahmen, die ergriffen wurden, sollten von daher in jedem Falle dokumentiert werden. Rettungsdienstorganisationen können die Dokumentation auch zur Sicherung der Arbeitsqualität verwenden. Durch das statistische Erfassen von Behandlungsmaßnahmen und der Auswertung einzelner Protokolle können zum Beispiel der Fortbildungsbedarf ermittelt oder SOPs angepasst werden. Auch können Einsatzdauern und ungefährer Materialverbrauch ermittelt werden.

8.2 Nennen Sie mindestens 5 Aspekte bzw. Bereiche, die eine korrekte Dokumentation umfassen sollte.*

- Angaben zum Patienten (z. B. Geburtsdatum, Name, Vorname, Kostenträger)
- Anamnese, Beschwerden, Anlass der Behandlung
- Angaben über die diagnostischen Verfahren (z. B. SpO_2, Kapnografie, RR, EKG) und deren Befunde sowie die daraus abgeleiteten Diagnosen
- Durchgeführte Therapien (z. B. Medikamentengabe, Beatmung, Analgosedierung) und andere Formen der Therapie (z. B. Immobilisation)
- Darstellung des Verlaufs der Krankheit bis zur Übergabe in der Klinik

8.3 Unterscheiden Sie „objektive“ und „subjektive Daten“.

Objektive Daten sind weitestgehend unabhängig vom Beobachter oder Behandler. So zum Beispiel die Herzfrequenz oder die Körpertemperatur. Auch bei diesen Daten können natürlich Messfehler vorliegen. Subjektive Daten bedürfen einer Interpretation und sind daher untersucherabhängig. Sowohl objektive als auch subjektive Daten werden durch Beobachtung, Befragung oder Untersuchung erhoben. Hierzu sind sowohl die Kenntnis von Normwerten als auch die Strukturierung der eigenen Arbeitsweise durch die Etablierung fester Abläufe sehr wichtig.

8.4 Planen Sie Ihr Vorgehen.

Sie werden zu einem Patienten gerufen, der Schmerzen im Bein hat. Er lebt in einer etwas verwahrlosten Wohnung und scheint Alkohol getrunken zu haben. Er ist jedoch voll orientiert, ist gehmobil und es scheint kein erhöhtes Verletzungsrisiko zu bestehen. Er sagt, seine Schmerzen seien seit einigen Tagen immer intensiver geworden. Sie hätten plötzlich angefangen, seien ausschließlich auf das rechte Knie bezogen und es habe kein traumatisches Ereignis gegeben. Das Knie sieht bei der Inspektion unauffällig aus. Als Ihr Team ihm anbietet, ihn wegen der Schmerzen in eine Klinik zu transportieren, lehnt der Patient dies ab. Er hatte gehofft, dass Sie ihm einfach ein Schmerzmittel verabreichen könnten.

Diese Situation ist kompliziert. Jeder Patient hat das Recht, eine medizinische Behandlung zu verweigern, sofern er selbst die Verantwortung für seine Entscheidung übernehmen kann. Dies ist auch bei Alkoholikern der Fall. Für das Rettungsfachpersonal ist es allerdings manchmal schwer einzuschätzen, ob ein individueller Patient verweigerungsfähig ist. In diesem Falle kann davon ausgegangen werden, dass der Patient für sich selbst entscheiden kann. Er ist voll orientiert, scheint keine Einschränkungen beim Gehen zu haben und ein Verletzungsrisiko ist nicht erkennbar. Dies kann sich natürlich ändern, sollte der Patient weitertrinken, wobei hierfür das Rettungsteam keine weitere Verantwortung trägt. Lediglich ein Hinweis darauf sollte erfolgen und dokumentiert werden. Daneben ist eine Knieverletzung zwar schmerzhaft, aber vermutlich nicht lebensbedrohlich, sodass das Risiko im Rahmen einer Transportverweigerung relativ gering ist. Dennoch sollte überlegt werden, ob der Patient an den kassenärztlichen Notdienst oder einen niedergelassenen Arzt vermittelt werden kann, die sich um die Schmerzen kümmern könnten. Für die meisten nicht arztbesetzten Rettungsmittel in Deutschland ist keine ambulante Analgesie möglich. Dies regeln die jeweiligen Vorgaben der Ärztlichen Leiter Rettungsdienst. Sollten Hinweise auf eine drohende Lebensgefahr oder wesentliche Folgeschänden bestehen, sollte ein NEF nachgefordert werden, um die Verweigerung rechtlich besser abzusichern.

8.5 Unterscheiden Sie Rettungsdienstprotokolle und Krankentransportprotokolle.

Rettungsdienstprotokolle sind umfangreicher als Krankentransportprotokolle. Vor einem Krankentransport wurde der Patient im Regelfall ärztlich untersucht und die Rekonstruktion von Verletzungsereignis oder Erkrankungsablauf spielt nur eine untergeordnete Rolle. Im Rahmen eines Krankentransportes reicht die Dokumentation von relevanten Erkrankungen (z.B. eine COPD), eingeleiteten Maßnahmen (z.B. die Sauerstoffgabe) und möglichen Zwischenfällen (z.B. ein kurzzeitiger Abfall der Sauerstoffsättigung) im Regelfall aus. Im Rahmen eines Notfalls müssen die Krankengeschichte erhoben, Untersuchungen durchgeführt und Maßnahmen eingeleitet werden. All dies muss dokumentiert sein. Für Rettungsdienstprotokolle gibt es einen bundesweit einheitlichen Datensatz (den „Minimalen Datensatz", auch MIND) und durch die DIVI (Deutsche Interdisziplinäre Vereinigung für Intensiv- und Notfallmedizin) vorstrukturierte Protokolle. Krankentransportprotokolle sind nicht vereinheitlicht. In beiden Fällen müssen natürlich einsatzrelevante Daten wie etwa Personendaten oder Einsatzzeiten dokumentiert werden.

8.6 Richtig oder falsch?

	Richtig	Falsch
1. Ein Behandlungsfehler ist eine nichtindizierte Maßnahme.	✓	
2. Eine Komplikation ist eine nichtindizierte Maßnahme, die jedoch keinen Schaden verursacht hat.		✗
3. Einsatzprotokolle müssen 7 Jahre aufbewahrt werden.		✗
4. Neben den medizinischen Aspekten sollten insbesondere Situationen, in denen es zu einer Transportverweigerung gekommen ist, gründlich dokumentiert werden.	✓	
5. In einigen Fällen reicht auch eine mündliche Dokumentation.		✗

2. Eine (Folge-)Komplikation kann zwar sowohl bei indizierten als auch bei nichtindizierten Maßnahmen auftreten. Eine nichtindizierte Maßnahme zu ergreifen ist jedoch immer ein Behandlungsfehler.
3. Einsatzprotokolle müssen mindestens für 10 Jahre aufbewahrt werden.
5. Eine mündliche Dokumentation ist nicht möglich, da eine Dokumentation immer die Aufbewahrung von Informationen zum späteren Abrufen umfasst. Es gibt mündliche Anordnungen, aber keine mündlichen Dokumentationen.

8.7 Diskutieren Sie folgende Aspekte.

Eine Verweigerungsunfähigkeit liegt vor bei ...
- Personen, die unter Alkohol- oder Drogeneinfluss stehen.
- Personen, die verwirrt sind.
- Personen, die unter einer Psychose leiden.
- Personen, die bewusstlos sind.

Grundsätzlich stimmen diese Aussagen als Leitfaden für die rettungsdienstliche Arbeit. Sie müssen jedoch im Einzelfall genau betrachtet werden. Ein Biergartenbesucher, der im Laufe des Abends einen Liter Bier getrunken hat und später mit dem Fuß umgeknickt ist, dürfte in den meisten Fällen verweigerungsfähig sein. Auch ist jemand mit einer psychotischen Grunderkrankung so lange verweigerungsfähig, wie keine Eigen- oder Fremdgefährdung anzunehmen sind. Dies ist im Einzelfall jedoch schwer zu beurteilen. Rettungssanitäter sollten daher bei Verweigerungen grundsätzlich weitere Kräfte zur gemeinsamen Beurteilung nachfordern. Notfallsanitäter sollten je nach regionalem Protokoll in Erwägung ziehen, einen (Tele-)Notarzt hinzuzuziehen.

8.8 Erläutern Sie die Telematikinfrastruktur mit Bezug zur rettungsdienstlichen Tätigkeit.

Bei der Telematikinfrastruktur handelt es sich um das zentrale digitale Kommunikationsnetzwerk im Deutschen Gesundheitssystem. Sie soll Ärzte, Krankenhäuser, Apotheken, weitere Leistungserbringer und Patienten miteinander verbinden. Auch die digitale Kommunikation zwischen Rettungsdiensten und den Kliniken kann zur Telematikinfrastruktur gehören. Auf diesem Wege sind unterschiedliche Kommunikationsformen möglich. Rettungsdienste können Patienten voranmelden, Einsatzprotokolle an die aufnehmenden Kliniken versenden, Vitaldaten übertragen oder sich mit Experten austauschen. Einführungszeitplan und genutzte Technologie sind jedoch bundesweit sehr unterschiedlich.

9.1 Erläutern Sie die dargestellte Technik.

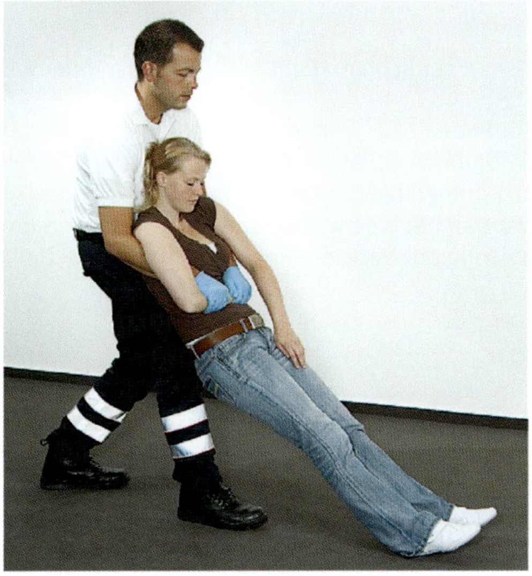

© Thomas Engbert, Design&Kommunikation, Kroonsgard

Bei dieser Technik handelt es sich um den sogenannten **„Rautek-Griff“**. Bei dessen Anwendung werden die eigenen Arme unter den Armen des Patienten hindurchgeführt und einer seiner Unterarme umfasst und angewinkelt. Dies ermöglicht das Wegtragen eines Patienten aus einer Gefahrensituation. Es ist allerdings zu beachten, dass diese Technik nicht zum regulären Patiententransfer genutzt werden darf, weil sie mit einer erhöhten Verletzungsgefahr für den Patienten verbunden ist.

9.2 Beschreiben Sie die Lagerung, die im Rahmen von vaginalen Blutungen eingesetzt werden sollte.

Bei vaginalen Blutungen sollte die Fritsch Lagerung angewendet werden. Hierbei werden die Beine der betroffenen Patientinnen überkreuzt, nachdem eine Vorlage vorgelegt wurde. Die Lagerung ermöglicht ein Abschätzen der verlorenen Blutmenge, eignet sich aber nicht dazu, eine Blutung aktiv zu stillen. Bei aktiven Blutungen ist das Ziel immer ein zeitnaher und zügiger Transport.

9.3 Erläutern Sie die dargestellte Lagerungstechnik.

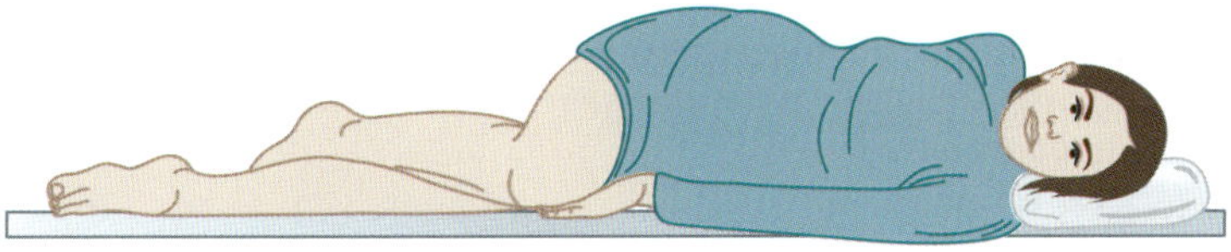

© Stefan Dangl, München

Es handelt sich bei der dargestellten Lagerung um die Linksseitenlagerung von Schwangeren zur Vermeidung eines Vena-cava-Kompressionssyndroms. Im letzten Schwangerschaftsabschnitt ist der Fetus so schwer, dass es in Rückenlage zu einem Abdrücken der Vena cava kommen kann. Dies führt dazu, dass weniger Blut zum Herzen zurückfließt und infolgedessen der Blutdruck abfällt. Zur Vermeidung dieses Zustands erfolgt die Linksseitenlagerung. Allerdings sollte immer der Wunsch der Mutter nach der Art der Lagerung berücksichtigt werden.

9.4 Erläutern Sie Ihr Vorgehen bei der Helmabnahme.

Es werden zwei Helfer benötigt:

- Helfer 1 kniet oberhalb des Kopfes und stabilisiert ihn. Dazu Handflächen seitlich am Helm anlegen und mit den Fingerbeeren den unteren Rand des Helms fixieren.
- Helfer 2 kniet seitlich neben dem Patienten und öffnet Visier und Kinnriemen bzw. -schale. Dann stützt er mit den Händen den Nacken, indem er die Finger von vorne an den Hinterkopf und die Daumen vor beide Ohren legt.
- Helfer 1 weitet den Helm seitlich mit beiden Händen und zieht ihn nach hinten bzw. oben vom Kopf.
- Helfer 2 stabilisiert weiterhin die Halswirbelsäule während der Helmabnahme, indem er schrittweise nachfasst. Im Anschluss legt er den Kopf unter Beibehaltung der Stabilisierung vorsichtig ab. Nach der Helmabnahme muss die Neutralstellung der Halswirbelsäule aufrechterhalten bleiben.

9.5 Unterscheiden Sie Rautek- und Heimlich-Handgriff.

Durch die Ähnlichkeit der Bezeichnung können die beiden Handgriffe unter Umständen verwechselt werden. Sie haben allerdings, außer dass es sich in beiden Fällen um Rettungshandgriffe handelt, kaum etwas miteinander zu tun. Der Rautek-Handgriff dient dem Retten von Personen aus Gefahrenlagen. Der Heimlich-Handgriff wird zur Fremdkörperentfernung beim Bolusgeschehen eingesetzt.

9.6 Wie wird eine stabile Seitenlage durchgeführt?

- Patienten mit gestreckten Beinen in Rückenlage bringen.
- Zugewandten Arm des Patienten nach oben strecken und im Ellenbogen um 90° abwinkeln. Handfläche zeigt nach oben.
- Abgewandten Arm über die Brust des Patienten lagern und Hand mit dem Handrücken unter die dem Helfer zugewandte Wange positionieren.
- Abgewandtes Bein mit der freien Hand im Knie beugen.
- Abgewandtes Knie fassen und Patienten vorsichtig zum Helfer drehen.
- Den Kopf vorsichtig überstrecken und so lagern, dass der offene Mund nach unten gerichtet ist.

9.7 Planen Sie Ihr Vorgehen.

Sie befördern Herrn Müller ins Krankenhaus. Sie wissen von seiner Ehefrau, dass die Prognose seiner Krebserkrankung ungünstig ist. Während der Fahrt spüren Sie, dass Herr Müller sehr schweigsam ist. Eine unangenehm bedrückende Atmosphäre breitet sich im Patientenraum aus.

Diese Situation ist sehr schwierig. Herr Müller scheint kein Gespräch mit Ihnen führen zu wollen. Es kann sein, dass ihn die Tatsache belastet, dass er schwer krank ist und seine gewohnte Umgebung verlassen muss, um sich im Krankenhaus behandeln zu lassen. Hier empfiehlt es sich, gesprächsbereit zu bleiben, aber Herrn Müllers Wunsch nach Schweigsamkeit zu achten und selbst das Schweigen zu ertragen. Allerdings sollten Sie weiterhin Maßnahmen, die Sie durchführen, etwa das Neupositionieren einer Sauerstoffbrille, ankündigen und um Erlaubnis hierfür bitten. Die Tatsache, dass Herr Müller abweisend wirkt, entbindet Sie nicht vom professionellen Umgang mit ihm. Außerdem sollte immer auch davon ausgegangen werden, dass ein Patient vielleicht doch ein Gespräch führen wollen würde, ihm aber die Worte fehlen.
Es ist daher ratsam, genau auf die Reaktionen beim Erklären von Maßnahmen zu achten und zu erfühlen versuchen, ob Redebedarf seitens des Patienten besteht.

9.8 Beschreiben Sie mögliche Unterstützungsmöglichkeiten von eingeschränkt gehfähigen Patienten.

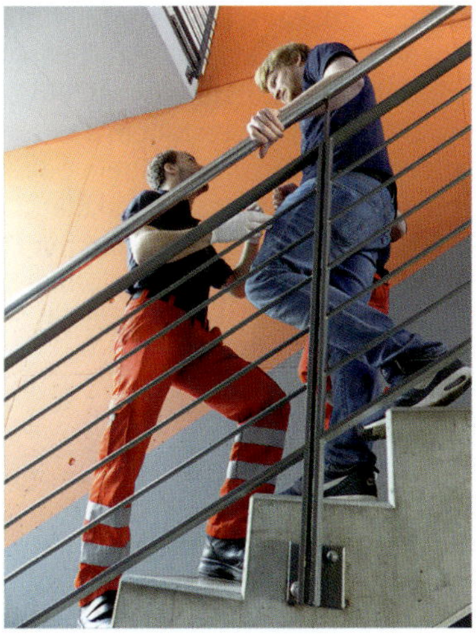

© Tobias Sambale, Hamburg

Oftmals benötigen gehfähige Patienten keine Unterstützung beim Gehen. Bei eingeschränkt gehfähigen Patienten ist allerdings einzuschätzen, aus welchem Grunde die Einschränkung besteht. So kann zum Beispiel bei einer Einschränkung durch Schmerzen gezielt durch langsames Vorgehen unterstützt werden. Bei Patienten mit Gangstörungen durch Schwindel sollte dringend ein Unterhaken erfolgen, um sie gegen das Stürzen abzusichern. Bei Treppen sollten die Patienten angeleitet werden, immer in Richtung der Stufen zu fallen, sollten sie das Gleichgewicht verlieren. Gleichzeitig ist der Patient aktiv gegen ein Hinabstürzen zu sichern (siehe Abbildung).

9.9 Richtig oder falsch?

	Richtig	Falsch
1. Der Patiententransport stellt den Abschnitt des Beförderungsvorgangs dar, bei dem sogenannte Transportmittel (z. B. Trage, KTW) eingesetzt werden.	✓	
2. Der Patiententransfer hingegen meint den Abschnitt des Beförderungsvorgangs, bei dem der Patient kurze Strecken, etwa vom Bett auf die Trage, zurücklegt. Hierbei können Transferhilfsmittel genutzt werden.	✓	
3. Beim Heben eines Gegenstands oder eines Patienten sollten die eigenen Arme so körperfern wie möglich gehalten werden, um den Hebeleffekt voll ausnutzen zu können.		✗
4. Zudem sollte der Rücken abgerundet werden, um eine gute Federung durch die Bandscheiben zu ermöglichen.		✗
5. Ruckartige Bewegungen sollten dringend vermieden werden, da diese sich negativ auf den Bewegungsapparat auswirken können.	✓	

3. Um die Belastung für die Wirbelsäule zu verringern, sollte das zu tragende Gewicht so körpernah wie möglich gehalten werden. Der Hebeleffekt auf die Wirbelsäule ist hier am geringsten.
4. Der Rücken sollte möglichst gerade bleiben, damit die Bandscheiben gleichmäßig belastet werden können.

9.10 Zählen Sie die 13 „Aktivitäten, Beziehungen und existentiellen Erfahrungen des täglichen Lebens (ABEDL)" nach Krohwinkel auf.

1. Kommunizieren können
2. Sich bewegen können
3. Vitale Funktionen des Körpers aufrechterhalten können
4. Sich pflegen können
5. Essen und Trinken können
6. Ausscheiden können
7. Sich kleiden können
8. Ruhen und schlafen können
9. Sich beschäftigen können
10. Sich als Mann/Frau fühlen können
11. Für Sicherheit in der Umgebung sorgen können
12. Soziale Bereiche des Lebens sichern können
13. Mit existentiellen Erfahrungen des Lebens umgehen können

Lösungen

9.11. Erläutern Sie den Entstehungsprozess eines Dekubitus.

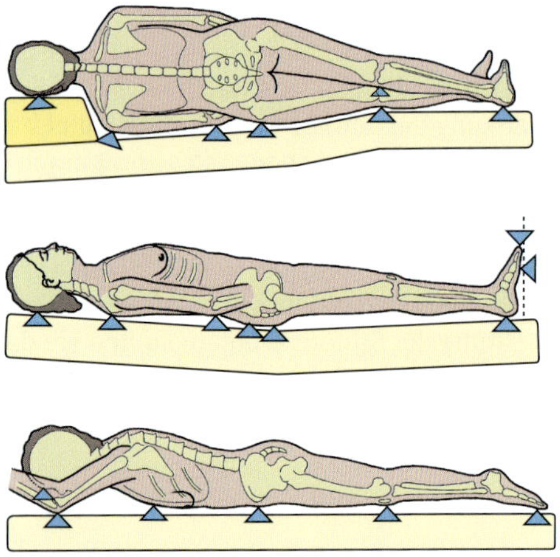

© Susanne Adler, Lübeck

Ein Dekubitus, auch Druckgeschwür genannt, bezeichnet einen Gewebedefekt, der durch Sauerstoffmangel infolge einer Gewebekompression entstanden ist. Ein Dekubitus entsteht insbesondere an Körperstellen, an denen wenig Gewebe vorhanden ist, etwa am Steißbein oder an den Schulterblättern. Hier werden Haut, Muskulatur und Bindegewebe zwischen dem Knochen und der Liegefläche zusammengedrückt, was zu einer Reduzierung des Blutflusses mit nachfolgender Ischämie führt.

9.12 Ergänzen Sie den Text.

Rumpfwand – Keimeintrittspforte – Blutfluss – Ersatzakkus – Batterieeinheit – Puls – Herzunterstützungssystemen – Herzinsuffizienzen – Pumpe

Einige Patienten im Krankentransport sind als Folge schwerster **Herzinsuffizienzen** mit sogenannten **Herzunterstützungssystemen** versorgt. Diese bestehen aus einer implantierten **Pumpe** und einer externen **Batterieeinheit**. Verbunden sind beide Teile mit einem Kabel, welches die **Rumpfwand** durchtritt. Dies stellt dementsprechend eine mögliche **Keimeintrittspforte** dar. Zu beachten ist, dass der **Blutfluss** sich durch die Pumpe verändert, was damit einhergeht, dass möglicherweise kein **Puls** gefühlt werden kann, obwohl ein ausreichender Blutfluss vorhanden ist. Daneben muss dringend an die notwendigen **Ersatzakkus** für die Pumpe gedacht werden.

9.13 Planen Sie Ihr Vorgehen.

Sie sollen einen Patienten von einer Lungenfachklinik in ein anderes Krankenhaus transportieren. Sie und Ihre Kollegen überlegen vor dem Einsatz gemeinsam, was Sie alles bedenken müssen.

Ist der Patient auf Sauerstoff angewiesen, sollten Sie vorsichtshalber überprüfen, ob Ihre Sauerstoffvorräte ausreichen, um die Transportstrecke inklusive einer möglichen Verzögerung zurücklegen zu können. Zudem sollten Sie Ihre Sauerstofftasche mit zum Patientenzimmer nehmen. Daneben sollte bei Patienten mit chronischen Erkrankungen im Bereich der Atmung möglichst ruhig und gelassen vorgegangen werden, da die Patienten oftmals sehr sensibel auf Stress reagieren. Während des Transports ist eine Aufrechtlagerung des Oberkörpers empfehlenswert. Eine Überwachung der Sauerstoffkonzentration im Blut kann unter Umständen sinnvoll sein.

9.14 Erläutern Sie den Sinn und die Vorteile von Voranmeldesystemen.

Die Voranmeldung von Patienten in Kliniken ist heutzutage ein nicht mehr wegzudenkender Teil der notfallmedizinischen Versorgung. Auf diese Weise können bestimmte Untersuchungen und Therapien bereits vorbereitet werden, während der Patient durch das Rettungsteam versorgt wird. Auch bieten Voranmeldungen Vorteile beim Belegungsmanagement. Patienten können gezielt in Krankenhäuser transportiert werden, die ein geringeres Patientenaufkommen haben, sodass Wartezeiten verkürzt werden. Eine große Hilfe bei der Voranmeldung sind Voranmeldesysteme, wie das NIDA®-System oder IVENA eHealth®. Neben der Durchführung von Voranmeldungen können auf diesem Wege weitere Daten ausgetauscht werden, sodass es zu einer verbesserten regionalen Zusammenarbeit kommt.

9.15 Formulieren Sie beispielhaft eine Patientenübergabe. Denken Sie sich dafür zunächst einen kleinen Fall aus.

Natürlich ist jede Übergabe unterschiedlich. An diesem Beispiel können Sie sich aber ein wenig orientieren:

„Frau Yilmaz, 65 Jahre, lebt mit ihrem Ehemann zusammen. Sie klagt seit gestern Abend über zunehmende Oberbauchschmerzen, die sie zunächst mit lokaler Wärme und Tee selbst behandelt hat. Eine kritische Blutung lag nicht vor. A, B, C und D waren durchgängig unauffällig. Die Schmerzen haben allerdings kontinuierlich zugenommen. Sie sind im rechten Oberbauch lokalisiert. Ihre Stärke lag bei Eintreffen bei 8/10. Das Abdomen ist abwehrgespannt und im rechten oberen Quadranten druckschmerzhaft. Eine Gallenblasenentzündung kam bereits bei ihrer Mutter und ihrer Schwester vor. Frau Yilmaz hat einen leichten Hypertonus und nimmt dafür einen ACE-Hemmer ein. Sie hat keine Allergien. Wir haben ihr 1 g Novalgin als Kurzinfusion verabreicht. Aktuell liegen die Schmerzen bei 5/10."

9.16 Unterscheiden Sie „SBAR" und „ATMIST".

Sowohl bei SBAR als auch bei ATMIST handelt es sich um Merkhilfen für die Übergabe von Patienten.

SBAR steht für „Situation", „Background", „Assessment", „Recommendation". Es wird also zunächst geschildert, um was für einen Patienten es sich handelt, welche Hintergrundinformationen wichtig sind, welche Befunde erhoben bzw. welche Behandlungen durchgeführt wurden und schließlich, welche Empfehlungen zur weiteren Behandlung ausgesprochen werden. Da der Rettungsdienst im Regelfall keine Empfehlungen an die Klinik gibt, kann dieser Punkt auch als „Grund der Klinikauswahl" genutzt werden, z. B. „Wir haben Herrn Meyer zu Ihnen gefahren, um eine kardiogene Ursache für die Synkope ausschließen zu lassen."

ATMIST steht für „Age", „Time", „Mechanism", „Injury", „Signs/Symptoms", „Treatment". Es wird vor allem bei Traumapatienten genutzt. Hier spielen traumatologische Besonderheiten wie der Unfallmechanismus, die bereits verstrichene Zeit und das Verletzungsmuster eine besondere Rolle.

9.17 Erläutern Sie, wieso eine Übergabe „so lang wie nötig, aber so kurz wie möglich" sein sollte.

Eine Übergabe sollte alle wichtigen Informationen enthalten, die entweder unmittelbar von Bedeutung sind oder nur durch die Erklärung des Rettungsfachpersonals eingeordnet werden können (z. B. Wohnsituation, Ereignisse vor Ort). Diese Informationen sind unerlässlich. Gleichzeitig hat das weiterbehandelnde Personal aufgrund der Vielzahl der Patienten nur wenig Zeit für den Übergabeprozess. Außerdem können lange Übergaben schlechter erinnert werden als kompakte.

10.1 Ergänzen Sie die Tabelle.

MANV-Stufen (können regional unterschiedlich sein)

MANV-Stufe	Anzahl verletzter Patienten
MANV I	5–10 verletzte/erkrankte Personen
MANV II	11–20 verletzte/erkrankte Personen
MANV III	21–50 verletzte/erkrankte Personen
MANV IV/ÜMANV	> 50 verletzte/erkrankte Personen

10.2 Nennen Sie die wichtigsten Informationen, die bei der Erkundung im Rahmen einer größeren Lage ermittelt werden sollten.

- Art und Umfang des Geschehens
- Besondere Gefahren
- Anzahl der Verletzten
- Schweregrad der Verletzungen
- Zugänglichkeit der Verletzten

10.3 Richtig oder falsch?

	Richtig	Falsch
1. Bestandteil einer Rückmeldung ist immer auch eine Analyse der Gefährdungslage am Einsatzort.	✓	
2. Einen möglichen Bereitstellungsraum im Rahmen einer Großschadenslage darf nur der organisatorische Leiter Rettungsdienst festlegen.		✗
3. Eine Nachforderung weiterer Einsatzkräfte sollte schon frühzeitig erfolgen, damit Zeitverluste geringgehalten werden können.	✓	
4. Die Anzahl der Patienten darf niemals geschätzt werden. Auch wenn nicht alle Patienten bei der Vorsichtung zugänglich sind.		✗
5. Das ersteintreffende Rettungsmittel (z. B. RTW) übernimmt die Führung über die Einsatzstelle, bis höhergestellte Kräfte (z. B. NEF oder OrgL) eingetroffen sind.	✓	

2. Zwar trifft die endgültige Einsatzleitung die Entscheidung über die Raumordnung. Zumeist wird diese aber zuvor durch das ersteintreffenden Rettungsmittel festgelegt.
4. Bedauerlicherweise lässt es sich insbesondere bei unübersichtlichen Lagen nicht vermeiden, die Patientenanzahl zu schätzen. Hier ist es wichtig, die eigenen Annahmen immer wieder zu überprüfen und ggf. im Verlauf zu ändern.

10.4 Erläutern Sie den Begriff „Sichtung".

Bei der Sichtung handelt es sich um eine ärztlich durchgeführte Maßnahme zur Erfassung der Patientenzahl und zur Ermittlung der Verletzungs- oder Erkrankungsschwere. Im Rahmen dessen werden Behandlungs- und ggf. Transportprioritäten festgelegt. Die Sichtung erfolgt ohne diagnostische Hilfsmittel und sollte pro Patient nicht mehr als 2 Minuten dauern. Oftmals wird heutzutage eine Vorsichtung durch Rettungsfachpersonal durchgeführt.

10.5 Ergänzen Sie die Tabelle.

SEG-Einheit	Aufgabenschwerpunkt
Sanität	Behandlung von Patienten, Einrichtung einer Patientenablage. Errichtung von Behandlungsplätzen
Transport	Beförderung von Patienten vom Behandlungsplatz in ein Krankenhaus
Betreuung und Verpflegung	Betreuung von unverletzten Patienten und Versorgung mit Verpflegung
Führungsunterstützung	Unterstützung der örtlichen oder technischen Einsatzleitung mit Personal und materiellen Ressourcen

Lösungen

10.6 Erläutern Sie die „5A-1B-1C-5E-Regel".

Die 5A-1B-1C-5E-Regel umfasst mögliche Gefährdungen an der Einsatzstelle. Dabei steht jeder Buchstabe für eine Gefahr. Sie ist in kürzerer Form auch als „4A-1C-4E-Regel" bekannt.

- Absturz
- Atemgifte
- Ausbreitung
- Atomare Gefahren
- Angstreaktionen
- Biologische Gefahren
- Chemische Gefahren
- Elektrizität
- Explosion
- Einsturz
- Erkrankung/Verletzung
- Ertrinken

10.7 Nennen Sie mindestens 5 taktische Grundregeln bei der Brandbekämpfung.*

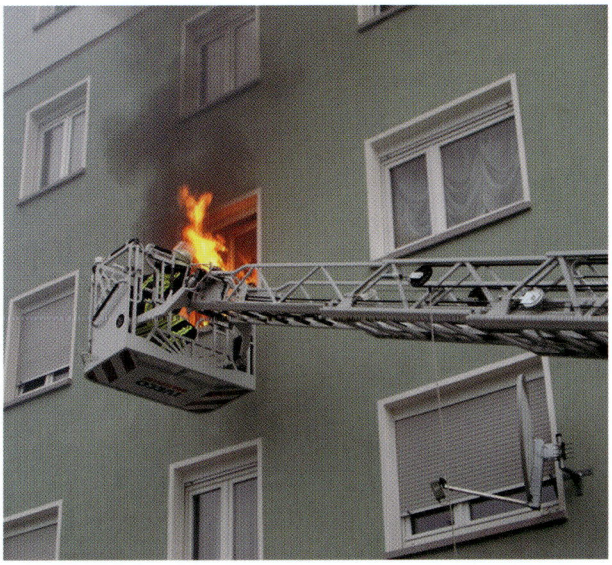

© Ralf Hettler, Aschaffenburg

- Immer mit der Windrichtung vorgehen
- Löschmittel von vorne und unten beginnend in die Flammen einbringen
- Löschmittel gezielt auf den Brandherd geben
- Löschmittel stoßweise aufbringen
- Löschmittelreserven für Rückzündungen bereithalten

10.8 Ergänzen Sie die Tabelle.

Brandklasse	Beschreibung
Brandklasse A	Brennbare feste Stoffe
Brandklasse B	Brennbare flüssige/flüssig werdende Stoffe
Brandklasse C	Brennbare Gase
Brandklasse D	Brennbare Leichtmetalle

10.9 Planen Sie Ihr Vorgehen.

Sie werden zu einem Verkehrsunfall mit einer eingeklemmten Person gerufen. Die Feuerwehr ist bereits vor Ort. Wie sollten Sie sich taktisch verhalten?

Stellen Sie Ihr Fahrzeug in ausreichendem Abstand auf, um das direkte Umfeld der Einsatzstelle für die Feuerwehr freizuhalten. Melden Sie sich nach dem Eintreffen umgehend beim Einsatzleiter und besprechen Sie die Lage. Hierzu kann eine gemeinsame Lagefeststellung bzw. -beurteilung erfolgen. Die jeweiligen Abläufe aus rettungsdienstlicher und feuerwehrtechnischer Sicht werden abgesprochen und festgelegt. Hierzu gehört auch die Raumstrukturierung an der Einsatzstelle.

10.10 Nennen Sie mindestens 5 mögliche Hinweise auf einen Gefahrgutunfall.*

- LKWs, Tanklastwagen, Tankschiffe o. ä. beteiligt?
- Qualm- oder Rauchentwicklung erkennbar?
- Ausgetretene Substanzen erkennbar?
- Besondere Geräusche oder Gerüche wahrnehmbar?
- Krankheitszeichen bei mehreren Personen (z. B. bei Gasaustritt)?

10.11 Beschriften Sie die Abbildung

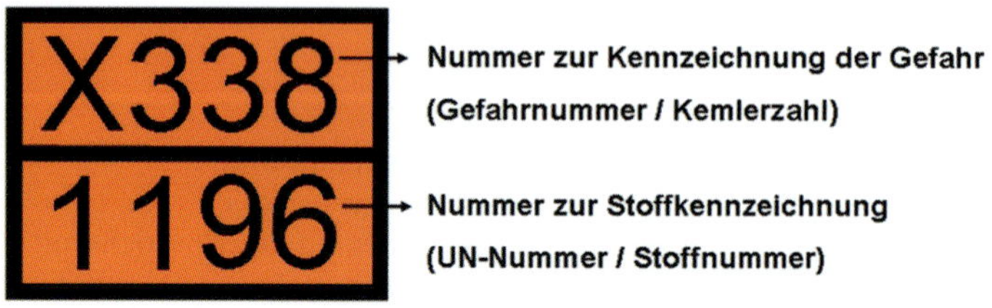

© Reihe Pflege konkret, Elsevier/Urban & Fischer

10.12 Erläutern Sie die „GAMS-Regel".

Die GAMS-Regel ist ein Akronym als Merkhilfe zum Vorgehen während eines Gefahrgutzwischenfalls. Sie enthält die 4 Eckpunkte des Vorgehens:

- Gefahr erkennen
- Absperren
- Menschenrettung, wenn möglich
- Spezialkräfte nachfordern

Die Spezialkräfte werden die weiteren, notwendigen Schritte einleiten und Sie entsprechend Ihres Auftrags einbinden. Die Gesamteinsatzleitung in solchen Lagen liegt immer bei der Feuerwehr.

10.13 Beschreiben Sie die Abläufe bei einer Verletztendekontamination.

Betroffene im Rahmen eines Gefahrgutunfalls können durch schädliche Substanzen kontaminiert sein. Dies kann sowohl für die Betroffenen selbst als auch für die Rettungskräfte zur Gefahr werden. Aus diesem Grunde erfolgt eine Dekontamination durch Spezialkräfte. Hierbei werden mehrere Bereiche an der Einsatzstelle, unter Nutzung spezieller Zeltanlagen, eingerichtet. Einer hiervon dient zur Sammlung der kontaminierten Patienten, ein weiterer dem Dekontaminationsvorgang. Dieser erfolgt im Regelfall durch Entkleidung und Waschung der Betroffenen mit besonderen Lösungen. Die Spezialkräfte tragen dazu Schutzanzüge, die sie vor den Gefahren durch die möglicherweise giftigen Substanzen bewahren sollen. Erst danach dürfen die Patienten in den sogenannten „weißen Bereich", wo sie dem Rettungsfachpersonal zur Behandlung übergeben werden.

11.1 Beschriften Sie die Abbildung.

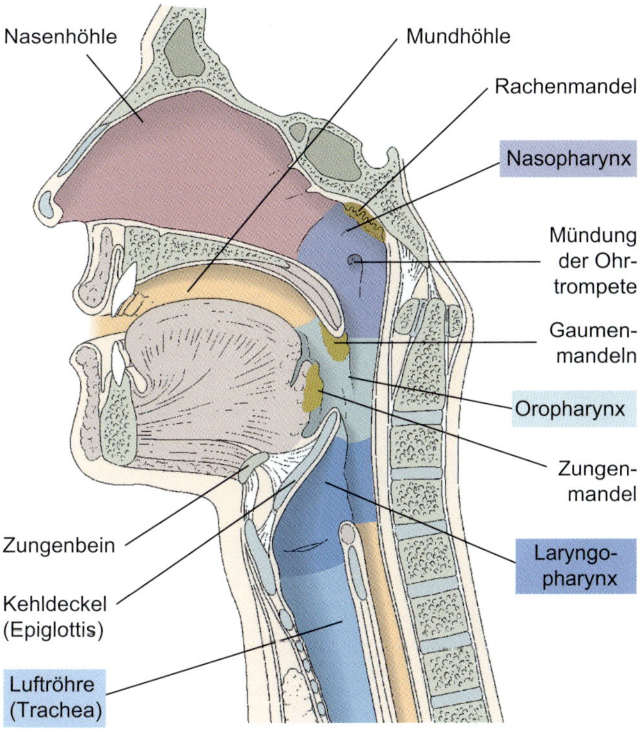

11.2 Beschreiben Sie den Aufbau des Kehlkopfes.

Der Kehlkopf grenzt die oberen von den unteren Atemwegen ab und trennt Luft- und Speisewege. Er verbindet dabei den Rachen mit der Trachea. Er ist aus zahlreichen Knorpeln aufgebaut. Die wichtigsten sind: der Schildknorpel, der Ringknorpel (auch Krikoid) und der Kehldeckel (Epiglottis). Ringknorpel und Schildknorpel sind die formgebenden Strukturen des Kehlkopfes. Zwischen ihnen liegt auf der Vorderseite des Kehlkopfes ein schmales Band, das Ligamentum conicum, das im Rahmen einer Notfallkoniotomie durchtrennt werden kann, um den Atemweg zu sichern. Im Kehlkopfinneren befinden sich die Stimmbänder. Sie können durch feine Muskeln gespannt werden und werden durch Luftstöße aus den Lungen in Schwingungen versetzt. Auf diese Weise können Töne erzeugt werden. Oberhalb der Stimmbandebene befindet sich der Kehldeckel. Er schließt sich beim Schluckakt, sodass keine Nahrungsbestandteile in die Luftröhre gelangen.

11.3 Nennen Sie 3 Schutzreflexe, die einen freien Atemweg gewährleisten sollen.

- Hustenreflex
- Niesreflex (Nasenwege)
- Schluckreflex

11.4 Unterscheiden Sie „Freimachen“ und „Freihalten“ der Atemwege.

Beim Freimachen der Atemwege wird mittels manueller Techniken, z. B. dem Ausräumen des Mund-Rachen-Raums, oder durch den Einsatz von Hilfsmitteln, z. B. einer Absaugpumpe, ein verlegter Atemweg von einem Hindernis befreit. Dieses umfasst dabei sowohl Fremdkörper als auch Strukturen wie den Zungengrund, die bei tiefer Bewusstlosigkeit eine Atemwegsverlegung herbeiführen können.

Das Freihalten der Atemwege soll die Atemwege vor einer erneuten Verlegung schützen. So können hier manuelle Techniken wie etwa der Esmarch-Handgriff oder die stabile Seitenlage erfolgen. Aber auch Hilfsmittel können eingesetzt werden, z. B. die Einlage von Pharyngealtuben oder die endotracheale Intubation.

11.5 Erläutern Sie die Abbildung.

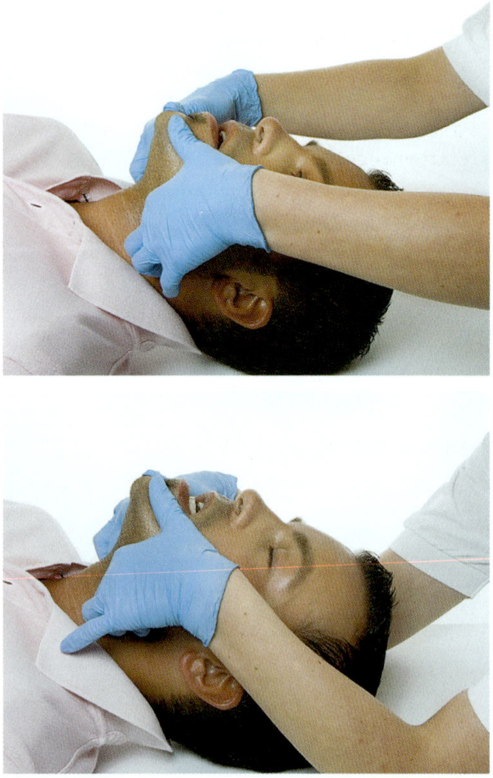

Abgebildet ist der sogenannte Esmarch-Handgriff, der zum Öffnen des Mundes verwendet wird. Der Handgriff dient zudem auch dem Freimachen der Atemwege, indem der Kopf nach hinten überstreckt und der Kiefer an den Kieferbögen nach vorne gezogen wird. Ein Verlegen des Atemwegs durch den Zungengrund wird auf diese Weise sehr unwahrscheinlich.

11.6 Erläutern Sie die Einsatzzwecke der beiden abgebildeten Hilfsmittel.

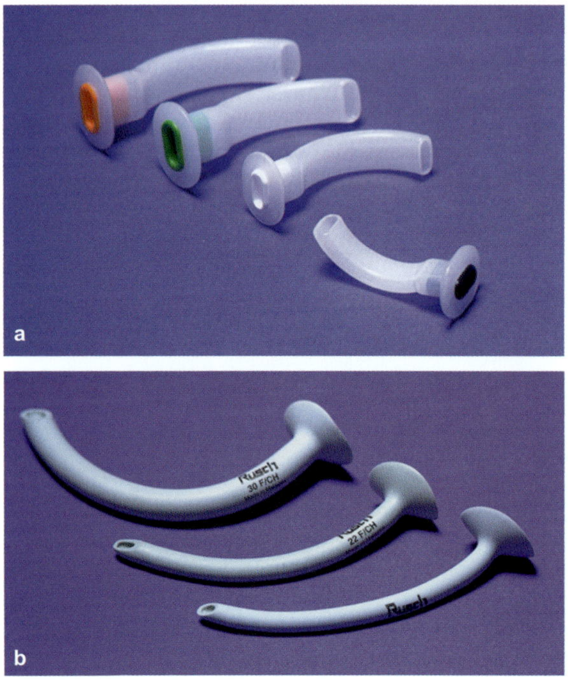

Abgebildet sind oben ein Guedel- und unten ein Wendl-Tubus. Beide stellen pharyngeale Atemwegshilfen dar. Der Guedeltubus wird in den Mund eingeführt und ist somit eine oropharyngeale Atemwegshilfe. Der Wendel-Tubus wird in die Nase eingeführt. Er stellt eine nasopharyngeale Atemwegshilfe dar. Beide Tuben dienen dem Freihalten der Atemwege. Sie bieten im Gegensatz zu Endotrachealtuben keinen sicheren Aspirationsschutz. Bei beiden Tuben sind das korrekte Ausmessen und das Auswählen der richtigen Größe von entscheidender Bedeutung. Schlimmstenfalls kommt es, insbesondere beim Guedel-Tubus, bei falscher Größenwahl, zu einer Verlegung der Atemwege des Patienten.

11.7 Korrigieren Sie die Fehler im Text.

Die Atemwege können, insbesondere bei gröberen Verlegungen, mit den Händen frei gemacht werden. Hierzu wird der Kopf des Patienten **seitlich** gelagert. Der Mund wird mit dem Esmarch-Handgriff geöffnet. Ein Finger wird in den Mund eingeführt und kann ihn nun mit **Wischbewegungen** ausräumen. Dies kann gut mit der **stabilen Seitenlage** kombiniert werden. Sollten die Fremdkörper tiefer liegen, ist der Einsatz der Magill-Zange notwendig. Hierbei handelt es sich um eine **gebogene** Zange, die von der Seite in den Mund eingeführt werden kann. Dafür muss der Patient in Rückenlage liegen. Im Regelfall wird das **Laryngoskop** als Hilfsmittel eingesetzt, um eine gute Sicht auf die **oberen** Atemwege zu haben.

11.8 Richtig oder falsch?

	Richtig	Falsch
1. Absauggeräte arbeiten mit einem Unterdruck.	✓	
2. Mit einem Absaugkatheter können größere Fremdkörper entfernt werden.		✗
3. Der Fingertipp dient der Unterbrechung der Absaugung beim Vorschieben des Katheters.	✓	
4. Beim Absaugen der unteren Atemwege muss nicht auf Sterilität geachtet werden.		✗
5. Die Einführlänge wird ermittelt, indem die Strecke von der Nasenspitze bzw. dem Mundwinkel zum Ohrläppchen abgemessen wird.	✓	

2. Mit einem Absaugkatheter können im Regelfall nur Flüssigkeiten und kleinste Fremdkörper entfernt werden.
4. Insbesondere beim Absaugen der unteren Atemwege sollte auf Sterilität geachtet werden. Bei den oberen Atemwegen ist dies nicht erforderlich.

12.1 Nennen Sie mindestens 5 Strukturen, die im Mediastinum verlaufen.*

- Luftröhre (Trachea)
- Speiseröhre (Ösophagus)
- Körperhauptschlagader (Aorta)
- Lungenblutgefäße (Pulmonalarterien und -venen)
- Verschiedene Nerven (z. B. der N. vagus)

12.2 Beschreiben Sie den Aufbau der Atemwege.

Die Atemwege beginnen, je nachdem womit eingeatmet wird, im Mundraum oder in der Nase. Von dort aus führt der Weg der Luft über den Rachenraum zum Kehlkopf (Larynx). Dort erfolgt die Trennung zwischen Luft und Speiseweg. Eine Struktur, die hier von großer Bedeutung ist, ist der Kehldeckel (Epiglottis). Die Luft gelangt nun über die Luftröhre (Trachea) in die beiden Hauptbronchien. Diese teilen sich zunächst in die Haupt- und dann im Verlauf in die Segmentbronchien auf. Diesen folgen die Bronchiolen, an deren Ende sich die Alveolen befinden, in denen der Gasaustausch stattfindet.

12.3 Richtig oder falsch?

	Richtig	Falsch
1. Die Vitalkapazität umfasst das exspiratorische Reservevolumen, das Atemzugvolumen und die Totalkapazität.		✗
2. Das Residualvolumen ist das Volumen, welches bei der Exspiration als Letztes ausgeatmet wird.		✗
3. Das Atemzugvolumen beträgt je nach Größe, Alter und Geschlecht etwa 900 ml.		✗
4. Die funktionelle Residualkapazität umfasst das Residualvolumen und das exspiratorische Reservevolumen.	✓	
5. Das Totraumvolumen ist das Volumen, welches sich im luftleitenden, aber nicht im gasaustauschenden System befindet.	✓	

1. Die Vitalkapazität (VC) ist die Summe aus Atemzugvolumen, inspiratorischem und exspiratorischem Reservevolumen.
2. Das Residualvolumen verbleibt immer in der Lunge und kann nicht abgeatmet werden.
3. Das Atemzugvolumen beträgt bei Erwachsenen je nach Größe, Alter und Geschlecht etwa 500–800 ml.

12.4 Bewerten Sie die Situation.

Sie transportieren einen COPD-Patienten, welcher mit 2 l Sauerstoff pro Minute versorgt wird, von einer ländlichen Klinik in ein Universitätsklinikum. Sie führen mit dem Einverständnis des Patienten eine Pulsoxymetrie durch und erhalten einen Wert von 90 %. Der Patient gibt an, sich gut zu fühlen und keinerlei Beschwerden zu haben, die er sonst nicht auch hat. Sie erleben den Patienten als leicht kurzatmig, aber freundlich und voll orientiert.

In diesem Falle scheint die Sauerstoffsättigung des Patienten dauerhaft erniedrigt zu sein. Dies kommt beim Krankheitsbild der COPD regelmäßig vor. Zumeist sind die Patienten an diese tiefen Werte gewöhnt und benötigen keine Erhöhung des Sauerstoffflusses. Die Situation lässt sich am leichtesten anhand des Patientenzustandes bewerten. Da der Patient angibt, sich wohlzufühlen, und auf Sie nicht den Eindruck der Hilfsbedürftigkeit macht, ist hier lediglich eine weitere Überwachung des Patienten, aber keine direkte Intervention vonnöten. Dennoch sollte bei Patienten mit Störungen der Atmung immer bedacht werden, dass es sich um schwer erkrankte Menschen handelt, die eine besondere Form der Zuwendung und Beobachtung benötigen.

12.5 Nennen Sie die bedrohlichste Form eines Asthma-Anfalls.

Die bedrohlichste Form des Asthma-Anfalls ist der sogenannte Status asthmaticus.

12.6 Erläutern Sie die Vorgänge bei der Atemregulation.

Die Atemtätigkeit wird im sogenannten Atemzentrum im Hirnstamm geregelt. Der Regelvorgang ist kompliziert, lässt sich aber auf drei grundlegende Einflussfaktoren reduzieren: Die Gaskonzentration im Blut (O_2 und CO_2), den Blut-pH-Wert und den Einfluss des vegetativen Nervensystems. Die beiden erstgenannten Faktoren sorgen dafür, dass der Atemschrittmacher (ähnlich dem Sinusknoten) in Betrieb gehalten und seine Tätigkeit bei Bedarf angepasst wird. Beispiel: Liegt ein hoher CO_2-Wert vor, wird die Atmung entsprechend beschleunigt. Ist der Wert tief, wird sie verlangsamt. Das Nervensystem beeinflusst die Atmung lediglich indirekt, ist aber von großer Bedeutung im medizinischen Alltag.

12.7 Erläutern Sie die Grenzen der Pulsoxymetrie.

Ein Pulsoxymeter misst die „Beladung" der Erythrozyten mit Sauerstoff. Es misst also lediglich, wie viele zur Verfügung stehende rote Blutkörperchen gesättigt sind. Der Wert wird als Prozentangabe dargestellt. Das Pulsoxymeter kann jedoch nicht messen, wie viele Erythrozyten bzw. wie viel Hämoglobin insgesamt vorliegen. Dementsprechend können Patienten mit Blutverlusten einen guten SpO_2-Wert aufweisen, aber dennoch einen Sauerstoffmangel im Gewebe haben. Eine weitere Grenze ist, dass das normale Pulsoxymeter nicht abbilden kann, welcher Stoff an das Hämoglobin gebunden ist. Dies kommt insbesondere bei Rauchgasintoxikationen (Kohlenmonoxid) zum Tragen.

12.8 Planen Sie Ihr Vorgehen.

Sie besetzen heute einen Krankentransportwagen und sollen eine Fernverlegung eines sauerstoffpflichtigen Patienten durchführen. Dieser erhält 4 l O_2/Min. Sie verfügen über zwei 10 l-Sauerstoffflaschen. Eine davon ist mit 200 bar gefüllt, eine weitere mit lediglich 60 bar. Sie rechnen mit etwa 5 Stunden Transportzeit.

Zunächst sollten Sie Ihre Vorräte überprüfen. Diese betragen 2.600 l (200 bar × 10 l + 60 bar × 10 l). Dann sollten Sie den Bedarf des Patienten berechnen. Dieser beträgt bei kontinuierlichen 4 l O_2/Min und einer Fahrtzeit von 5 Stunden (300 Minuten) insgesamt 1.200 l. Sie sollten allerdings noch mit einberechnen, dass sich die Transportzeit durch Verkehrshindernisse zusätzlich verzögern könnte. Kalkulieren Sie zur Sicherheit eine Verlängerung der Transportzeit um die Hälfte der geplanten Zeit. Wenn Sie dafür also einen eineinhalbfachen Bedarf von 1.800 l ansetzen, kann der Transport nochmals um 2,5 Stunden verlängert werden. Nun ziehen Sie den Bedarf von Ihren Vorräten ab. Dies entspricht: 2.600 l – 1.800 l = 800 l. Sie hätten also, selbst wenn sich Ihr Transport um 2,5 Stunden verlängern würde, noch 800 l O_2 zur Verfügung. Ihr Sauerstoffvorrat reicht aus, um diesen Transport durchzuführen.

12.9 Nennen Sie mindestens 3 Sicherheitsregeln im Umgang mit Sauerstoff.*

- Die Flaschen müssen gegen Umfallen oder Verrutschen gesichert werden.
- (Große) Sauerstoffflaschen dürfen nur mit Schutzkappe getragen werden.
- Es darf in der Nähe von Sauerstoffflaschen nicht geraucht werden.
- Sauerstoffflaschen dürfen nicht mit eingefetteten Händen bedient werden.

12.10 Ergänzen Sie den Text.

Atemfrequenz – Hirnfunktionen – Sauerstoffversorgung – Vergiftungen – Faktoren – Fieber

Die Atmung von Notfallpatienten kann anhand verschiedener **Faktoren** beurteilt werden. Zu ihnen gehören die **Atemfrequenz**, die Atemtiefe und das Atemmuster. Die Atemfrequenz wird durch viele Aspekte beeinflusst. So zum Beispiel führt **Fieber** zu einem Anstieg der Atemfrequenz. Ein Abfall der Atemfrequenz kann bei **Vergiftungen** auftreten. Die Atemtiefe sagt etwas über die Menge Luft aus, die pro Atemzug in den Brustkorb des Patienten gelangt. Eine zu flache Atmung kann dazu führen, dass die **Sauerstoffversorgung** des Organismus nicht mehr gewährleistet wird. Veränderungen des Atemmusters liegen oftmals in Störungen der **Hirnfunktionen** durch Vergiftungen oder Sauerstoffunterversorgung begründet. Auch Stoffwechselstörungen können sich auf das Atemmuster auswirken.

12.11 Beschriften Sie die Abbildung.

Bezeichnung	Atemmuster	Vorkommen bei …
normale Ruheatmung	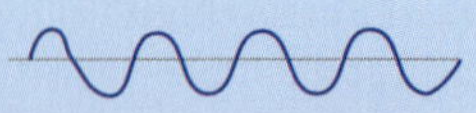	Gesunden
Cheyne-Stokes-Atmung	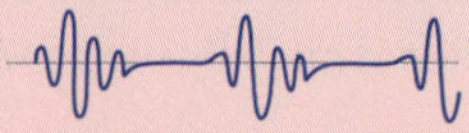	gelegentlich im Schlaf, Enzephalitis, Schlaganfall
Kußmaul-Atmung	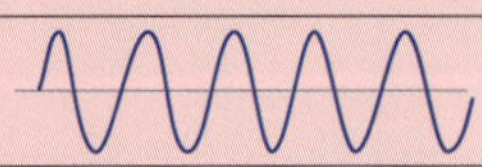	metabol. Azidose (z.B. diabetisches Koma)
Biot-Atmung	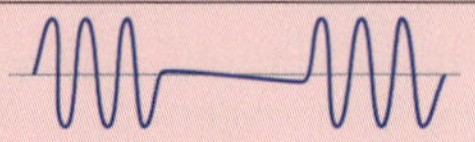	Hirnverletzung, Hirndrucksteigerung
Schnapp-Atmung	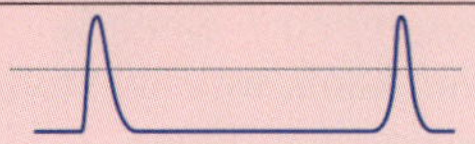	Frühgeborenen, kurz vor Todeseintritt

12.12 Planen Sie Ihr Vorgehen.

Sie werden zu einer jungen Patientin gerufen, die eine stark beschleunigte Atmung aufweist. Zudem gibt sie Kribbelgefühle in beiden Händen und im Kiefer an. Die Sauerstoffsättigung beträgt 100 %. Zeichen für eine Infektion, eine Vergiftung, ein Trauma oder einen Schlaganfall ergeben sich nicht. Ihr Kollege schlägt vor, Sauerstoff zu verabreichen.

In diesem Falle handelt es sich um eine Hyperventilation. Typisch für dieses Krankheitsbild sind die genannten Gefühlsstörungen. Diese können sich bis zu einem Verkrampfen der Hände entwickeln. Auf die Gabe von Sauerstoff muss bei dieser Patientengruppe verzichtet werden, da das Hauptproblem keine Sauerstoffunterversorgung ist. Stattdessen wird hier im Verhältnis zu viel Kohlendioxid abgeatmet, was mit einer Verengung der Hirngefäße einhergeht. Es sollten zeitnah eine Atemanleitung und die Beruhigung der Patientin erfolgen.

12.13 Korrigieren Sie die Fehler im Text.

Nachdem die Atemwege freigemacht wurden, kann mit der **Beatmung** begonnen werden. Diese wird mit einem Beatmungsbeutel durchgeführt. Sollte eine Beutel-Masken-Beatmung nicht möglich sein, muss die Einlage eines **Guedel-Tubus** in den Mund-Rachen-Raum erfolgen. Die Beatmungsmaske muss im sogenannten **C-Griff** gehalten werden, um einen guten Maskensitz zu gewährleisten. Es sollte in jedem Falle mit einem FiO_2 von **1,0** beatmet werden. Dies kann mithilfe eines **Demand-Ventils** erreicht werden. Jeder Beatmungshub sollte etwa **500** ml umfassen und ca. 1 Sekunde andauern. Sichtbare **Thoraxbewegungen** sind ein guter Anhaltspunkt für eine effektive Beatmung. Zudem sollten keine Nebengeräusche zu hören sein, die auf eine Undichtigkeit der Beatmungsmaske hindeuten könnten.

12.14 Ergänzen Sie den Text.

Cuffdruckmesser – Larynxtubus – Lunge – Cuffs – Patienten – pharyngealen – Larynxmaske – Aspirationsschutz – Beatmung – SGAs – Atemweg

Supraglottische Atemwegshilfen **(SGAs)** stellen einen Kompromiss zwischen **pharyngealen** Atemwegshilfen und Endotrachealtuben dar. Auch sie sind dafür konzipiert, den **Atemweg** des **Patienten** offen zu halten, ermöglichen aber im Gegensatz zu den pharyngealen Atemwegshilfen eine **Beatmung** direkt über die Atemwegshilfe. Sie kommen entweder auf dem Kehlkopf **(Larynxmaske)** oder in der Speiseröhre **(Larynxtubus)** zum Liegen und ermöglichen so eine Ventilation der **Lunge**. Ähnlich einem Endotrachealtubus verfügen auch die meisten SGAs über blockbare **Cuffs**. Diese verschließen allerdings nicht die Luftröhre, sodass kein absoluter **Aspirationsschutz** gewährleistet ist. Dennoch müssen auch hier die Cuffdrücke mit einem **Cuffdruckmesser** überprüft werden.

12.15 Nennen Sie je 3 Vor- und Nachteile einer endotrachealen Intubation gegenüber einer supraglottischen Atemwegshilfe.

Vorteile	Nachteile
• Sicherer Aspirationsschutz	• Fehlintubationsrate hoch
• Beatmen mit hohen Drücken möglich	• Maßnahme benötigt ggf. mehr Zeit
• Tracheale Absaugmöglichkeit	• Nur erschwert während CPR möglich

12.16 Nennen Sie das für eine Intubation im Rettungsdienst mindestens benötigte Material.

- Schutzhandschuhe
- Endotrachaeltubus in gewünschter Größe
- Führungsstab
- Laryngoskopgriff
- Laryngoskopspatel in gewünschter Größe und Ausführung
- Blockerspritze
- Beatmungsbeutel
- Stethoskop
- Fixiermaterial
- Magill-Zange
- Absaugpumpe
- Absaugkatheter in gewünschter Größe und Ausführung

12.17 Beschriften Sie die Abbildung.

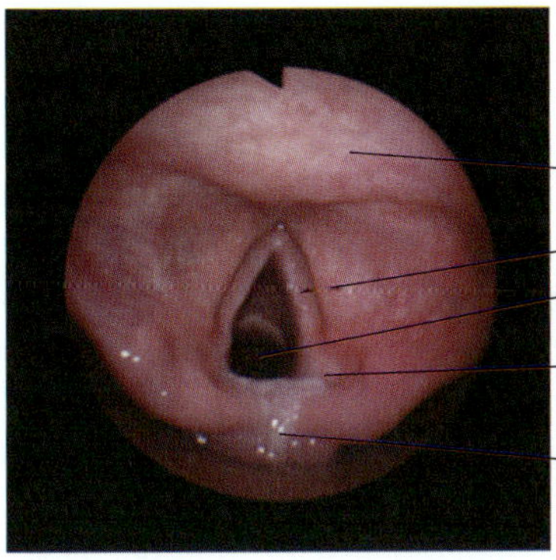

© PD Dr. G. Engel, Ingolstadt

12.18 Richtig oder falsch?

	Richtig	Falsch
1. Vor der Intubation müssen alle benötigten Materialien hergerichtet und auf ihre Funktion überprüft werden.	✓	
2. Grundsätzlich sollte es vermieden werden, im RTW zu intubieren, da hier durch den Platzmangel die Komplikationsrate höher ist.		✗
3. Der Patient sollte vor der Intubation monitorüberwacht und optimal gelagert werden.	✓	
4. Der Intubierende hält das Laryngoskop in der linken Hand, der Tubus wird ihm in die rechte Hand gegeben.	✓	
5. Die Lagekontrolle des Tubus ist erfolgt, wenn er durch die Atemluft des Patienten sichtlich beschlägt.		✗

2. Im Gegensatz zu der oftmals unübersichtlichen Einsatzstelle bietet der RTW im Regelfall deutlich bessere Intubationsbedingungen.
5. Zur Lagekontrolle des Tubus reicht das Beschlagen des Tubus nicht aus. Der Goldstandard zur Lagekontrolle ist die Aufzeichnung eines Kapnogramms.

12.19 Nennen Sie mindestens 8 mögliche Anzeichen für eine Bolusverlegung von Luft- oder Speiseröhre.*

- Starker Husten
- Atemnot
- Todesangst
- Veränderungen der Herzfrequenz
- Bewusstlosigkeit
- Würgereiz
- Vermehrter Speichelfluss
- Schmerzen

Lösungen

12.20 Erläutern Sie das dargestellte Manöver.

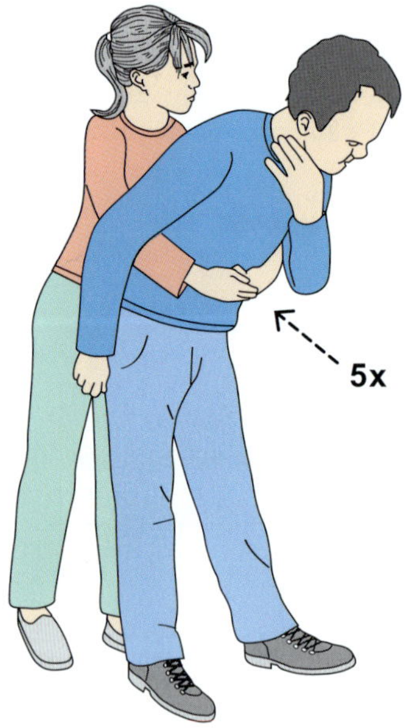

© Heike Hübner, Berlin

Bei dem dargestellten Manöver handelt es sich um den sogenannten Heimlich-Handgriff. Oftmals wird auch von Oberbauchkompressionen gesprochen. Die Kompressionen werden im Rahmen von Bolusverlegungen der Luftröhre als letztes nichtinvasives Mittel eingesetzt. Der Anwender stellt sich hinter den Patienten und legt eine Faust in dessen Magengrube. Die andere Hand wird darüber platziert. Nun wird die umschlossene Faust nach hinten und oben gezogen, um die Zwerchfelle zu komprimieren und so den Fremdkörper aus der Luftröhre zu pressen.

12.21 Richtig oder falsch?

	Richtig	Falsch
1. Eine Aspiration meint das Eindringen von flüssigen oder festen Stoffen in die unteren Atemwege.	✓	
2. Dies geschieht besonders oft bei Patienten mit verminderten Schutzreflexen, etwa bei bewusstlosen oder alkoholisierten Patienten.	✓	
3. Eine Aspirationspneumonie tritt nur dann auf, wenn die eingedrungenen Stoffe mit Krankheitserregern kontaminiert waren.		✗
4. Bei Pneumonien ist es typisch, dass die Patienten trotz eines relativen Sauerstoffmangels einen hohen SpO_2 aufweisen.		✗
5. Bei Aspirationspneumonien sollte man immer versuchen, einen Absaugkatheter in die Luftröhre einzuführen.		✗

3. Entzündungen sollten nicht mit Infektionen verwechselt werden. Entzündungsreaktionen können auch durch nicht-kontaminierte Stoffe ausgelöst werden.
4. Im Regelfall haben Patienten mit Pneumonien eine verminderte SpO_2.
5. Endotracheales Absaugen setzt das Vorhandensein eines Endotrachealtubus voraus. Dies ist bei den meisten Pneumoniepatienten nicht gegeben. Daneben hätte es keinen Effekt bei einer Pneumonie, sondern würde womöglich zu einer kurzfristigen Verschlechterung der Oxygenierung führen.

12.22 Definieren Sie den Begriff „Narkose“.

Eine Narkose, auch Allgemeinanästhesie, ist das Ausschalten von Bewusstsein, Schmerz und Abwehrreaktionen des Patienten. Eine Narkose ist ein schlafähnlicher Zustand, der in seiner Tiefe variieren kann.

12.23 Nennen Sie die 3 Säulen einer Narkose (Narkosequalitäten).

- Analgesie
- Hypnose
- Relaxierung

12.24 Nennen Sie mindestens 6 Narkoseanlässe im Rettungsdienst.*

- Stärkste Schmerzen
- Kardiogener Schock
- Inhalationstrauma
- Schweres Schädel-Hirn-Trauma
- Polytrauma
- Zustand nach erfolgreicher Reanimation

12.25 Finden Sie die 8 versteckten Begriffe.

Tipp: Alle Begriffe drehen sich um die Beatmung im Rettungsdienst.

X	S	J	J	C	W	X	D	C	J	Q	E	R	N	N	P	V	I	C
A	S	B	E	A	T	M	U	N	G	S	D	R	U	C	K	C	I	C
T	X	U	T	I	B	U	H	E	I	G	E	N	A	T	M	U	N	G
E	D	R	K	Z	P	O	I	Q	W	I	S	E	M	B	I	D	T	F
M	J	A	T	E	M	F	R	E	Q	U	E	N	Z	T	F	L	I	C
M	D	Q	K	J	R	K	S	I	H	B	V	Q	P	Q	H	G	D	R
I	D	U	O	J	U	O	I	T	U	V	T	X	E	V	N	C	A	G
N	V	O	A	S	K	N	K	W	G	J	L	R	E	Y	L	E	L	L
U	P	A	S	E	J	T	W	K	T	V	T	B	P	G	H	F	V	C
T	X	N	S	M	P	R	A	H	H	K	W	I	U	M	O	F	O	K
E	L	N	I	N	T	O	U	I	J	O	E	V	B	M	L	Y	L	J
N	F	J	S	I	F	L	K	I	J	G	S	D	J	A	F	M	U	Z
V	Y	U	T	R	X	L	E	H	O	U	W	T	G	G	M	O	M	B
O	W	I	I	F	V	I	I	P	F	I	S	K	U	R	Q	W	E	B
L	M	Y	E	Y	C	E	D	G	A	U	Y	O	K	V	R	T	N	Z
U	L	W	R	J	K	R	G	G	V	T	C	C	R	G	B	F	N	Y
M	H	T	T	G	H	T	K	I	P	O	O	L	Y	M	W	Y	V	R
E	O	Q	G	T	V	B	B	N	Z	Z	F	B	G	X	T	Q	G	V
N	G	C	O	X	H	G	D	X	Q	U	Q	R	B	C	R	T	T	F

12.26 Ihr Team führt eine Notfallnarkose durch. Der Patient erleidet plötzlich einen Laryngospasmus und lässt sich nicht intubieren. Was ist nun zu tun?

Diese Situation ist sehr gefährlich und es muss schnell reagiert werden, um die Sauerstoffversorgung des Patienten zu erhalten. Bei einem Laryngospasmus kann eine sogenannte „Cannot ventilate, cannot intubate"-Situation auftreten, in der der Patient in Lebensgefahr ist. In jedem Falle sollte versucht werden, den Patienten so gut wie möglich mit einer Beutel-Masken-Ventilation zu beatmen. Parallel dazu muss die Narkose vertieft oder ein schnell wirksames Muskelrelaxans verabreicht werden, um den Stimmritzenkrampf durchbrechen zu können.

12.27 Was muss erfolgen, um eine Kontamination der Umgebungsluft im Rahmen einer Notfallbeatmung zu vermeiden?

Notfallbeatmungsgeräte nutzen oftmals eine Kombination aus Sauerstoffzufuhr und einer Ansaugung von Raumluft. Das Gasgemisch wird dann dem Patienten zugeführt und von diesem wieder ausgeatmet. Dabei können Keime aus den Atemwegen der Lunge in das Beatmungsgerät oder die Umgebungsluft gelangen. Um dies zu verhindern, werden zumeist Einwegmaterialien genutzt und zudem ein Filter vor das Beatmungsgerät geschaltet. Sitzt der Filter direkt am Tubus, bietet dies den Vorteil, dass der Beatmungsschlauch auch kurz diskonnektiert werden kann (etwa bei Gerätefehlfunktionen), ohne dass es zu einer Kontamination kommt.

12.28 Erläutern Sie die folgenden Begriffe.

Atemminutenvolumen (AMV):
Gasvolumen, das pro Minute ein- bzw. ausgeatmet wird. Typischerweise liegt es bei etwa 5 l.

Atemfrequenz:
Häufigkeit der Atemzüge bzw. Atemhübe. Normalerweise liegt sie bei etwa 10–12/Min.

Beatmungsdruck:
Druck, der aufgewendet werden muss, um die Lungen bis zu einem gewissen Grad zu füllen. Bei der druckkontrollierten Beatmung wird nicht angegeben, wieviel Volumen pro Atemzug verabreicht wird, sondern mit wieviel Druck der Atemhub eingebracht werden soll. Das Beatmungsgerät zeigt als Kontrollmöglichkeit sowohl das AMV als auch den Beatmungsdruck an.

FiO_2:
Anteil von O_2 am (inspiratorischen) Gasgemisch. Raumluft hat einen FiO_2 von 0,21. Es kann aber beispielsweise auch eine Beatmung mit einem FiO_2 von 1,0 durchgeführt werden. Dies entspräche einem Sauerstoffanteil von 100 %.

PEEP:
Positive endexspiratory pressure – Restdruck, der nach der Ausatmung noch in der Lunge gehalten wird. Hat den Vorteil, dass die Alveolen besser offengehalten werden können.

12.29 Nennen Sie 5 Indikationen, bei denen eine (leichte) PEEP-Beatmung erfolgen sollte.*

- Polytrauma
- Schwere Lungenschädigung
- Schwere Herzinsuffizienz, Lungenödem
- Beatmung in der Postreanimationsphase
- Beatmung nach Ertrinkungsunfall

12.30 Nennen Sie 5 mögliche Anzeichen für eine Hyperventilation.*

- Kribbelparästhesien in Händen und um den Mund
- Pfötchenstellung der Hände
- Panik
- Atemnot
- Schwindel

12.31 Unterscheiden Sie „Asthma bronchiale" und „COPD".

Bei beiden Erkrankungen handelt es sich um ein chronisches Leiden. Auch haben beide Erkrankungen eine Vielzahl gemeinsamer Symptome, so zum Beispiel die Bronchoobstruktion. Allerdings handelt es sich beim Asthma bronchiale um ein Anfallsleiden. Die Patienten sind außerhalb der Anfälle beschwerdefrei. Bei der COPD liegen permanente Symptome vor. Diese werden mit zunehmendem Lebensalter oftmals auch deutlich stärker, insbesondere wenn die Patienten ihren Zigarettenkonsum fortsetzen. Dieser gilt als Hauptursache für eine COPD. Asthma hingegen scheint ursächlich nicht mit Zigarettenrauch in Zusammenhang zu stehen. Die ersten Asthmasymptome treten in der Regel in Kindheit, Jugend oder jungem Erwachsenenalter auf. Bei COPD-Patienten liegt der Krankheitsbeginn im höheren Lebensalter.

12.32 Finden Sie die 8 versteckten Begriffe.

Tipp: Gesucht werden Symptome der COPD.

V	X	A	N	S	F	**L**	Z	I	T	F	I	J	K	R	T	J	P
B	V	W	P	I	R	**U**	X	N	**B**	F	Y	W	V	N	P	F	T
Z	N	U	O	P	H	**N**	K	J	**E**	N	Y	**H**	S	A	D	I	U
U	M	L	X	K	Z	**G**	H	Q	**L**	N	A	**Y**	T	V	E	**Z**	S
W	S	I	K	Y	W	**E**	X	D	**A**	G	S	**P**	J	**R**	E	**Y**	W
H	**G**	F	X	U	Q	**N**	H	U	**S**	Y	W	**O**	I	**U**	S	**A**	L
U	**I**	X	C	S	Y	**H**	M	H	**T**	W	S	**X**	M	**H**	P	**N**	N
S	**E**	R	I	S	W	**O**	S	R	**U**	O	K	**I**	T	**E**	B	**O**	R
T	**M**	R	G	N	J	**C**	J	L	**N**	C	A	**E**	N	**D**	F	**S**	D
E	**E**	I	M	K	V	**H**	E	O	**G**	Y	T	O	H	**Y**	J	**E**	O
N	**N**	U	B	Y	C	**D**	L	L	**S**	D	F	H	S	**S**	F	C	H
Q	M	M	X	F	L	**R**	M	O	**D**	B	C	C	C	**P**	Z	S	U
D	M	W	M	E	Q	**U**	J	S	**Y**	L	I	L	P	**N**	O	W	U
O	K	B	F	A	X	**C**	R	H	**S**	R	X	S	Y	**O**	A	V	D
Y	J	Y	C	R	K	**K**	V	J	**P**	T	G	Q	E	**E**	W	V	W
D	C	U	L	U	V	T	G	F	**N**	K	R	Y	V	V	E	G	E
K	E	C	**B**	**R**	**O**	**N**	**C**	**H**	**O**	**S**	**P**	**A**	**S**	**M**	**U**	**S**	E
T	U	V	K	L	U	K	L	O	**E**	M	H	C	I	Z	B	T	C

12.33 Planen Sie Ihr Vorgehen.

Sie werden als RTW zu einer jungen Patientin auf einem Sportplatz gerufen. Man erklärt Ihnen, sie habe mit Freundinnen Volleyball gespielt und plötzlich kaum noch Luft bekommen. Sie hören ein deutliches Atemnebengeräusch bei der Ausatmung.

In diesem Falle scheint es sich um einen erstmalig auftretenden Asthma-Anfall zu handeln. Sie sollten unbedingt eine Sauerstoffmaske vorbereiten und das Pulsoxymeter anlegen. Es ist gut möglich, dass Ihr Teamleiter sich für die Gabe von Medikamenten über eine Verneblermaske entscheidet. Durch diese wird der Wirkstoff der Medikamente zu einem feinen Nebel zerstäubt, der von der Patientin eingeatmet werden kann. Bei den Medikamenten handelt es sich um Wirkstoffe, die die Bronchien weiten und der Patientin ein besseres Ausatmen ermöglichen sollen. Nach Rücksprache mit Ihrem Teamleiter sollte auch über die Nachforderung eines Notarztes nachgedacht werden.

13.1 Zeichnen Sie den Weg des Blutes durch das Herz ein und verbinden Sie die Begriffe mit den dazugehörigen Strukturen.

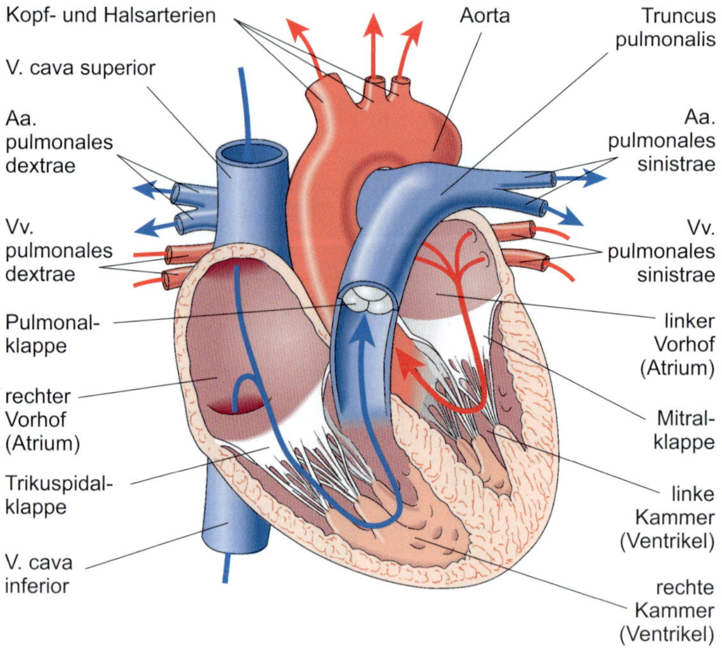

13.2 Richtig oder falsch?

	Richtig	Falsch
1. Die Herzinnenhaut heißt Epikard. Sie kleidet das Herz von innen aus. Ihre Funktion ist eine Reduzierung der Reibung beim Blutdurchfluss.		✗
2. Der Herzmuskel ist die dickste Schicht des Herzens. Er ist in der linken Herzkammer am stärksten ausgeprägt.	✓	
3. Das Perikard umgibt das Herz wie ein Beutel. Durch Blutungen oder Entzündungen kann dies zu einem lebensbedrohlichen Zustand führen.	✓	
4. Das Reizleitungssystem des Herzens umfasst den Sinusknoten, den AV-Knoten, die Tawara-Schenkel und die Paulusfasern.		✗
5. Fällt der Sinusknoten aus, springen in der Regel tiefer gelegene Zentren, etwa der AV-Knoten, als Rhythmusgeber ein.	✓	

1. Die Herzinnenhaut heißt „Endokard".
4. Auf die Tawaraschenkel folgen die Purkinje-Fasern.

13.3 Planen Sie Ihr Vorgehen.

Sie kommen als RTW-Besatzung zu einem Patienten, der kaltschweißig und nur bedingt ansprechbar ist. Bei der Pulskontrolle fällt Ihrem Kollegen der niedrige Puls auf. Das angebrachte EKG zeigt einen AV-Block III° mit einer Herzfrequenz von 35/Min. und schmalen Kammerkomplexen.

Es handelt sich hierbei um eine lebensbedrohliche Situation. Der Patient benötigt dringend hochdosierten Sauerstoff. Zudem sollten Sie sich darauf einstellen, dass der Patient reanimationspflichtig werden könnte. Erkundigen Sie sich nach den Anweisungen Ihres Teamführers und bereiten Sie die gewünschten Medikamente und Maßnahmen vor. Ein venöser Zugang sollte angelegt werden. Die Therapie kann mittels Atropin, Adrenalin oder eines transkutanen Schrittmachers erfolgen.

13.4 Erläutern Sie die Funktion der Herzklappen.

Die Herzklappen sind Ventilstrukturen am Herzen, die durch die jeweiligen Druckunterschiede in den verschiedenen Herzräumen vornehmlich passiv geöffnet oder geschlossen werden. Lediglich die Papillarmuskeln sorgen bei den Segelklappen dafür, dass diese nicht in die Vorhöfe umschlagen, wenn der Druck in den Herzkammern den Druck in den Vorhöfen übersteigt. Aufgabe der Herzklappen ist es, die Pumprichtung des Blutes zu beeinflussen.

13.5 Beschreiben Sie den Aufbau einer Arterie vom muskulären Typ.

Arterien sind aus drei Schichten aufgebaut. Die innere Schicht, auch Intima genannt, besteht aus einer dünnen Zellschicht und sorgt hauptsächlich für eine Reduzierung des Reibungswiderstands beim Blutdurchfluss. Die mittlere Schicht, auch Muskularis genannt, ermöglicht es dem Gefäß, sich durch Kontraktion oder Erschlaffung engzustellen oder aufzuweiten. Auf diesem Wege kann der Gefäßwiderstand reguliert werden. Bei Arterien vom muskulären Typ ist der Anteil der Muskelfasern größer als bei Arterien vom elastischen Typ. Die dritte Schicht liegt außen und wird auch als Adventitia bezeichnet. Sie verankert das Blutgefäß in seiner Umgebung.

13.6 Erläutern Sie die in der Abbildung dargestellte Windkesselfunktion.

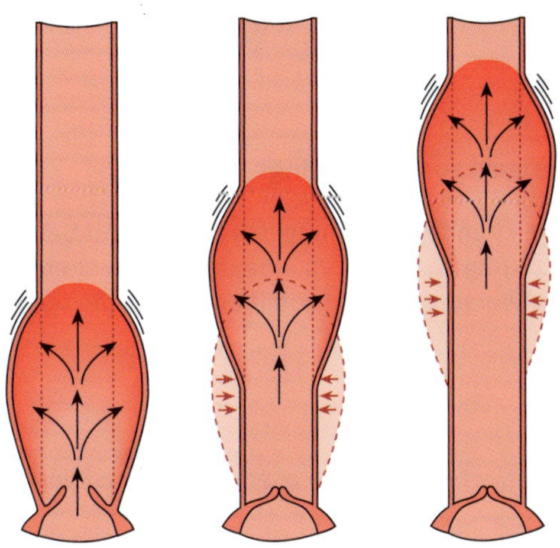

© Gerda Raichle

Die Windkesselfunktion dient dem Erhalt eines Restblutdrucks in der Kammerdiastole. Wenn das Herz aktiv pumpt, baut sich der systolische Blutdruck auf. Während es erschlafft, würde der Blutdruck dementsprechend beinahe auf 0 mmHg fallen müssen (in der Realität liegt er auch beim Herz-Kreislauf-Stillstand etwas darüber, da durch die ruhende Flüssigkeit auch weiterhin ein hydrostatischer Druck im Gefäßsystem vorhanden ist). Dies wäre allerdings ein Problem für die kontinuierliche Organdurchblutung. Aus diesem Grunde macht sich der Organismus die Windkesselfunktion zunutze. Beim Blutauswurf aus der linken Herzkammer werden die Gefäßwände der Aorta aufgedehnt, was es ihnen ermöglicht, die an sie abgegebene Energie zu speichern. Sobald das Herz wieder erschlafft, fällt der Gegendruck und die Gefäßwände können sich wieder entspannen, was es ihnen ermöglicht, die gespeicherte Energie in Form des diastolischen Blutdrucks abzugeben.

13.7 Ergänzen Sie den Text.

Erythrozyten – Thrombozyten – Blutgerinnung – Blutplasma – Leukozyten – Lebensdauer – Zellen – Immunabwehr – Herzinfarkten – Milz

Das menschliche Blut besteht aus den Blutzellen und dem sogenannten **Blutplasma**. Zu den Blutzellen gehören die **Erythrozyten**, welche den Sauerstoff im Organismus transportieren. Sie haben eine **Lebensdauer** von 120 Tagen und werden in der Milz abgebaut. Die **Thrombozyten** spielen eine Rolle bei der **Blutgerinnung**. Sie sind oftmals auch an der Entstehung von **Herzinfarkten** und Schlaganfällen beteiligt. Die **Leukozyten** hingegen sind Bestandteil des Immunsystems. Sie sind keine einheitliche Zellart, sondern ein Sammelbegriff für eine Vielzahl von **Zellen**, die sowohl der spezifischen als auch der unspezifischen **Immunabwehr** angehören können.

Lösungen

13.8 Planen Sie Ihr Vorgehen.

Sie werden als KTW-Besatzung zu einem Patienten mit einer frisch diagnostizierten Beinvenenthrombose gerufen. Er gibt an, er habe eine Einweisung von seinem Hausarzt erhalten, da sein rechtes Bein seit einigen Tagen geschwollen sei.

Bei einer Thrombose handelt es sich nicht um einen akut lebensbedrohlichen Zustand. Dementsprechend kann der Transport mit einem KTW durchgeführt werden. Ein Risiko bei einer unbehandelten Thrombose ist, dass sich Thrombusanteile lösen und über das venöse System in die Lungenstrombahn gelangen können. Die daraus resultierende Lungenembolie stellt wiederum ein gefährliches Krankheitsbild für den Patienten dar. Aus diesem Grunde muss ein Gehtransfer unterbleiben. Der Patient sollte mit einem Tragestuhl oder einem Tragetuch zum RTW verbracht werden. Auf der Krankentrage sollte das betroffene Bein unterpolstert und hochgelagert werden, um Druckschäden zu vermeiden. Zudem muss der Patient auf Zeichen von Atembeschwerden hin überwacht werden.

13.9 Nennen Sie mindestens 5 Untersuchungen, die Sie in Bezug auf die Herz-Kreislauf-Situation des Patienten vornehmen können.*

- Pulspalpation
- Messung der Rekapillarisierungszeit
- Blutdruckmessung
- Begutachtung des EKG
- Kontrolle auf Flüssigkeitseinlagerungen (z. B. in den Beinen)

13.10 Erläutern Sie, inwieweit das Herz-Kreislauf-System mit dem Bewusstsein zusammenhängt.

Das Bewusstsein ist eine komplexe neurologische Funktion, die eine ausreichende Versorgung des Gehirns mit Sauerstoff und Nährstoffen voraussetzt. Bei einer beeinträchtigten Herz-Kreislauf-Funktion kommt es zu einer herabgesetzten Durchblutung des Gehirns. Dies geht mit einer Verminderung der Sauerstoffversorgung und somit unter Umständen mit einer Beeinträchtigung der neurologischen Funktionen einher.

13.11 Planen Sie Ihr Vorgehen.

Sie befinden sich auf einem Krankentransport im Patientenraum, als Ihre Patientin plötzlich einsetzende Brustschmerzen angibt.

Sie sollten die Patientin umgehend nach dem xABCDE-Schema untersuchen und den Fahrer des Krankentransportwagens benachrichtigen, damit er Sie unterstützen kann. Es besteht der dringende Verdacht auf ein „Akutes Koronarsyndrom“. Fordern Sie zügig einen RTW und ein NEF nach. Lagern Sie den Oberkörper der Patientin aufrecht. Sauerstoff sollte bei Dyspnoe oder einer SpO_2 von unter 90 % verabreicht werden. Je nach Ausstattung ihres Fahrzeugs können Sie eine Monitorüberwachung durchführen. Halten Sie Ihren AED griffbereit, damit Sie im Falle eines Kreislaufstillstands geeignete Maßnahmen ergreifen können.

13.12 Ergänzen Sie den Text.

Herzrhythmusstörungen – EKG – Herzen – Potenzialänderungen – Kammerflimmern – Sinusrhythmus – Erregungsbildung – Herzmuskel

Die Ableitung eines Elektrokardiogramms (**EKG**) ermöglicht es, die elektrischen Ströme, die am menschlichen **Herzen** fließen, nachzuvollziehen. Hierfür wird sich zunutze gemacht, dass die ablaufenden **Potenzialänderungen** am **Herzmuskel** auch auf der Haut messbar sind. Der regelhafte Herzrhythmus ist der **Sinusrhythmus**. Wenn das Herz allerdings geschädigt ist, wird auch seine Fähigkeit zur **Erregungsbildung** und -leitung beeinträchtigt. Dies führt dazu, dass sich auch das Bild im EKG verändert. Dies kann von einfachen Veränderungen bis hin zu lebensbedrohlichen **Herzrhythmusstörungen** reichen. Unmittelbar lebensbedrohliche Rhythmusstörungen wären zum Beispiel das **Kammerflimmern** oder die pulslose elektrische Aktivität.

13.13 Beschriften Sie die Abbildung.

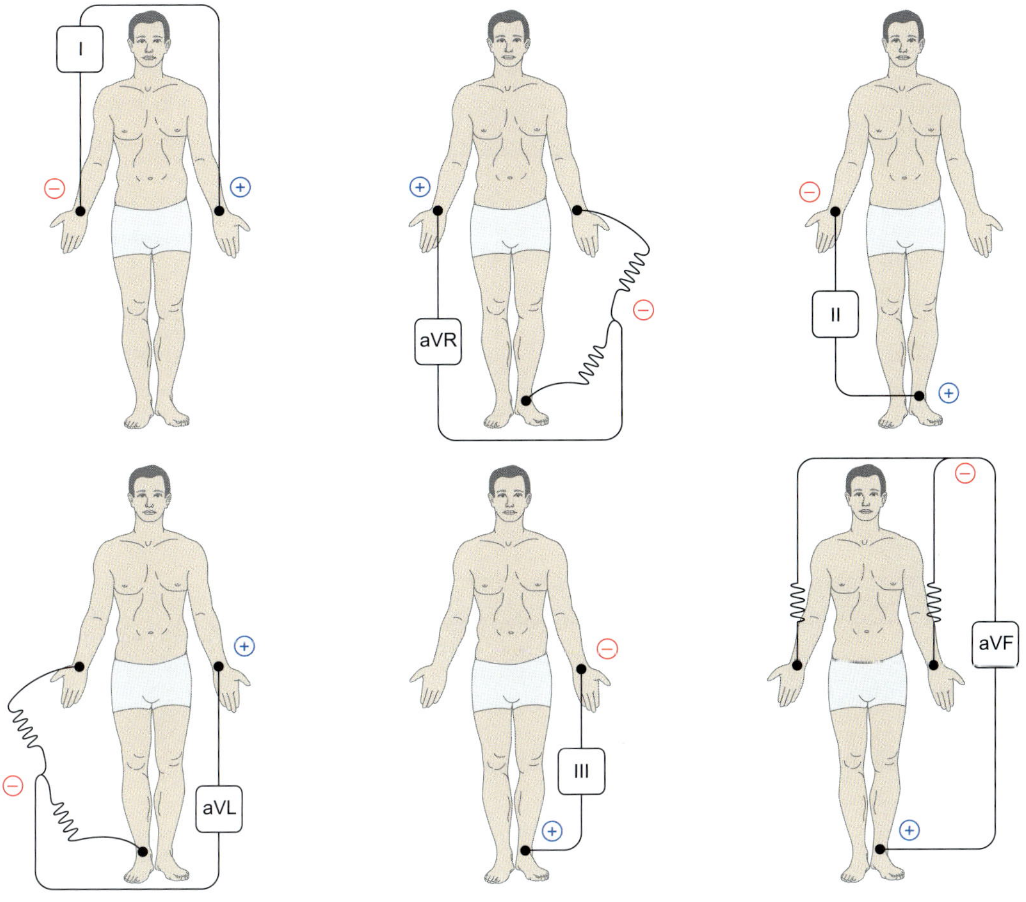

© Stefan Dangl, München

13.14 Nennen Sie die Punkte, an denen die Brustwandableitungen nach Wilson angebracht werden.

- V1 = 4. ICR rechts parasternal
- V2 = 4. ICR links parasternal
- V3 = Mittig zwischen V2 und V4
- V4 = 5. ICR Medioclavicularlinie
- V5 = Höhe V4 vordere Axillarlinie
- V6 = Höhe V4 mittlere Axillarlinie

13.15 Erläutern Sie die Bedeutung der EKG-Untersuchung in der dargestellten Situation.

Sie werden zu einem Patienten gerufen, der seit 20 Minuten über starke Brustschmerzen mit Ausstrahlung in den linken Arm klagt. Am Einsatzort finden Sie einen kaltschweißigen Mann mittleren Alters vor, der angibt, sein Herz stolpere ab und zu.

Brustschmerzen, insbesondere mit Ausstrahlung in Bauch, Rücken, Gesicht oder Arme, sind immer dringend verdächtig, Anzeichen eines Herzinfarkts zu sein. In dieser Situation ist die EKG-Untersuchung von unschätzbarem diagnostischen Wert. Zum einen können bestimmte Formen des Herzinfarkts im EKG dargestellt und damit auch gezielt therapiert werden. Zum anderen besteht bei einem Herzinfarkt ein hohes Risiko für die Ausbildung von Herzrhythmusstörungen, wie etwa einer ventrikulären Tachykardie. Auch diese müssen schnell erkannt und zeitnah therapiert werden.

13.16 Ergänzen Sie die Abbildung.

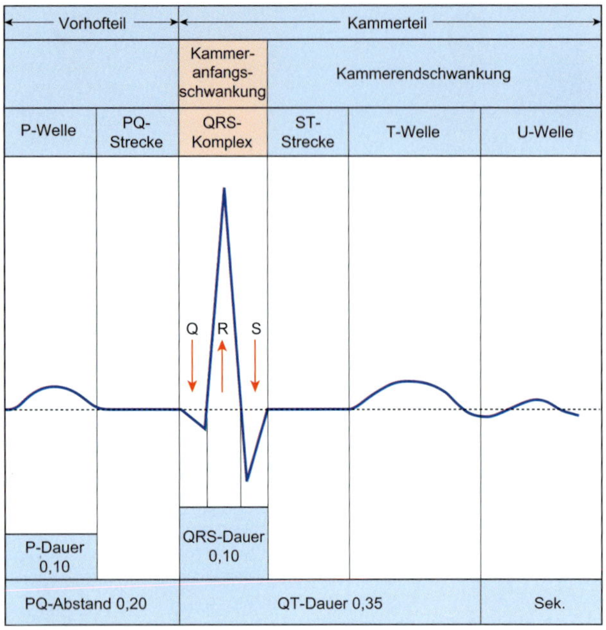

EKG-Merkmal	Physiologischer Vorgang
P-Welle	Vorhoferregung
PQ-Strecke	Vollständige Erregung der Vorhöfe
PQ-Zeit	Zeit zwischen dem Erregungsbeginn der Vorhöfe und der Kammern
Q-Zacke	Erregung des Kammerseptums
QRS-Komplex	Erregungsausbreitung in den Kammern
ST-Strecke	Vollständige Erregung der Kammern
T-Welle	Erregungsrückbildung der Kammern
QT-Zeit	Gesamte elektrische Kammeraktion
U-Welle	Erregungsrückbildung in den Kammermuskeln durch Kalium-Aufnahme; bei Hypokaliämie ausgeprägt

© Heike Hübner, Berlin

13.17 Nennen Sie mindestens 5 verschiedene Herzrhythmusstörungen.*

- Vorhofflimmern
- Asystolie
- Sinusbradykardie
- AV-Blockierung
- Supraventrikuläre Tachykardie

Lösungen

13.18 Befunden Sie das EKG.

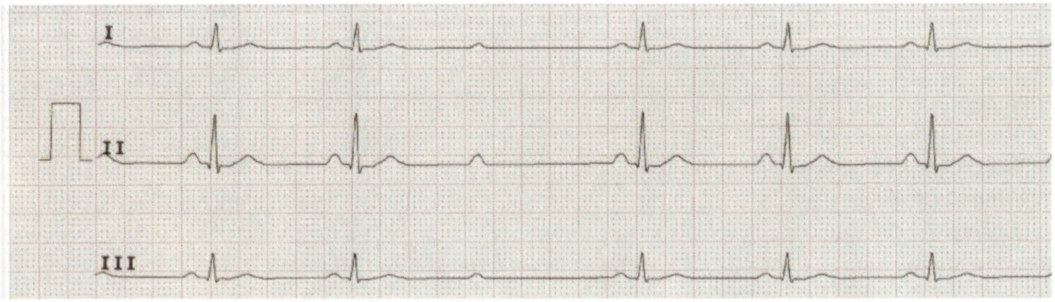

© Hans-Martin Grusnick, Lübeck

Die Herzfrequenz ist relativ langsam. Sie liegt bei etwa 60/Min., wobei einzelne QRS-Komplexe ausfallen. P-Wellen sind gut erkennbar. Der Rhythmus ist unregelmäßig, da einzelne QRS-Komplexe ausfallen. Sie fallen aber in einem regelmäßigen Rhythmus aus, so dass das EKG auch als rhythmisch gedeutet werden kann. Die P-Wellen stehen im Zusammenhang mit den QRS-Komplexen. Die PQ-Zeit ist stets gleich. Allerdings fallen einzelne Kammerkomplexe aus. Die Kammerkomplexe sind schmal. Die ST-Strecke ist nicht verändert.
Dieses EKG spricht für das Vorliegen einer höhergradigen AV-Blockierung (AV-Block Grad II, Mobitz II). Es liegt also eine Blockierung der Überleitung von den Vorhöfen auf die Herzkammern vor. Es handelt sich um ein potenziell bedrohliches Krankheitsbild.

13.19 Nennen Sie die 4 Schritte bei der EKG-Basisbefundung.

1. Beurteilung der Herzfrequenz
2. Beurteilung der Rhythmusform
3. Beurteilung des QRS-Komplexes
4. Beurteilung von Abweichungen von einem normalem EKG

Das Schema zur EKG-Auswertung ist immer etwas unterschiedlich. So könnte man die Basisbefundung auch kleinschrittiger durchführen, indem man nach Beurteilung von Frequenz und Rhythmusform von links nach rechts durchgeht und P-QRS-T in Form und Zeiten beurteilt. Auf diese Weise wird eine systematische Vorgehensweise etabliert.

13.20 Befunden Sie das EKG.

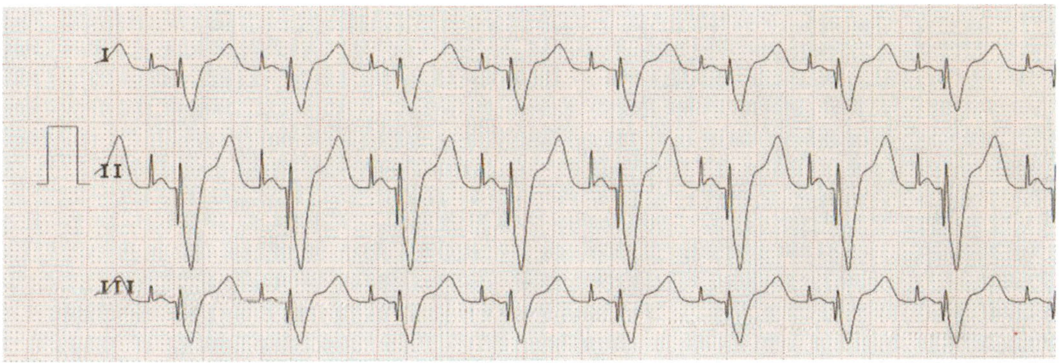

© Hans-Martin Grusnick, Lübeck

Die Herzfrequenz liegt bei ca. 80/Min. Die Kammerkomplexe sind breit (> 120 ms). Der Rhythmus ist regelmäßig. Es liegen Schrittmacherspikes vor den P-Wellen, sodass davon auszugehen ist, dass die Vorhöfe durch einen Schrittmacher stimuliert werden. Es liegen Schrittmacherspikes vor den QRS-Komplexen, sodass davon auszugehen ist, dass die Kammern ebenfalls durch einen Schrittmacher stimuliert werden.
Dieses EKG ist ein gutes Beispiel dafür, dass ein EKG auch ohne eine akute pathologische Ursache sehr verwirrend aussehen kann. Wichtig ist also, neben der strukturierten Basisbefundung, auch immer die klinische Einschätzung des Patienten. Dieser Patient könnte zum Beispiel „nur" einen verstauchten Fuß haben und ganz zufällig Herzschrittmacherträger sein.

13.21 Richtig oder falsch?

	Richtig	Falsch
1. Eine Sinustachykardie ist ein Sinusrhythmus mit einer Frequenz von mehr als 100/Minute. Sie ist oftmals ein Zeichen für Stress, Anstrengung, Schmerz, Angst, Volumenmangel o. ä.	✓	
2. Eine pulslose elektrische Aktivität kann ähnlich aussehen wie ein Sinusrhythmus.	✓	
3. Bei einer Asystolie muss nur dann mit der Reanimation begonnen werden, wenn zweifelsfrei kein Puls vorhanden ist.		✗
4. Supraventrikuläre Tachykardien werden häufig durch Störungen im Bereich des AV-Knotens ausgelöst.	✓	
5. Kammerflimmern wird auch als „Nulllinie" bezeichnet. Eine Defibrillation sollte so früh wie möglich erfolgen.		✗

3. Grundsätzlich sollte der manchmal schwer zu tastende Puls nicht den Ausschlag über die Entscheidung für eine Reanimation geben. Ist eine Asystolie festgestellt, kann kein Puls vorhanden sein. Es muss unbedingt mit der Reanimation begonnen werden.
5. Kammerflimmern zeichnet sich durch mittlere bis kleinste unorganisierte Ausschläge im EKG aus. Eine „Nulllinie" würde einer Asystolie oder einem defekten EKG-Kabel entsprechen.

13.22 Befunden Sie das EKG und nennen Sie eine Untersuchung, die Sie in diesem Fall unbedingt durchführen müssen.

Sie werden zu einem bewusstlosen Patienten in einer Privatwohnung gerufen. Ihr Patient habe sich laut der Ehefrau an die Brust gefasst und sei kurz darauf zusammengesunken.

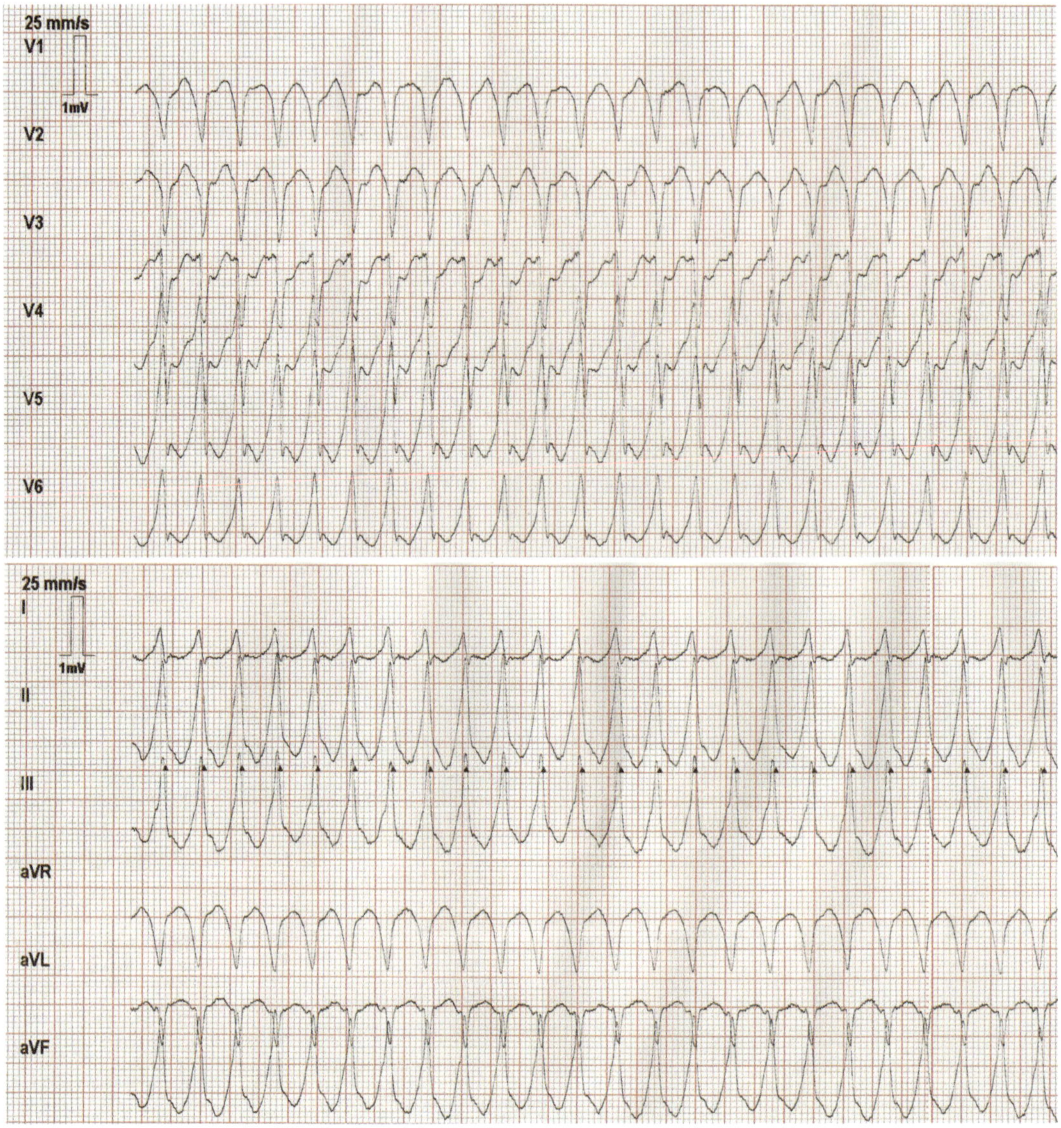

© Hans-Martin Grusnick, Lübeck

Beim dargestellten Herzrhythmus handelt es sich um eine ventrikuläre Tachykardie. Dies bedeutet, dass die Erregung von den Herzkammern ausgeht, was an den breiten Kammerkomplexen zu erkennen ist. Zudem ist keine Vorhofaktivität auszumachen und es liegt eine regelmäßige Frequenz von etwa 230/Min. vor. Bei ventrikulären Tachykardien muss unbedingt der Puls getastet werden. Sollte dieser nicht vorhanden sein, spricht man von einer pulslosen ventrikulären Tachykardie. In diesem Falle muss die Reanimation eingeleitet werden. Es sollte dann schnellstmöglich eine Defibrillation erfolgen. Bei Unsicherheiten, ob ein Puls vorhanden ist oder nicht, wird in jedem Falle mit der Reanimation begonnen.
Wie Sie sehen, befinden sich auch in diesem Fließtext alle Elemente der Basisbefundung eines EKG. Wenn Sie sich also die oben genannten 4 Schritte merken, können Sie bereits zahlreiche bedrohliche EKG-Bilder grob einschätzen.

13.23 Erläutern Sie die Gefahren von bradykarden Herzrhythmusstörungen.

Bradykarde Herzrhythmusstörungen zeichnen sich durch eine Pulsfrequenz von weniger als 50–60 Schlägen pro Minute aus. Ihnen allen ist gemeinsam, dass das Herz weniger Blut in den Körperkreislauf pumpen kann, als dies physiologisch der Fall wäre. Es gilt hierbei: Je tiefer die Herzfrequenz, desto bedrohlicher ist die Situation für den Patienten. In Ruhe ist eine niedrige Herzfrequenz oftmals kein Problem. Bei körperlichen Anstrengungen kann es aber zur Minderversorgung und damit zur Bewusstlosigkeit kommen. Außerdem können viele bradykarde Herzrhythmusstörungen zu Herz-Kreislauf-Stillständen führen.

13.24 Richtig oder falsch?

	Richtig	Falsch
1. Ein Defibrillator ist ein Gerät zur Erzeugung elektrischer Impulse zur Therapie von Herzklappenerkrankung.		✗
2. Hierzu werden zwei Elektroden benutzt, über die der Strom in den Körper des Patienten eindringen bzw. wieder ausgeleitet werden kann.	✓	
3. Es werden mehrere Arten von Defibrillatoren unterschieden: Manuelle Geräte, halbautomatische Geräte und vollautomatische Geräte.	✓	
4. Bei den manuellen Geräten muss der Stromstoß manuell durch den Anwender erfolgen. Das Gerät analysiert zuvor den Herzrhythmus und gibt eine Empfehlung ab.		✗
5. Halbautomatische Geräte geben keinen Stromstoß frei, wenn das EKG des Patienten dies nicht begründet.	✓	
6. Bei den automatischen Geräten werden von diesen gleichzeitig die Thoraxkompressionen durchgeführt.		✗

1. Herzklappenerkrankungen können nicht mit einem Defibrillator therapiert werden.
4. Die Beschreibung trifft auf halbautomatische Geräte zu. Bei manuellen Geräten erfolgt die Analyse nur durch den Anwender.
6. Automatische Geräte führen keine Thoraxkompressionen durch. Hierbei würde es sich um mechanische Kompressionshilfen handeln.

13.25 Definieren Sie den Begriff „Schock".

Ein Schock ist eine generalisierte Diskrepanz zwischen dem Sauerstoffangebot an den Organismus und dessen Sauerstoffbedarf.

13.26 Benennen Sie die verschiedenen Schockstadien und ordnen Sie die entsprechenden Symptome zu.

Ischämie der Kapillargefäße – Kalte, feuchte Marmorierung der Haut – Koma – Periphere Zyanose – Durstgefühl – Müdigkeit – Azidose im Kapillargebiet – Zunahme der Atemfrequenz – Kaltschweißigkeit – Abfall der Körperkerntemperatur – Mäßiger Blutdruckabfall – Bradypnoe

Symptome im Schock

Stadium I: Kompensierter Schock	**Stadium II:** Dekompensierter Schock	**Stadium III:** Irreversibler Schock
Durstgefühl	Ischämie der Kapillargefäße	Koma
Müdigkeit	Periphere Zyanose	Abfall der Körperkerntemperatur
Zunahme der Atemfrequenz	Azidose im Kapillargebiet	Kalte, feuchte Marmorierung der Haut
Mäßiger Blutdruckabfall	Kaltschweißigkeit	Bradypnoe

13.27 Erläutern Sie das wesentliche Therapieziel der Schockbehandlung.

Das wesentliche Therapieziel bei der Schockbehandlung stellt die Reoxygenierung der unterversorgten Gewebe dar. Hierfür sind ein gesicherter Atemweg, eine angemessene Sauerstoffversorgung und eine ausreichende Blutzirkulation notwendig.

13.28 Erläutern Sie die dargestellte Maßnahme.

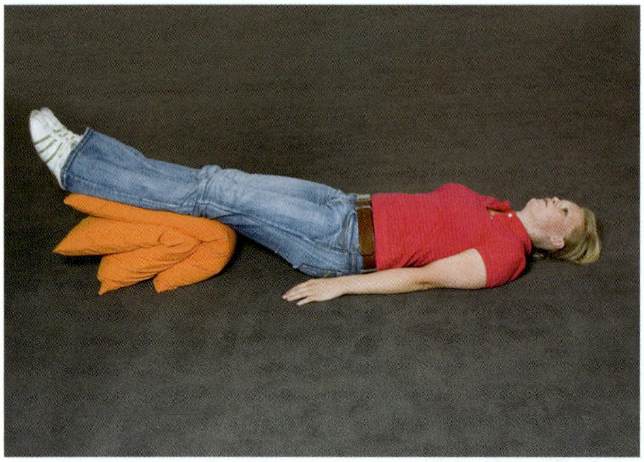

© Thomas Engbert, Design&Kommunikation, Kroonsgard

In diesem Bild ist die Anwendung der sogenannten Schocklage zu sehen. Hierbei handelt es sich um eine einfache Maßnahme, um im Falle eines hypovolämischen Schocks auch ohne Hilfsmittel reagieren zu können. Ziel ist es, das Blut aus den Beinen in den Torso zurückfließen zu lassen, um eine ausreichende Organperfusion gewährleisten zu können. Bei Anwendung der Schocklage sollte jedoch immer an eine mögliche Wirbelsäulenverletzung gedacht werden, welche ein Anheben der Beine verbieten würde. Hier kann es hilfreich sein, den Patienten zuvor auf eine Schaufeltrage, o. ä. zu legen und ihn dann in eine achsengerechte Ganzkörperschräglage zu bringen.

13.29 Nennen Sie mindestens 8 mögliche Ursachen für einen hypovolämischen Schock.*

- Verbrennungen
- Offene Frakturen
- Durchfall/Erbrechen
- Flüssigkeitsverluste durch Schwitzen
- Bauchtraumen
- Amputationen
- Arterielle Verletzungen
- Gastrointestinale Blutungen

13.30 Vergleichen Sie den hypovolämischen Schock mit dem kardiogenen Schock.

Beim hypovolämischen Schock liegt ein Mangel an Blut oder Flüssigkeit vor. Dem Organismus fehlen dementsprechend Blutvolumen oder Sauerstoffträger (Erythrozyten). So kann der Sauerstoffbedarf des Organismus nur unzureichend gedeckt werden. Beim kardiogenen Schock hingegen ist das Flüssigkeitsvolumen normal oder sogar erhöht. Der Sauerstoffbedarf des Organismus kann hier durch eine Störung der kardialen Pumpfunktion nicht gedeckt werden. Es kommt bei erhaltenem Blutvolumen und vorhandenen Sauerstoffträgern zu einer Versorgungskrise.

13.31 Nennen Sie mindestens 6 mögliche Ursachen für einen kardiogenen Schock.*

- Herzrhythmusstörungen
- Perikarderguss
- Herzklappenfehler
- Akutes Koronarsyndrom
- Kardiales Lungenödem
- Contusio cordis

13.32 Planen Sie Ihr Vorgehen.

Sie werden zu einem Haushaltsunfall gerufen. Eine Frau mittleren Alters ist durch eine Glasscheibe gestürzt und blutet nun stark an beiden Armen. Im Gesicht hat sie leichtere Schnittwunden. Die Patientin ist bewusstseinsgetrübt und atmet schnell.

Die Patientin ist vital gefährdet. Sie scheint sich bereits im dekompensierten Stadium eines hypovolämischen Schocks zu befinden. Oberste Priorität hat hier die Blutstillung (X) mithilfe einer manuellen Kompression, eines Druckverbands oder einer Blutsperre (z. B. durch die Anlage eines Tourniquets). Es gilt also das xABCDE-Schema. Zudem sollte ein Notarzt nachgefordert werden. Der Atemweg muss gesichert und eine Absaugbereitschaft herstellt werden (A), Sauerstoff sollte großzügig verabreicht werden, ggf. ist eine (assistierte) Beatmung durchzuführen (B). Die Anlage von großlumigen Venenzugängen und die Verabreichung von Infusionslösungen ermöglicht die Rückführung verlorener Flüssigkeit (C). Die Sauerstoffträger (Erythrozyten) können allerdings nur durch eine Bluttransfusion ersetzt werden, welche in Deutschland zumeist nur klinisch erfolgt. Hieraus folgt, dass ein zügiger Transport unter Voranmeldung durchgeführt werden sollte.

13.33 Finden Sie die 8 versteckten Begriffe.

Tipp: Sie alle haben etwas mit einer bestimmten Schockform zu tun.

L	R	U	Z	Z	G	K	J	N	B	J	Q	J	G	J	T	P	Q	A	V
B	V	U	X	S	L	O	S	H	R	N	P	A	R	F	Ü	M	K	U	F
P	K	J	A	R	W	N	A	H	R	U	N	G	S	M	I	T	T	E	L
O	D	Z	C	L	W	S	B	P	D	F	A	R	A	K	A	V	E	K	S
Y	T	B	V	E	G	E	L	Z	C	C	P	T	U	M	O	R	C	O	P
I	R	O	Y	C	P	R	V	R	B	K	K	I	D	E	O	C	E	Q	S
N	K	T	R	K	T	V	E	B	X	O	C	E	J	D	E	D	J	V	G
S	D	X	E	H	F	I	G	C	L	N	P	R	H	I	R	K	I	F	G
E	G	A	I	R	V	E	K	G	U	T	Q	H	B	K	A	D	K	Y	T
K	Q	I	N	O	M	R	V	L	W	R	P	A	M	A	R	H	Q	S	D
T	C	L	I	G	Z	U	X	S	Y	A	U	A	W	M	W	S	J	Y	X
E	R	J	G	S	T	N	E	S	X	S	Q	R	U	E	H	I	S	D	M
N	C	H	E	V	Y	G	J	R	F	T	Q	E	C	N	G	J	N	C	E
G	D	D	R	P	C	S	H	J	T	M	X	W	Y	T	P	B	W	L	D
I	R	P	U	T	D	M	C	L	G	I	S	W	Y	E	Y	S	I	W	S
F	R	R	F	D	J	I	S	E	I	T	G	V	C	K	T	Y	L	W	V
T	W	R	T	N	W	T	D	R	C	T	P	D	C	L	E	U	D	A	Z
E	X	X	Y	U	V	T	O	P	B	E	G	V	E	K	K	H	B	L	T
B	N	V	C	I	D	E	M	J	H	L	E	X	H	K	S	I	H	G	A
P	D	R	M	R	E	L	Z	X	E	D	L	W	H	R	P	J	H	U	O

13.34 Erläutern Sie die pathophysiologischen Vorgänge beim septischen Schock.

Ein Schock stellt grundsätzlich ein Verteilungsproblem von Sauerstoff im Organismus dar. Dies kann, wie etwa im Fall eines hypovolämischen Schocks, an einem Mangel an Flüssigkeit liegen oder aber an einem zu großen Verteilungsraum. Im Falle des septischen Schocks werden die Blutgefäße durch Entzündungsmediatoren weit gestellt, was zu einem Versacken des Blutes in den peripheren Blutgefäßen führt. Dem Organismus ist es damit nicht mehr möglich, einen angemessenen Blutdruck aufzubauen, um die inneren Organe zu versorgen. Es kommt zu einem Sauerstoffmangel im Gewebe. Einer Sepsis liegt zumeist ein bakterieller Infekt zu Grunde.

13.35 Richtig oder falsch?

	Richtig	Falsch
1. Ursachen für einen neurogenen Schock sind Schäden am Parasympathikus.		✗
2. Die Gefäßwandspannung lässt nach, dadurch versackt das Blut in die peripheren Blutgefäße.	✓	
3. Beispiele hierfür könnten sein: Meningitis, Schädel-Hirn-Trauma, Wirbelsäulenverletzung.	✓	
4. Der neurogene Schock stellt die zeitkritischste Schockform dar. Der Patiententransport sollte äußerst zügig erfolgen.		✗
5. Ein Wärmeerhalt sollte in diesem Falle ausdrücklich nicht erfolgen, da die Patienten durch das warme Blut in den peripheren Blutgefäßen oftmals eine erhöhte Temperatur aufweisen.		✗

1. Ursachen für einen neurogenen Schock sind Schäden am zentralen Nervensystem (ZNS).
4. Der neurogene Schock ist im Verhältnis zum hypovolämischen Schock oftmals weniger zeitkritisch. Wie bei allen Notfallpatienten ist eine zügige und konsequente Arbeitsweise allerdings auch hier notwendig.
5. Da das Blutvolumen nicht mehr gerichtet verteilt werden kann, besteht auch hier die Gefahr einer Hypothermie.

13.36 Nennen Sie jeweils 3 mögliche Symptome des jeweiligen Anaphylaxie-Stadiums.

Stadium	Symptome
I – Leichte allergische Reaktion	Haut- und Schleimhautreaktionen (Schwellung, Hautrötung, Juckreiz, Flush, Urtikaria), Quincke-Ödem
II – Ausgeprägte allergische Reaktion	Zusätzlich: Allgemeinreaktionen wie Unruhe, Kopfschmerzen, Hitzegefühl, Übelkeit, Erbrechen; Kreislauf- (z. B. Hypotonie, Tachykardie) und Atemwegsreaktionen (z. B. Dyspnoe)
III – Bedrohliche anaphylaktische Reaktion	Zusätzlich: Lebensbedrohliche Reaktion mit schwerer Dyspnoe (inspiratorischer Stridor, exspiratorisches Giemen, verlängerte Ausatmung); Schockzeichen (Tachykardie, Hypotonie, Frieren, Blässe, Kaltschweißigkeit), Bewusstseinstrübung
IV – Vitales Organversagen	Atem- und Herz-Kreislauf-Stillstand

13.37 Wie wird Adrenalin im Rahmen eines anaphylaktischen Schocks bei einem 11-jährigen Jungen dosiert?

✓ 0,3 mg i. m. unverdünnt

13.38 Erläutern Sie, welche Medikamente neben Adrenalin im Rahmen eines anaphylaktischen Schocks noch verabreicht werden.

Neben der Adrenalingabe ist vor allem die Volumengabe mit Vollelektrolytlösung von großer Bedeutung. Durch die Kombination der Katecholamin- und der Volumenwirkung kann einem starken Abfall des Blutdrucks oftmals gut begegnet werden. Daneben werden zumeist noch ein Glukokortikoid und ein Histaminrezeptorenblocker verabreicht. Diese beiden Medikamente scheinen allerdings eher eine nachrangige Bedeutung zu haben. Bei Atemwegsproblemen kann Adrenalin zusätzlich auch vernebelt werden.

13.39 Nennen Sie mindestens 4 Notfallbilder, die zu einem obstruktiven Schock führen können.*

- Herzbeuteltamponade
- Spannungspneumothorax
- Lungenembolie
- Vena-cava-Kompressionssyndrom

13.40 Erläutern Sie die Bedingungen, die erfüllt sein müssen, um mit Reanimationsmaßnahmen bei einem Patienten zu beginnen.

Es muss der Verdacht auf einen Herz-Kreislauf-Stillstand bestehen. Dies äußert sich durch Bewusstlosigkeit, Atemstillstand und Pulslosigkeit. Der Puls ist jedoch oft schwer zu tasten. Gerade untrainierte Helfer fühlen gelegentlich ihren eigenen Puls in den Fingern und gehen somit fälschlicherweise von vorhandenen Herzaktionen bei einem eigentlich reanimationspflichtigen Patienten aus. Dies hat zur Folge, dass in jedem Falle mit den Reanimationsmaßnahmen begonnen werden sollte, wenn Zweifel am Vorhandensein eines Pulses bestehen. Auf die Palpation des Pulses sollte bei Unsicherheiten ggf. vollständig verzichtet werden.

13.41 Nennen Sie die 4 verschiedenen Formen des Herz-Kreislauf-Stillstands.

- Asystolie
- Pulslose elektrische Aktivität
- Kammerflimmern
- Pulslose ventrikuläre Tachykardie

13.42 Positionieren Sie die Helfer und die Ausrüstung möglichst optimal für die Durchführung einer Reanimation.

Sauerstoff – Teamleiter – Absaugung – Koffer – Teampartner – EKG

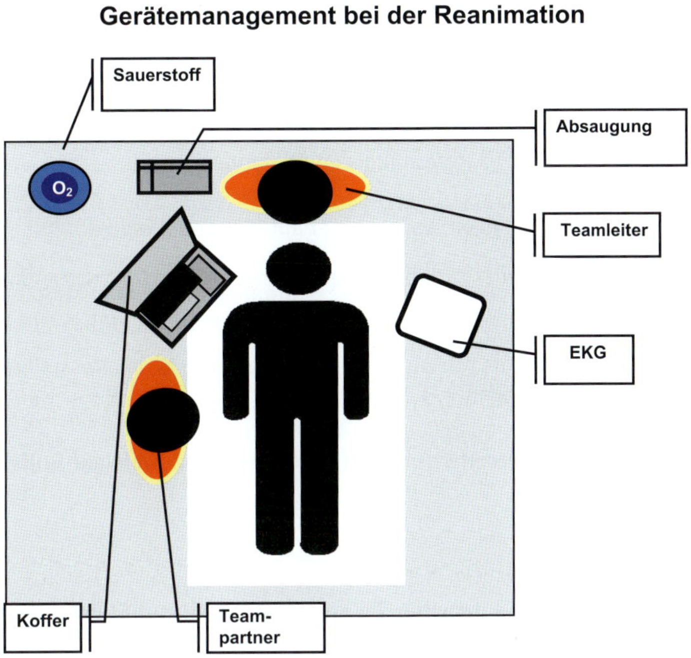

© Malteser Rettungsdienst-Schulen

13.43 Nennen Sie 4 mögliche reversible Ursachen für den Herz-Kreislauf-Stillstand in dieser Situation.

Sie werden zu einem Patienten gerufen, der aus dem 2. Stock gefallen ist. Zum Zeitpunkt des Notrufs war er noch bei Bewusstsein. Kurz vor Ihrer Ankunft wurde er bewusstlos. Sie können keine Atmung feststellen und beginnen mit der Wiederbelebung.

Die wahrscheinlichsten Ursachen sind:

- Hypovolämie (durch Blutverlust nach innen oder außen)
- Hypoxie (durch eine Verlegung oder eine Verletzung der Atemwege)
- Herzbeuteltamponade (durch eine Thoraxverletzung)
- Spannungspneumothorax (durch eine Thoraxverletzung)

Achtung: Es gibt natürlich noch andere mögliche Ursachen für die Bewusstlosigkeit, zum Beispiel das Vorliegen eines schweren Schädel-Hirn-Traumas. Allerdings handelt es sich hierbei nicht um einen reversiblen Zustand.

13.44 Richtig oder falsch?

	Richtig	Falsch
1. Mit Thoraxkompressionen können etwa 60 % der kardialen Auswurfleistung des Normalkreislaufs erzielt werden.		✗
2. Patienten, die auf weichen Unterlagen (z. B. Matratzen) liegen, müssen im Falle einer Reanimation auf eine harte Unterlage (z. B. Zimmerboden) umgelagert werden.	✓	
3. Der Druckpunkt liegt auf der unteren Hälfte des Sternums. Für die Thoraxkompressionen wird der Handballen genutzt.	✓	
4. Die Drucktiefe sollte mehr als 6 cm betragen, das Verhältnis von Kompression zu Dekompression sollte etwa bei 1 : 1 liegen.		✗
5. Die Druckfrequenz sollte bei 100–120/Min. liegen. Es ist immer auf eine vollständige Entlastung des Brustkorbs zu achten.	✓	
6. Es erfolgen bei Erwachsenen immer 30 Kompressionen und 2 Beatmungen. Alle zwei Minuten wird eine Analyse des Herzrhythmus mit ggf. nachfolgender Defibrillation durchgeführt.	✓	

1. Mit der Thoraxkompression kann eine kardiale Auswurfleistung von etwa 25 % des Normalkreislaufs erzielt werden.
4. Die Drucktiefe sollte zwischen 5 und 6 cm liegen.

13.45 Nennen Sie die defibrillationswürdigen Herzrhythmen im Falle eines Herz-Kreislauf-Stillstands.

- Pulslose ventrikuläre Tachykardie
- Kammerflimmern

13.46 Nennen Sie mindestens 5 wahrscheinliche Ursachen für einen Herz-Kreislauf-Stillstand im Kindesalter.*

Kinder erleiden in Industrieländern selten Herz-Kreislauf-Stillstände. So liegt die Kindersterblichkeit in Deutschland bei unter 0,4 % (d. h. weniger als 4 von 1.000 Kindern). Als wahrscheinliche Ursachen hierfür kommen infrage:

- Respiratorische Störungen
- Verletzungen
- Beinahe-Kindstod
- Vergiftungen
- Angeborene Herzfehler

13.47 Erläutern Sie, wann Reanimationsmaßnahmen bei Kindern begonnen werden müssen.

Vereinfacht lassen sich die Indikationen für eine Reanimation bei Kindern in zwei Gruppen einteilen:

- Liegt keine ausreichende Spontanatmung vor, muss eine effektive Beatmung durchgeführt werden. Wenn die Herzfrequenz dennoch unter 60 Schläge/Min. abfällt, muss eine Reanimation begonnen werden.
- Liegen keine normale Atmung (Apnoe oder Schnappatmung) und keine sonstigen Lebenszeichen vor, muss ebenfalls mit der Reanimation begonnen werden.

Insbesondere bradykarde Kinder reagieren oft sehr gut auf eine Verbesserung der Oxygenierung. Dennoch sollte im Zweifel immer mit Thoraxkompressionen begonnen werden.

13.48 Erläutern Sie, wie Sie die Atemkontrolle bei Kindern durchführen würden.

Auch bei Kindern erfolgt die Prüfung der Atmung nach dem Schema „Sehen, Hören, Fühlen“. Da Kinder vor allem mit dem Zwerchfell atmen, sollte bei der Atemkontrolle insbesondere auf die Bauchdecke geachtet werden. Hören und Fühlen entsprechen dem Vorgehen beim Erwachsenen. Es sollte hier also sowohl auf Atemgeräusche als auch auf Luftbewegungen an der Wange des Helfers geachtet werden. Der Kopf darf nur leicht überstreckt in die sogenannte „Schnüffelposition“ gebracht werden.

13.49 Erläutern Sie die Abbildung.

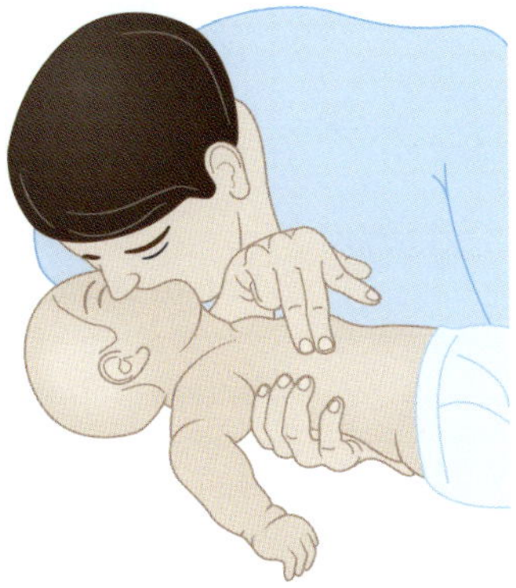

© Martha Kosthorst, Borken

Zu erkennen ist die Basisreanimation eines Säuglings mit der vor 2025 empfohlenen Ein-Helfer-Methode. Hierbei ist zu sehen, dass der Säugling auf dem Unterarm des Helfers gelagert ist und dass die Kompressionen mittels zwei Fingern erfolgen. Diese Methode findet im Rettungsdienst in der Regel keine Anwendung und wird auch in den Leitlinien nicht mehr empfohlen. Stattdessen wird auch als Einzelhelfer mit folgender Methode gearbeitet. Bei dieser wird der Thorax des Säuglings von einem Helfer umfasst und mithilfe der Daumen komprimiert. Nach 15 Kompressionen erfolgen 2 Beatmungen, ggf. durch den zweiten Helfer, wenn verfügbar. Die Beatmungen erfolgen außerdem sowohl aus hygienischen als auch aus Gründen der Effektivität mit einem Beatmungsbeutel.

13.50 Richtig oder falsch?

	Richtig	Falsch
1. Als Neugeborene gelten alle Kinder, die weniger als 4 Tage alt sind.		✗
2. Die Reanimationsmaßnahmen sollten bei Kindern bei einer Herzfrequenz von weniger als 60/ Min. begonnen werden.	✓	
3. Initial sollten bei einem reanimationspflichtigen Neugeborenen laut ERC 5 Initialbeatmungen erfolgen.	✓	
4. Die Reanimation von Neugeborenen wird im Verhältnis von 3:1 durchgeführt.	✓	
5. Der Wärmeerhalt nach Wiedereintreten eines Spontankreislaufs spielt bei Neugeborenen, wie bei allen Reanimationen, eine untergeordnete Rolle.		✗

1. Neugeborene sind alle Kinder bis zum Alter von 4 Wochen. Im Rahmen von Reanimationen gilt allerdings eine andere Definition. Hier ist nur die unmittelbare Zeit nach der Geburt gemeint!
5. Insbesondere bei Neugeborenen (und Kindern im Allgemeinen) ist der Wärmeerhalt von größter Wichtigkeit.

13.51 Erläutern Sie, wie eine Bewusstseinskontrolle bei kleinen Kindern und Säuglingen durchgeführt werden kann.

Kleine Kinder und Säuglinge können auf verschiedene Weisen stimuliert werden. Ein klassischer Schmerzreiz sollte möglichst vermieden werden. Sowohl das Reiben der Fußsohlen bei Säuglingen oder Abtrocknen bei Neugeborenen haben sich sehr gut bewährt. Bei älteren Kindern kann eine Bewusstseinskontrolle durch laute Ansprache oder leichtes Rütteln an den Schultern (nicht bei Verletzung der Halswirbelsäule) erfolgen. Achtung: Besonders kräftiges Schütteln kann bei Neugeborenen und Säuglingen zu Gehirnverletzungen führen.

13.52 Was muss bei der Beatmung von Kindern unbedingt vermieden werden?

✓ Finger mit etwas Druck im Bereich des Mundbodens platzieren

13.53 Ergänzen Sie die Tabelle.

Alter	Kompressionstiefe	Kompressionsfrequenz	Kompressionsort
Newly born (Neugeborenes)	2 cm	120/Min.	Untere Sternumhälfte Zwei-Daumen-Technik
Neonate (bis 28 Tage nach Geburt)	2 cm	120/Min.	Untere Sternumhälfte Zwei-Daumen-Technik
Infant (Säugling, 1. Lebensjahr)	4 cm	100–120/Min.	Untere Sternumhälfte
Child (Kleinkind/Kind)	5 cm	100–120/Min.	Untere Sternumhälfte

Ab dem Beginn der Pubertät soll eine Erwachsenenreanimation durchgeführt werden.

13.54 Wie werden die folgenden Medikamente im Rahmen einer Kinderreanimation dosiert?

Adrenalin: 0,01 mg/kgKG (max. 1 mg)
Amiodaron: 5 mg/kgKG (max. 300 mg)

13.55 Sortieren Sie die Begriffe.

Aszites – Lungenödem – Zyanose – Nykturie – Herzvergrößerung – Gestaute Halsvenen – Leistungsminderung – Dyspnoe – Pleuraerguss – Beinödeme

Symptome der Herzinsuffizienz

Linksherzinsuffizienz	Rechtsherzinsuffizienz	Gemeinsame Symptome
• Lungenödem • Zyanose • Dyspnoe	• Aszites • Gestaute Halsvenen • Beinödeme	• Nykturie • Herzvergrößerung • Leistungsminderung • Pleuraerguss

13.56 Nennen Sie mindestens 5 Risikofaktoren für die Ausbildung einer Arteriosklerose.*

- Rauchen
- Bewegungsmangel
- Genetische Faktoren
- Erhöhte Blutfettwerte
- Diabetes mellitus

13.57 Unterscheiden Sie die Koronare Herzkrankheit (KHK) vom Akuten Koronarsyndrom (ACS).

Bei der KHK handelt es sich um eine chronische und zumeist fortschreitende Erkrankung. Dabei sind die Herzkranzgefäße durch pathologische Prozesse verengt. Dies führt zu einer schleichenden Unterversorgung der Herzmuskulatur, die sich erst spät bemerkbar machen kann. Oftmals treten erst Symptome unter (starker) Belastung auf. Beim ACS handelt es sich zum einen um einen akuten Zustand und zum anderen nicht um ein einheitliches Krankheitsbild, sondern um einen Symptomkomplex. Dies bedeutet, dass einem ACS verschiedene Erkrankungen zugrunde liegen können, die sich allerdings alle ähnlich äußern, vor allem in Form von retrosternalen Schmerzen. Eine KHK selbst ist im Gegensatz zu einem ACS, welches durch eine KHK ausgelöst worden sein kann, in erster Linie kein rettungsdienstliches Erkrankungsbild.

13.58 Nennen Sie mindestens 6 Symptome eines akuten Koronarsyndroms.*

- Brustschmerz, ggf. mit Ausstrahlung
- Übelkeit und Erbrechen
- Dyspnoe
- Todesangst
- Vernichtungsgefühl
- Kaltschweißige Haut

Lösungen

13.59 Unterscheiden Sie die stabile Angina pectoris, die instabile Angina pectoris und die Prinzmetal-Angina.

Alle drei Formen weisen das Leitsymptom des Brustschmerzes bzw. eines Beklemmungsgefühls in der Brust auf. Bei allen Formen liegt kein Myokardinfarkt vor. Die stabile Angina pectoris ist gekennzeichnet durch bekannte, wiederkehrende Beschwerden bei bestimmten Belastungen. Treten die Symptome erstmalig auf oder werden stärker als gewohnt, wird von einer instabilen Angina pectoris gesprochen. Eine Prinzmetal-Angina stellt eine Sonderform dar. Bei ihr kann man EKG-Veränderungen beobachten, die durch Gefäßkrämpfe am Herzen ausgelöst werden. Diese sind allerdings reversibel. Es liegt auch hier kein thrombusbedingter Myokardinfarkt vor.

13.60 Finden Sie 10 versteckte Begriffe.

Tipp: Sie alle drehen sich um entzündliche Prozesse am Herzen.

H	L	G	U	S	U	M	V	F	K	Y	W	K	M	Z	R	A	R	O	K	O
E	K	I	R	B	A	J	W	X	Y	E	R	G	H	E	X	W	U	M	N	W
N	E	G	S	Y	R	M	Y	J	V	Q	M	J	X	F	D	Z	M	R	J	K
E	**H**	**E**	**R**	**Z**	**B**	**E**	**U**	**T**	**E**	**L**	**T**	**A**	**M**	**P**	**O**	**N**	**A**	**D**	**E**	J
Z	D	X	O	Q	Y	F	G	J	W	A	O	S	H	N	T	I	D	Z	S	K
Q	U	S	H	K	J	V	**P**	**E**	**R**	**I**	**K**	**A**	**R**	**D**	**I**	**T**	**I**	**S**	M	G
J	T	N	N	L	M	T	O	Z	T	I	X	N	F	I	B	P	Z	F	E	A
P	G	K	S	P	J	J	Y	M	A	I	D	K	P	E	Q	C	S	V	Z	S
U	M	J	I	J	K	H	W	I	Y	C	D	B	X	M	V	P	Q	D	M	S
H	**E**	**R**	**Z**	**R**	**Y**	**H**	**T**	**H**	**M**	**U**	**S**	**S**	**T**	**Ö**	**R**	**U**	**N**	**G**	**E**	**N**
B	P	F	W	E	Y	M	T	A	**M**	**Y**	**O**	**K**	**A**	**R**	**D**	**I**	**T**	**I**	**S**	Q
D	E	K	Y	F	K	P	E	C	J	U	L	V	S	U	Q	J	W	D	X	U
V	E	B	X	S	E	S	O	R	V	D	M	J	T	G	S	M	Q	R	E	Q
Y	M	P	C	Y	P	W	O	V	G	D	U	Y	Z	V	J	V	O	V	P	S
W	U	E	I	K	E	B	Q	F	X	T	Y	L	N	D	O	E	I	L	**F**	K
D	F	H	**V**	**I**	**R**	**E**	**N**	B	T	**A**	**N**	**G**	**S**	**T**	E	A	J	J	**I**	M
U	**S**	**T**	**R**	**E**	**P**	**T**	**O**	**K**	**O**	**K**	**K**	**E**	**N**	T	G	D	I	P	**E**	E
C	N	J	U	Q	Q	S	Q	O	S	H	R	T	X	E	W	N	M	F	**B**	V
V	D	**E**	**N**	**D**	**O**	**K**	**A**	**R**	**D**	**I**	**T**	**I**	**S**	T	W	M	O	B	**E**	O
C	R	Y	O	O	P	G	T	P	V	F	Q	N	O	M	U	G	C	T	**R**	I
E	E	**H**	**E**	**R**	**Z**	**I**	**N**	**S**	**U**	**F**	**F**	**I**	**Z**	**I**	**E**	**N**	**Z**	V	R	D

13.61 Ergänzen Sie den Text.

Auswurf – Alveolen – Lungenkreislauf – Ödem – Herzinsuffizienz – Atemluft – Konsistenz – Dyspnoe – kardialen – Notfall – Blut

Beim **kardialen** Lungenödem handelt es sich um einen bedrohlichen **Notfall**. Es entsteht als Folge einer **Herzinsuffizienz** und kommt zustande, indem sich das **Blut** im **Lungenkreislauf** staut. Es kommt zu einem allmählichen Übertritt von Flüssigkeit in die **Alveolen**. Hier nimmt diese durch den Kontakt mit der strömenden **Atemluft** eine schaumige **Konsistenz** an. Das **Ödem** beeinträchtigt den Gasaustausch in der Lunge und führt zu einer ausgeprägten **Dyspnoe**. Oftmals werden die Patienten zyanotisch und weisen eine Orthopnoe auf. Auch kann manchmal ein fleischwasserfarbener **Auswurf** beobachtet werden.

13.62 Erläutern Sie grob, was in diesem EKG-Ausdruck zu erkennen ist.

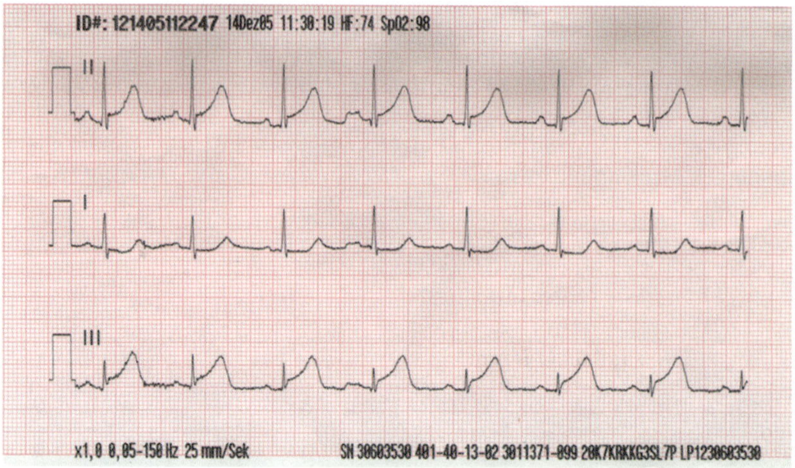

© Dr. med. Andreas Lobmüller, Stuttgart

In der Abbildung ist eine Veränderung des EKGs zu erkennen, die für einen sogenannten STEMI (ST-Hebungsinfarkt) typisch ist. Die T-Welle ist in Ableitung III erhöht und die ST-Strecke bäumt sich sowohl in Ableitung II als auch in Ableitung III auf. Der Patient befindet sich in einem lebensbedrohlichen Zustand.

13.63 Planen Sie Ihr Vorgehen.

Sie werden zu Herrn Kampmann gerufen. Er gibt an, er habe seit etwa 3 Stunden ein Druckgefühl im Brustkorb und ihm sei nun auch sehr schwindelig. Der mitalarmierte Notarzt ist noch auf der Anfahrt. Ihr Teamleiter äußert die Verdachtsdiagnose eines akuten Koronarsyndroms.

Der Patient befindet sich in Lebensgefahr. Der Schwindel ist ein Anzeichen für eine mangelnde Durchblutung des Gehirns, welche aufgrund von Herzrhythmusstörungen oder einer Herzmuskelschwäche bedingt sein könnte. Sie sollten in diesem Falle unbedingt ein vollständiges Monitoring und einen intravenösen Zugang sowie eine Infusionslösung vorbereiten. Sauerstoff sollte nach Bedarf verabreicht werden. Auch sollten Medikamente vorbereitet werden. Im Regelfall erfolgt schon früh die Gabe von ASS und Heparin und ggf. Nitroglycerinspray.

13.64 Richtig oder falsch?

	Richtig	Falsch
1. Ein hoher Blutdruck sollte im Rettungsdienst stets auf normale Werte gesenkt werden.		✗
2. Ein hoher Blutdruck sollte im Rettungsdienst nur dann auf normale Werte gesenkt werden, wenn der Patient bestimmte Symptome (z. B. Kopfschmerzen) aufweist.		✗
3. Ein hoher Blutdruck sollte im Rettungsdienst nur dann leicht gesenkt werden, wenn der Patient bestimmte Symptome (z. B. Kopfschmerzen) aufweist.	✓	
4. Besteht der Verdacht auf einen Schlaganfall, werden hohe Blutdruckwerte in der Regel akzeptiert.	✓	

1. Ein hoher Blutdruck, der asymptomatisch ist, stellt keinen Notfall dar. Er kann durch den Hausarzt, den Kassenärztlichen Notdienst oder in der Klinik therapiert werden.
2. Es erfolgt nie eine Senkung auf normale Werte, sondern immer auf hochnormale Werte, da der Patient möglicherweise an höhere Blutdrücke gewöhnt ist.

13.65 Definieren Sie die Begriffe.

Thrombus:
Ein Thrombus ist ein stationärer Blutpfropf, der durch Gefäßwandveränderungen gebildet wird und den Durchmesser des Blutgefäßes verringert.

Embolus:
Ein im Blutkreislauf verschleppter körpereigener oder körperfremder Stoff, der in einem enger werdenden Blutgefäß hängen bleibt und so dessen Querschnitt reduziert.

13.66 Ergänzen Sie die Tabelle.

„6 Ps" nach Pratt

Kürzel	Englischer Begriff	Deutsche Erläuterung
P	Pain	Schmerzen
P	Pallor	Blässe
P	Paraesthesia	Gefühlsstörungen
P	Pulselessness	Pulslosigkeit
P	Paralysis	Lähmung
P	Prostration	Zunehmendes Krankheitsgefühl

13.67 Erläutern Sie die Symptomatik eines venösen Verschlusses.

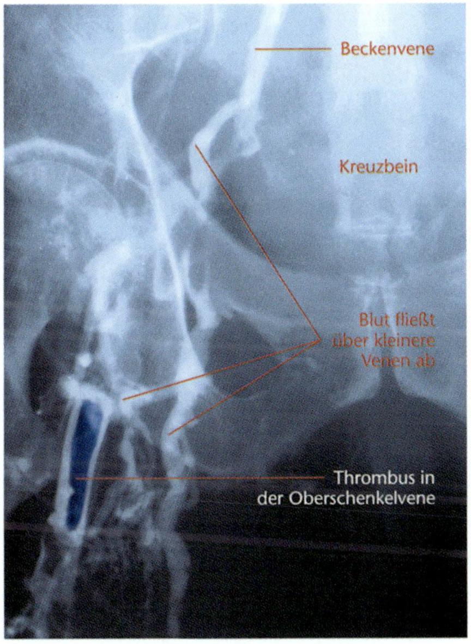

Ein venöser Verschluss blockiert den Rückfluss des Blutes zum Herzen. Aus diesem Grunde ist das Gewebe unterhalb des Verschlusses ödematös geschwollen und berührungsempfindlich. Außerdem ist es durch das gestaute Blut überwärmt. Oftmals tritt auch eine bläuliche Verfärbung auf, die für einen Sauerstoffmangel im Gewebe spricht.

13.68 Nennen Sie mögliche Gefahren in dieser Situation.

Frau Rolfs ist vor einigen Tagen aus Australien zurückgekehrt. Seitdem habe sie ein geschwollenes rechtes Bein. Sie wollte dies in den nächsten Tagen einem Arzt vorstellen. Vor einigen Minuten habe sie plötzlich starke Luftnot bekommen und den Rettungsdienst verständigt. Sie sind als RTW gemeinsam mit einem NEF vor Ort.

Alles spricht dafür, dass Frau Rolfs an einer Lungenembolie leidet. Die größten Gefahren sind in diesem Fall die Hypoxie und ein mögliches (Rechts-)Herzversagen mit nachfolgendem Schockgeschehen.

14.1 Beschriften Sie die Abbildung.

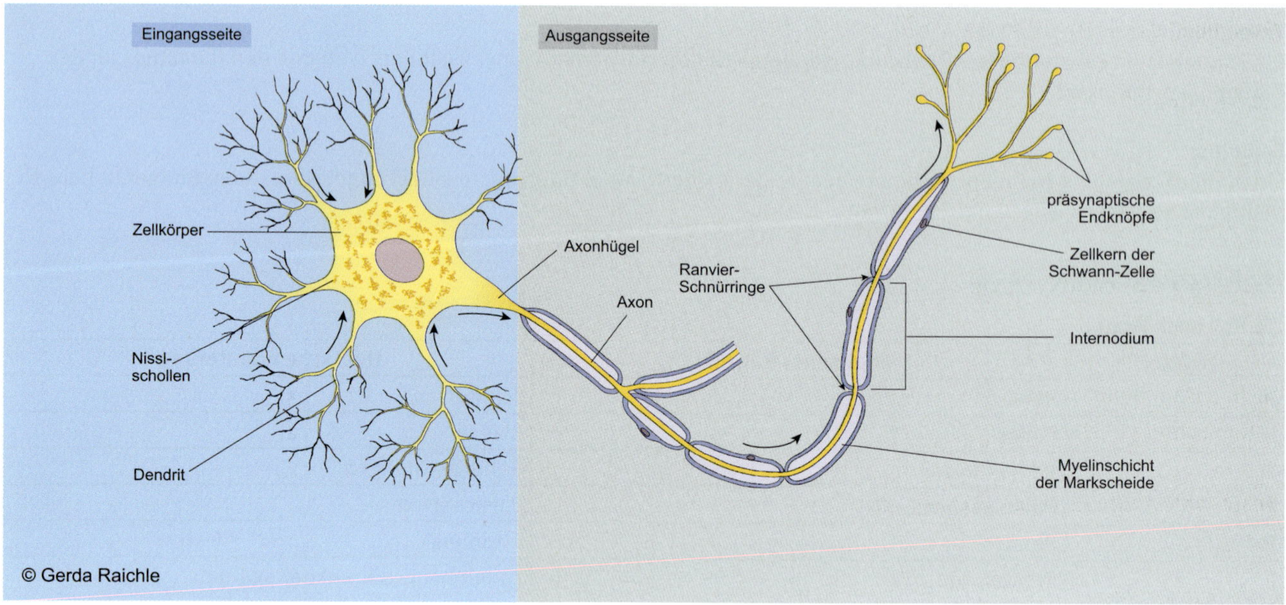

14.2 Erläutern Sie die Begriffe.

Einteilung des Nervensystems

Willkürliches Nervensystem	Unwillkürliches Nervensystem
Das willkürliche Nervensystem ist der funktionelle Anteil des Nervensystems, der vom Menschen bewusst gesteuert werden kann bzw. der eine bewusste Wahrnehmung von Informationen erlaubt. Es umfasst motorische, sensorische und sensible Anteile.	Das unwillkürliche Nervensystem ist der funktionelle Anteil des Nervensystems, der nicht direkt kontrolliert werden kann. Es besteht aus dem Sympathikus und dem Parasympathikus und reguliert Körperfunktionen, wie z. B. die Verdauung, die Pupillenmotorik oder den Temperaturhaushalt.

14.3 Bewerten Sie die Situation in Bezug auf mögliche Verletzungen des Nervensystems.

Sie erreichen als RTW-Besatzung eine Unfallstelle. Ein Motorradfahrer ist mit hoher Geschwindigkeit auf ein Stauende aufgefahren. Er ist nicht bei Bewusstsein. Die Unfallstelle ist abgesichert.

Eine Verletzung von Gehirn oder Rückenmark ist sehr wahrscheinlich. Durch die große Geschwindigkeit beim Aufprall werden große Kräfte auf den Körper des Patienten eingewirkt haben. Die Tatsache, dass der Patient auf einem Motorrad nur wenig Schutz vor den Einflüssen des Aufpralls hat, macht eine Beteiligung der Wirbelsäule, welche das Rückenmark umgibt, sehr naheliegend. Zudem deutet die Bewusstlosigkeit auf einen Schaden des zentralen Nervensystems hin. Allerdings können auch andere Ursachen, z. B. ein Sauerstoffmangel durch ein Thoraxtrauma oder ein größerer Blutverlust, eine Bewusstlosigkeit auslösen. Der Patient sollte gründlich untersucht, in jedem Falle immobilisiert und zeitnah in einen aufnahmebereiten Schockraum transportiert werden.

14.4 Nennen Sie 5 Sinnesorgane des Menschen.

- Haut (Tastsinn)
- Augen (Sehsinn)
- Ohr (Hörsinn)
- Nase (Geruchssinn)
- Zunge (Geschmackssinn)

14.5 Ergänzen Sie die Tabelle.

Glasgow Coma Scale (GCS) [F210-010]

Funktion	Punkte
Augen öffnen	
Spontan	4
Auf Ansprache	3
Auf Schmerzreize	2
Kein	1
Beste Sprachantwort (verbale Reaktion)	
Orientiert (verständlich)	5
Desorientiert (verständlich, aber verwirrt)	4
Nicht zusammenhängende Äußerungen	3
Laute/Schreie (unverständliche Laute)	2
Keine	1
Beste motorische Reaktion (Bewegungen)	
Auf Aufforderung	6
Gezielte Schmerzreaktion	5
Ungezielte Schmerzreaktion (Beugeabwehr)	4
Beugesynergismen	3
Strecksynergismen	2
Keine	1

14.6 Unterscheiden Sie „quantitative" und „qualitative" Bewusstseinsstörungen.

Bei qualitativen Bewusstseinsstörungen sind die Bewusstseinsinhalte gestört. Dies bedeutet, dass zum Beispiel die Orientierung beeinträchtigt sein kann. Quantitative Bewusstseinsstörungen beeinträchtigen den Grad der Wachheit. So können Patienten wach, somnolent, soporös oder komatös sein. Oftmals ist das qualitative Bewusstsein auch eingeschränkt, wenn das quantitative Bewusstsein beeinträchtigt ist. Umgekehrt gilt dies eher selten. So zum Beispiel stellt die Demenz eine Form der qualitativen Bewusstseinsstörung dar.

14.7 Erläutern Sie das FAST-Schema.

Beim FAST-Schema handelt es sich um ein Untersuchungsschema, um gezielt nach Schlaganfallsymptomen zu suchen. FAST dient als Merkhilfe für die einzelnen Untersuchungsschritte. „F" steht für „Face". Hierbei wird der Patient gebeten, zu lächeln. Nun kann gezielt nach Gesichtsasymmetrien gesucht werden. „A" steht für „Arm". Der Patient wird gebeten, die Augen zu schließen und seine Hände so vorzustrecken, als würde er ein unsichtbares Tablett tragen. Sinkt ein Arm ab oder dreht sich nach innen, ist dies ein Zeichen für eine Durchblutungsstörung im Gehirn. „S" steht für „Speech". Der Patient wird gebeten, einen einfachen Satz nachzusprechen. Gelingt dies nicht oder nur schwerlich, ist auch dies ein Indiz für eine Durchblutungsstörung. „T" steht für „Time". Bei diesem Untersuchungsschritt wird in Erfahrung gebracht, wann die Symptome begonnen haben. Ist nur eins der drei erstgenannten Zeichen positiv, liegt die Wahrscheinlichkeit für einen Schlaganfall bei rund 75 %.

14.8 Beschriften Sie die Abbildung.

Tipp: Gesucht wird die Einteilung der Lähmungsformen.

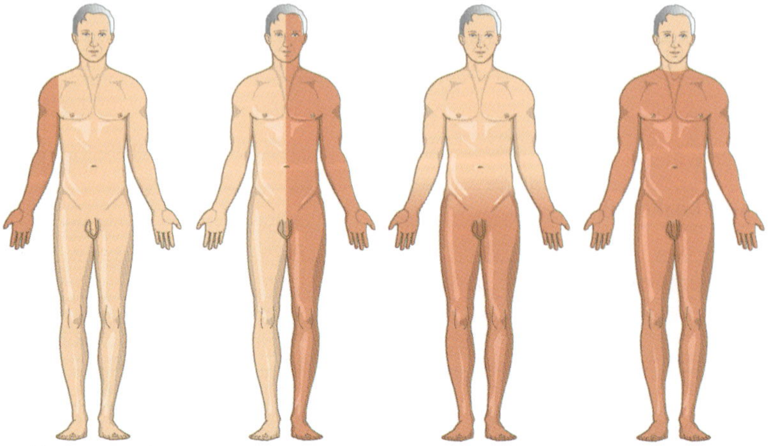

© Gerda Raichle

14.9 Planen Sie Ihr Vorgehen.

Sie befördern eine ältere Dame nach einer Hüftoperation mit Ihrem KTW in eine Reha-Einrichtung. Im Verlauf des Transports fällt Ihnen auf, dass die Patientin zunehmend undeutlich spricht. Als Sie sich genauer mit dem Problem befassen, fällt Ihnen auch auf, dass sie Ihren rechten Arm nicht mehr bewegen kann.

Vermutlich handelt es sich in dieser Situation um einen Schlaganfall. Hier ist eine schnelle Reaktion gefragt. Zunächst sollten Sie die Patientin in aller Kürze nach dem xABCDE-Schema untersuchen. Sollten Sie einen lebensbedrohlichen Zustand feststellen, müssen Sie dringend einen RTW und ein NEF nachfordern. Sollte dies nicht der Fall sein, können Sie in Abhängigkeit von Ihren regionalen Vorgaben in Erwägung ziehen, die Patientin unter Inanspruchnahme von Sonder- und Wegerechten mit Voranmeldung in die nächstgelegene Stroke Unit zu transportieren. Sollte Ihnen dies nicht erlaubt sein, fordern Sie einen RTW nach und fahren Sie diesem ggf. entgegen.

14.10 Unterscheiden Sie die „intrazerebrale Blutung" von der „Subarachnoidalblutung".

Die Blutungen werden in Abhängigkeit von ihrem Auftrittsort unterschieden. Die intrazerebrale Blutung läuft direkt im Hirngewebe ab. Sie entsteht oft durch eine Gefäßzerreißung im Rahmen eines hypertensiven Notfalls. Die Subarachnoidalblutung ist eine arterielle Blutung zwischen der Pia mater und der Arachnoidea mater. Sie ist in der Regel auf die Ruptur eines Aneurysmas zurückzuführen.

14.11 Nennen Sie mindestens 10 mögliche Anzeichen für einen erhöhten Hirndruck.*

- Ateminsuffizienz
- Cheyne-Stokes-Atmung
- Biot-Atmung
- Druckpuls
- Pupillendifferenz
- Herdblick
- Beugekrämpfe
- Streckkrämpfe
- Stärkster Kopfschmerz
- Meningismus

14.12 Korrigieren Sie die Fehler im Text.

Die präklinische Therapie von **intrakraniellen** Druckerhöhungen unterscheidet sich nicht nennenswert von der Therapie des Schlaganfalls. Der Patient sollte mit leicht erhöhtem **Oberkörper** gelagert und ein vollständiges Monitoring sollte angelegt werden. Eine Blutzuckerbestimmung muss **unbedingt** erfolgen. Auch die Temperaturmessung kann hilfreich sein. Zudem sollte ein **venöser** Zugang durch einen Notarzt oder **Notfallsanitäter** angelegt werden. Wenn der Patient **komatös** sein sollte, muss eine Narkose vorbereitet werden. Ziel ist immer ein schneller Transport in die nächstgelegene **Neurochirurgie**, um eine operative Entlastung des Schädelinnendrucks durchzuführen. Hierfür muss unbedingt eine Voranmeldung erfolgen.

14.13 Planen Sie Ihr Vorgehen.

Sie transportieren Herrn Kallies von seinem Hausarzt in ein nahe gelegenes Krankenhaus. Herr Kallies erzählt Ihnen, dass er wegen seiner „schlechten Blutwerte" eingewiesen werde. Auf dem Einweisungsschein lesen Sie „V. a. Cholezystolithiasis". Bei Ihrem Gespräch fällt Ihnen auf, dass die linke Pupille des Patienten deutlich größer ist als seine rechte.

Dieser Befund ist aller Wahrscheinlichkeit nach nicht hinweisend für eine intrakranielle Raumforderung. Herr Kallies weist offenbar keine Einschränkungen seines Bewusstseins auf. Dass er seine Einweisungsdiagnose nicht genau erklären kann, ist nicht untypisch. Insbesondere ältere Patienten haben oftmals ein tiefes Vertrauen in die Entscheidungen ihres Hausarztes. Die Pupillendifferenz spricht eher für eine zurückliegende Augenoperation oder eine Verletzung. Sie sollten Herrn Kallies aber gezielt auf diesen Umstand ansprechen und ihn neurologisch untersuchen, um Klarheit zu gewinnen. Sollten keine weiteren neurologischen Einschränkungen auftreten, können Sie die Fahrt fortsetzen. Übergeben Sie Ihren Befund aber in jedem Falle an die aufnehmende Klinik.

14.14 Richtig oder falsch?

	Richtig	Falsch
1. Zerebrale Krampfanfälle sind spontane Entladungen von Nervenzellen im Temporallappen des Gehirns.		✗
2. Es werden verschiedene Formen des Krampfanfalls unterschieden. So zum Beispiel wird der „tonische" Anfall von Zuckungen des Körpers begleitet.		✗
3. Ein generalisierter Krampfanfall hingegen betrifft alle Extremitäten bei erhaltenem Bewusstsein.		✗
4. Die medikamentöse Therapie eines Krampfanfalls erfolgt in erster Linie durch die Gabe von Benzodiazepinen.	✓	
5. Eine Nachschlafphase, wie etwa bei Synkopen, ist bei epileptischen Anfällen eher die Ausnahme.		✗

1. Die spontanen Entladungen können in allen Hirnarealen vorkommen. Bei einem generalisierten Krampfanfall umfassen sie das gesamte Hirn.
2. „Tonische" Anfälle sind starr.
3. Bei einem generalisierten Krampfanfall ist das Bewusstsein erloschen.
5. Eine Nachschlafphase ist bei epileptischen Anfällen die Regel, bei Synkopen hingegen ist sie untypisch.

14.15 Erläutern Sie die Vorteile eines MAD im Rahmen eines Krampfanfalles.

Viele Patienten, die einen Krampfanfall erlitten haben, sind bei Eintreffen des Rettungsdienstes im Terminalschlaf und benötigen präklinisch keine medikamentöse Therapie mehr. Ihnen wird dennoch ein i. v.-Zugang angelegt, um bei einem erneuten Krampfanfall reagieren zu können. Manchmal kommt es vor, dass Patienten, die eine medikamentöse Behandlung eines Krampfanfalles benötigen, bei Eintreffen des Rettungsdienstes noch im Krampf sind. Es gilt dann, diesen zu durchbrechen. Im Rahmen eines Krampfgeschehens ist es sehr schwer, einen Venenzugang anzulegen. Hier kann die Gabe eines Benzodiazepins über einen MAD eine einfache Methode sein. Ist der Krampfanfall beendet, kann der i. v.-Zugang in Ruhe angelegt werden.

14.16 Unterscheiden Sie den kindlichen Fieberkrampf von einem epilepsiebedingten Krampfanfall.

Bei epileptischen Anfällen handelt es sich um mehr oder minder regelmäßig wiederkehrende Anfälle, die mit einer sichtbaren oder unsichtbaren Schädigung des Gehirns einhergehen. Bei vielen juvenilen Epilepsieformen scheinen Fehlentwicklungen des Gehirns mit einem erhöhten Anfallspotenzial einherzugehen. Epilepsieformen des Erwachsenen sind meist die Folge von Verletzungen, Schlaganfällen oder Gehirnentzündungen.

Bei Fieberkrämpfen handelt es sich um sogenannte „Gelegenheitsanfälle“. Sie treten nur im Rahmen eines fieberhaften Infekts auf, sind ein einmaliges Ereignis oder verschwinden mit der Zeit und sind nicht auf Schädigungen innerhalb des Gehirns zurückzuführen.

Präklinisch ist eine Unterscheidung nicht abschließend möglich.

14.17 Wie wird Diazepam rektal im Rahmen eines Krampfanfalles bei einem Kind mit 12 kg Gewicht dosiert?

✓ 5 mg rektal

Unterhalb von 15 kg Körpergewicht (kg KG) werden 5 mg, oberhalb von 15 kg KG 10 mg Diazepam rektal verabreicht.

14.18 Nennen Sie mindestens 5 mögliche Anzeichen für einen Bandscheibenvorfall.*

- Rückenschmerzen
- Bewegungseinschränkungen
- Taubheitsgefühle in einem Bein oder Arm
- Schonhaltung
- Kribbelparästhesien im betroffenen Arm oder Bein

14.19 Erläutern Sie den Begriff „Kauda-Syndrom“.

Die Kauda equina ist der letzte Abschnitt des Rückenmarks. Sie besteht aus einzelnen Faserbündeln, die einem Pferdeschweif ähneln. Beim Kauda-Syndrom handelt es sich um einen zeitkritischen Notfall im Rahmen einer Bandscheibenschädigung. Die Nervenfasern werden abgedrückt und können mit zunehmender Zeit absterben. Dies würde zu dauerhaften Lähmungen führen. Mögliche Symptome eines Kauda-Syndroms sind starke Schmerzen in der Lendenwirbelsäule, motorische Störungen in den Beinen, Empfindungsstörungen im Bereich der Geschlechtsorgane, des Afters oder der Oberschenkelinnenseiten (auch: Reithosenanästhesie).

14.20 Beschriften Sie die Abbildung.

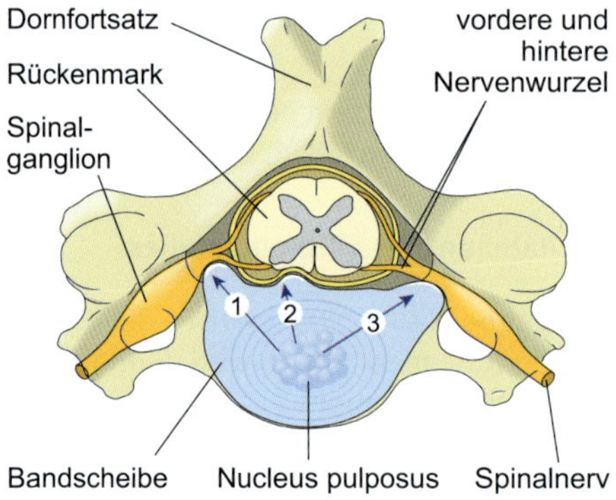

Lösungen

14.21 Planen Sie Ihr Vorgehen.

Sie werden zu einem Krankentransport in einen Privathaushalt gerufen. Herr Lillienberg wurde vom Arzt des Notdiensts mit dem Verdacht auf einen Bandscheibenvorfall eingewiesen. Er gibt an, dass er in Ruhe keine Schmerzen habe, sich aber nicht bewegen könne.

Zunächst sollten Sie entscheiden, ob Sie mit Ihrem Fahrzeug in der Lage sind, Herrn Lillienberg schmerzarm zu transportieren. Hierfür sollten Sie im Idealfall über einen gefederten Tragentisch, eine Schaufeltrage und eine Vakuummatratze verfügen. Ggf. müssen Sie ein anderes Fahrzeug (RTW) nachfordern. Sprechen Sie Ihr Vorhaben nun unbedingt mit Ihrem Patienten ab. Lagern Sie ihn vorsichtig mit der Schaufeltrage um und betten Sie ihn auf die Vakuummatratze. Dem Wunsch nach zusätzlichen Kissen oder einer bestimmten Position innerhalb der Vakuummatratze sollten Sie nachkommen. Die Immobilisation dient hauptsächlich der Schmerzvermeidung. Also ist alles, was dies unterstützt, auch angemessen. Es kann auch auf die Vakuummatratze verzichtet werden, wenn dies den Patienten besser bei der Schmerzbewältigung unterstützen kann. Falls eine Umlagerung nicht schmerzfrei möglich ist, müssen weitere Kräfte zur Schmerzmittelgabe nachgefordert werden.

Menschen mit E-Problemen versorgen

15.1 Nennen Sie je 3 Möglichkeiten des Organismus, die Körperkerntemperatur zu senken bzw. zu erhöhen.

Thermoregulation

Erhöhung der Körperkerntemperatur	Absenkung der Körperkerntemperatur
• Umverteilung des Bluts aus der Körperschale in den Köperkern • Steigerung der Stoffwechselaktivität • Muskelzittern	• Schweißproduktion • Umverteilung des Bluts aus dem Körperkern in die Körperschale • Wärmeabgabe über Konvektion

15.2 Erläutern Sie die Abbildung.

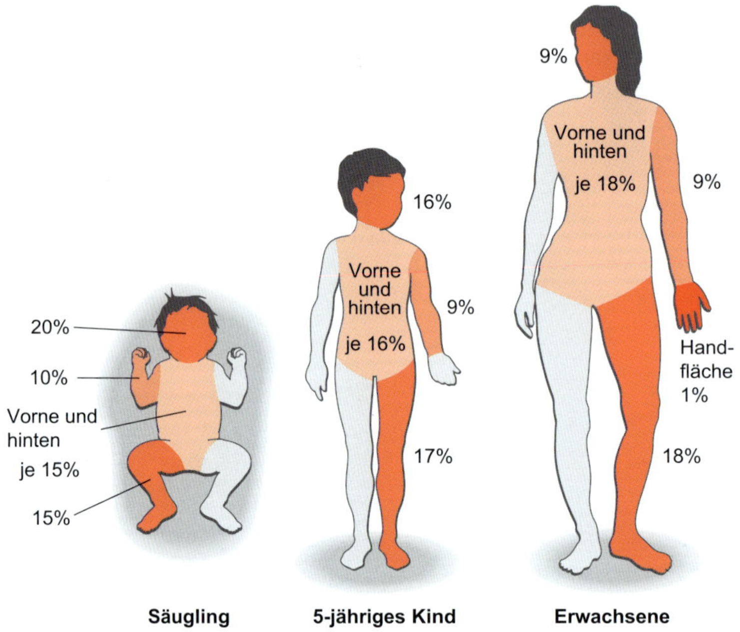

© Henriette Rintelen, Velbert

Bei der Abbildung handelt es sich um eine Darstellung der prozentualen Körperoberfläche in Abhängigkeit vom Lebensalter. Ganz rechts ist der erwachsene Mensch zu erkennen, bei ihm greift die sogenannte Neunerregel nach Wallace. Jeder Körperbereich hat dabei einen Anteil von 9 % oder einem Vielfachen davon an der Gesamtoberfläche. Zu erkennen ist jedoch auch, dass dieser Grundsatz nicht bei Heranwachsenden gilt, da ihre Körperproportionen anders beschaffen sind als beim erwachsenen Patienten.

15.3 Richtig oder falsch?

	Richtig	Falsch
1. Hitzekrämpfe entstehen durch den vermehrten Verlust von Flüssigkeit und Kochsalz.	✓	
2. Durch diese Elektrolytverschiebung kommt es zu schmerzhaften, aber ungefährlichen Krämpfen der Muskulatur.	✓	
3. Als therapeutische Maßnahme erfolgt der Ausgleich des Elektrolytverlusts durch kaliumreiche Infusionslösungen.		✗
4. Die Hitzeerschöpfung entsteht auf ähnlichem Wege. Im Vordergrund steht hier jedoch eine Überhitzung des Organismus.		✗
5. Die Symptome reichen von Durst, über Bewusstseinsstörungen bis hin zur Kußmaulatmung.		✗

3. Die Infusionslösung sollte balanciert, also physiologisch sein.
4. Bei der Hitzeerschöpfung kommt es nicht zur Überhitzung des Organismus.
5. Beschrieben sind hier die Symptome des Hitzschlags.

15.4 Erläutern Sie die körperlichen Vorgänge beim sogenannten „Hitzschlag".

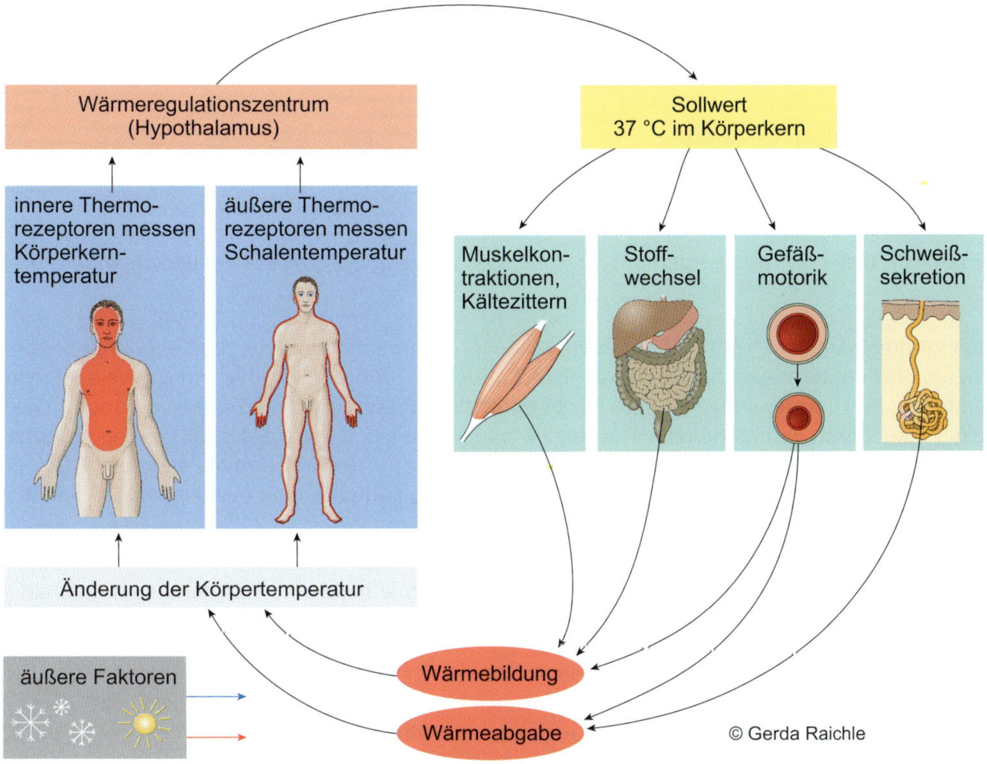

Bei einem Hitzschlag handelt es sich um einen lebensbedrohlichen Zustand mit gestörter Wärmeregulation des Organismus. Dabei steigt die Körpertemperatur immer weiter bis über 41 °C. Bei mehr als 42 °C beginnen die körpereigenen Proteine zu denaturieren und somit unumkehrbaren Schaden zu nehmen. Eine Kühlung des Patienten muss umgehend erfolgen. Zudem müssen verloren gegangene Flüssigkeiten wieder aufgefüllt werden.

15.5 Formulieren Sie eine Verdachtsdiagnose.

Sie werden auf einem Sanitätsdienst auf einer Abendveranstaltung im Sommer von einem Ehepaar aufgesucht. Die Ehefrau gibt an, sie habe Angst, dass Ihr Mann eine Hirnhautentzündung entwickle. Sie sehen einen krank wirkenden Mann mittleren Alters mit Nackensteifigkeit, Übelkeit und Erbrechen. Zudem gibt er Kopfschmerzen an. Eine erhöhte Körpertemperatur können Sie nicht feststellen. Den Tag über habe er im Garten gearbeitet.

Es ist sehr wahrscheinlich, dass es sich bei der Erkrankung Ihres Patienten um einen Sonnenstich handelt. Hierfür würde die Gartenarbeit an einem Sommertag sprechen. Zudem scheint kein Fieber vorzuliegen, was eher untypisch für eine Meningitis wäre. Dennoch sollten Sie gezielt nach Erkrankungsfällen im Umfeld Ihres Patienten fragen, um keine schwerwiegende Infektionserkrankung zu übersehen.

15.6 Bewerten Sie die Situation in Bezug auf mögliche Komplikationen.

Sie erreichen als RTW-Besatzung eine Unfallstelle. Ein Jugendlicher hat Spiritus in ein Lagerfeuer gespritzt und sich dabei höhergradige Verbrennungen des rechten Arms und des Brustkorbs zugezogen. Die Atmung ist nicht beeinträchtigt. Auch bestehen keine Verbrennungen im Gesicht- oder Halsbereich.

Bei Verbrennungen wird mit der Verletzung der Haut die Schutzbarriere des Organismus beeinträchtigt, die ihn von seiner Umgebung abgrenzt. Dies führt zu einer Vielzahl von Folgen. So ist es möglich, dass eine größere Menge an Flüssigkeit verloren geht, was zu einem hypovolämischen Schock führen kann. Auch wird die Temperaturregulierung des Organismus verändert, was Unterkühlungszustände auslösen kann. Des Weiteren sind die Schmerzen der Patienten oftmals sehr stark. Daneben können Krankheitserreger nun ungehindert in den Organismus eindringen. Verbrennungen sollten aus diesem Grunde steril verbunden werden. Die Patienten benötigen in jedem Falle Sauerstoff, Flüssigkeitsersatz über eine Venenverweilkanüle und den Erhalt der Körperwärme durch geeignete Maßnahmen. Zudem sollten eine medikamentöse Schmerzstillung und ggf. ein Transport in ein Verbrennungszentrum erfolgen. Hierzu muss eine Voranmeldung durchgeführt werden.

15.7 Nennen Sie mindestens 5 mögliche Ursachen für Verbrennungen.*

- Flammeneinwirkung
- Stromeinwirkung
- Explosionen
- Strahlung
- Hitzeübertragung durch heiße feste Gegenstände

15.8 Ergänzen Sie den Text.

Hitze – Brandblasen – gerötet – Schwere – Hauttransplantationen – Gewebebeschaffenheit – Verkohlungen – oberflächliche – intakt

Das Ausmaß einer Verbrennung wird bestimmt durch die **Hitze** der Verbrennungsquelle, die Kontaktfläche zur Verbrennungsquelle, die Kontaktdauer und die **Gewebebeschaffenheit**. Verbrennungen werden in verschiedene Schweregrade eingeteilt. Bei Verbrennungen I° sind nur **oberflächliche** Verbrennungsschäden vorhanden. Die Haut ist **gerötet**, aber vollständig **intakt**. Verbrennungen II° weisen **Brandblasen** auf. Je nach **Schwere** können sie noch in zwei weitere Untergruppen eingeteilt werden. Verbrennungen III° reichen tief ins Gewebe und heilen kaum. Oftmals sind **Hauttransplantationen** notwendig. Verbrennungen IV° werden auch als **Verkohlungen** bezeichnet. Sie sind nicht mehr in der Lage zu heilen.

15.9 Sie lesen auf einem Einweisungsschein, dass Ihr Patient vor Jahren einmal eine Verbrennungskrankheit gehabt haben soll. Erläutern Sie diesen Begriff.

Bei der Verbrennungskrankheit handelt es sich um die Reaktion des Organismus auf die Schäden, die durch eine größere Verbrennung verursacht worden sind. In der Frühphase kann sich ein sogenannter Verbrennungsschock durch den Verlust von Flüssigkeit und Eiweißen ausbilden. Dementsprechend liegt hier ein hypovolämischer Schock vor. In der Spätphase kommt es schlimmstenfalls zum Multiorganversagen, welches eine Reaktion auf die Gewebeunterversorgung während der Frühphase darstellt. Zudem darf nicht vernachlässigt werden, dass Patienten mit großflächigen Verbrennungen auch empfindlicher gegenüber Infektionserkrankungen sind, da die natürliche Keimbarriere der Haut durchbrochen worden ist.

15.10 Definieren Sie den Begriff „Hypothermie".

Eine Hypothermie liegt vor, wenn die Körperkerntemperatur unter 35 °C abgesunken ist. Eine Unterkühlung ist oftmals eine Komplikation anderer Störungen, wie etwa bei Verletzungen oder Alkoholvergiftungen im Außenbereich.

15.11 Richtig oder falsch?

	Richtig	Falsch
1. Im Lähmungsstadium sind unterkühlte Patienten hypoton und weisen weite Pupillen auf.	✓	
2. Im Erschöpfungsstadium sind die Patienten reflexlos und atmen extrem langsam oder weisen eine Apnoe auf.		✗
3. Im Stadium des Scheintods ist kein Muskeltonus mehr fühlbar. Die Patienten haben lichtstarre Pupillen.	✓	
4. Im Abwehrstadium sind Unterkühlte oftmals wach, unruhig und tachykard.	✓	
5. Zudem sind die Patienten im Abwehrstadium durch den schnellen Herzschlag auffallend hypoton.		✗

2. Beschrieben ist hier das Stadium des Scheintods.
5. Patienten können im Sinne einer Abwehrreaktion hyperton sein, wobei dieser Zustand nicht lange anhält.

Lösungen

15.12 Finden Sie die 8 versteckten Begriffe.

Tipp: Sie alle haben etwas mit Kälteschäden am Organismus oder deren Behandlung zu tun.

D	P	Y	S	O	P	K	O	Q	H	E	V	T	P	Y	P	D	W
V	B	E	R	G	U	N	G	S	T	O	D	X	O	K	F	J	S
L	F	R	O	S	T	B	E	U	L	E	N	C	Y	O	Q	J	C
S	S	I	B	E	Z	J	X	T	H	X	J	W	D	C	F	C	H
Q	N	Y	M	C	I	T	T	Z	I	V	W	S	P	A	H	P	W
H	Y	T	K	T	Y	E	H	M	M	Z	G	R	U	B	U	Q	E
A	Q	O	E	H	N	C	R	L	M	U	H	Z	N	R	A	S	L
U	L	E	E	K	B	T	O	S	O	O	X	V	R	A	P	C	L
T	L	H	D	R	J	D	M	T	B	J	Q	G	S	D	L	U	U
N	T	R	N	G	S	P	B	G	I	K	A	N	U	Y	Q	R	N
E	V	V	R	L	R	Y	O	Y	L	W	A	M	P	K	U	F	G
K	D	P	L	Z	V	D	S	S	I	L	K	S	F	A	A	L	B
R	S	B	H	G	J	G	E	F	S	X	S	P	V	R	W	B	Z
O	A	W	M	I	O	E	T	M	A	L	U	B	F	D	K	Q	F
S	E	R	M	K	C	M	J	U	T	S	M	D	N	I	L	V	L
E	P	Z	P	N	O	L	I	O	I	K	X	V	P	E	M	H	R
N	S	A	F	T	E	R	D	R	O	P	D	R	U	B	K	T	I
L	O	O	Q	G	C	C	F	Q	N	J	F	K	T	D	G	V	I

Informationen durch Anamneseerhebung gewinnen

16.1 Erläutern Sie die Vorgehensweise bei der Beurteilung von Notfallpatienten.

Die Herangehensweise an Notfallpatienten im Rettungsdienst ist natürlich je nach Situation recht individuell. Die Grundvorgehensweise ist jedoch klar strukturiert. Zunächst folgt eine Einschätzung der Einsatzstelle nach dem 3-S-Schema (Scene, Safety, Situation). Dann wird ein Ersteindruck (General Impression) vom Patienten gewonnen. Im Anschluss folgt das Primary Survey mit Anwendung des xABCDE-Schemas (Airway, Breathing, Circulation, Disability, Exposure/Environment). Auf diese Weise wird zunächst die Sicherheit des Personals sichergestellt, dann erfolgt die prioritätenorientierte Behandlung des Notfallpatienten. Im Anschluss folgt die Anamnese, die mindestens das SAMPLER- und das OPQRST-Schema umfasst. Die Buchstaben stehen für Symptome, Allergien, Medikamente, Patientenvorgeschichte, Letzte Mahlzeit, (auslösendes) Ereignis und Risikofaktoren sowie für Onset, Provocation/Palliation, Quality, Region/Radiation, Severity und Time. Oftmals kann dann schon der Transport initiiert oder die weitere Versorgung organisiert werden. Bei Bedarf können auch weitere Untersuchungen im Rahmen des Secondary Survey durchgeführt werden. Dazu gehören die gründliche körperliche Untersuchung, die erweiterte Anamnese oder das differenzierte Monitoring.

16.2 Nennen Sie Aspekte zu den jeweiligen Buchstaben des ABCDE-Schemas, die bei multimorbiden Patienten beeinträchtigt sein können.

- **A:** Aspirationsgefahr durch Schluckstörungen oder durch Zahnprothesen
- **B:** Verborgene Lungenentzündungen durch fehlende Fieberreaktion
- **C:** Teils chronische Störungen des Flüssigkeits- und Elektrolythaushalts
- **D:** Bekannte kognitive Störungen mit ggf. Kaschierung akuter Störungen, wie Intoxikationen oder Schlaganfälle
- **E:** Eingeschränkte Wärmeregulation mit Hypothermie-Neigung und Fieberkaschierung

16.3 Richtig oder falsch?

	Richtig	Falsch
1. Bei Einsätzen mit alkoholisierten Patienten muss stets einsatztaktisch besonnen vorgegangen werden.	✓	
2. Meistens stehen nicht die medizinischen Aspekte im Vordergrund.		✗
3. Alkohol setzt die Gewaltbereitschaft im Regelfall herab.		✗
4. Das Schmerzempfinden von alkoholisierten Menschen ist vermindert.	✓	
5. Bei alkoholintoxikierten Patienten sollte stets der Blutzucker gemessen werden.	✓	

2. Medizinische Aspekte bei Patienten mit Alkoholintoxikation stehen manchmal tatsächlich nicht im Vordergrund. Meist wird der Rettungsdienst jedoch im Rahmen akuter Intoxikationsfolgen wie Bewusstlosigkeit oder Verletzungen verständigt.
3. Ganz im Gegenteil – die Gewaltbereitschaft nimmt unter Alkoholeinfluss zu.

16.4 Ergänzen Sie den Text.

Ankerheuristik – Befunderhebung – Bestätigungsfehler – Erklärungsansatz – Fehleinschätzungen – Gedankenfluss – Gerätediagnostik – Rettungsdienst – therapeutischen – Untersuchung – Wahrnehmung

Die menschliche **Wahrnehmung** ist sehr fehleranfällig. Oftmals nehmen wir zuerst die Dinge wahr, die unserem bisherigen Erklärungsansatz zu einer Situation bestätigen. Dies nennt sich **Bestätigungsfehler**. Oder aber wir betrachten nur einen einzelnen Aspekt und lassen viele andere außen vor, so dass wir nur ein unvollständiges Bild von einer Situation erhalten. Dies geschieht zum Beispiel im Rahmen einer **Ankerheuristik** oder beim sogenannten Halo-Effekt. Aus diesem Grunde müssen bei der **Befunderhebung** im **Rettungsdienst** immer alle Aspekte gleichermaßen betrachtet und miteinander in Einklang gebracht werden. Dazu gehören die Ergebnisse von körperlicher **Untersuchung**, Anamnese und **Gerätediagnostik**. Sie sollten regelmäßig überprüft und vom gesamten Team kritisch hinterfragt werden. Dies kann zwar **Fehleinschätzungen** nicht verhindern, es sorgt jedoch für einen gezielten **Gedankenfluss** bei allen diagnostischen Überlegungen. Damit werden Verdachtsdiagnosen und die daraus abzuleitenden **therapeutischen** Konsequenzen besser begründet.

17.1 Unterscheiden Sie Grenzen in der Versorgung und persönliche Grenzen.

Grenzen in der Versorgung werden von der jeweiligen Situation in Abhängigkeit vom Wissen und vom Ausbildungsstand der Teammitglieder vorgegeben. Bei vielen Notfallbildern, etwa abdominellen Schmerzen, ist eine abschließende Diagnose nicht oder nur durch einen sehr erfahrenen Untersucher möglich. Zumeist werden in dieser Situation noch andere Informationen wie Laborwerte oder bildgebende Verfahren benötigt. In diesem Fall ist die richtige Einsatzstrategie das gezielte Sammeln von Informationen, um die notwendigen Maßnahmen vor Ort sowie die Transportpriorität festzulegen und die Weiterversorgung im Zielkrankenhaus zu vereinfachen. Bei persönlichen Grenzen handelt es sich sowohl um körperliche als auch um emotionale Grenzen. Einsatzbelastungen wirken auf alle Rettungskräfte ein. Es gibt viele Einsatzsituationen, die emotional sehr gut verarbeitet werden können. Allerdings werden manchmal auch persönliche Grenzen berührt, was dazu führt, dass Rettungskräfte Zeit, Ruhe und Energie benötigen, um der Erlebte zu verarbeiten.

17.2 Planen Sie Ihr Vorgehen.

Ihr Team wird zu einem Kindernotfall gerufen. Sie fahren heute mit einer erfahrenen Notfallsanitäterin. Ein 15 Monate alter Junge habe an einem Küchenhandtuch gezogen, auf dem ein Topf mit heißem Wasser stand. Er hat nun Verbrühungen an rechtem Arm, Thorax und im Gesicht. Der rechte Arm ist stark betroffen, auf dem Thorax und im Gesicht finden sich lediglich vereinzelte Spritzverbrühungen. Das nächste NEF würde 40 Minuten für die Anfahrt benötigen. Ihnen steht ein Telenotarztsystem zur Verfügung.

In dieser Situation kann die Telemedizin ideal genutzt werden. Die meisten Rettungsdienstmitarbeiter haben nur wenig Erfahrung mit schwer verletzten Kindern und die dargestellte Situation geht mit einem hohen Stresslevel einher. Der Patient muss zeitnah in einem Verbrennungszentrum vorgestellt werden. Zudem muss eine effektive Analgesie sichergestellt werden. Hierfür müssen unter Umständen spezielle Wege, wie die rektale oder intranasale Verabreichung von Esketamin erfolgen, sollte sich kein Venenzugang etablieren lassen. Der Vorteil der Telemedizin ist in diesem Fall die einfache Hinzuziehung eines erfahrenen Notarztes. In den aktuellen Ausschreibungen für Telenotärzte werden zumeist das Vorhandensein eines Facharzttitels sowie diverse Zusatzqualifikationen vorgeschrieben. Dies ermöglicht eine fundierte Beratung des Teams vor Ort. Zudem können auch selten eingesetzte Arbeitstechniken besprochen und angeleitet werden.

17.3 Erläutern Sie den Begriff „Tracerdiagnosen".

Tracerdiagnosen dienen der Qualitätsmessung im Gesundheitswesen. Sie werden in einem Konsentierungsverfahren durch Expertengremien für bestimmte Arbeitsfelder ausgewählt. Wichtig ist, dass es sich um häufige Krankheitsbilder handelt, die gut dokumentiert sind und für die klare Behandlungsleitlinien existieren, deren Einhaltung mit einem positiven Outcome für die Patienten einhergeht. Hat man nun diese Tracerdiagnosen ausgewählt, können Einsätze rückblickend ausgewertet werden: Wie oft wurden die richtigen diagnostischen Maßnahmen ergriffen? Welche Medikamente wurden ausgewählt? Sind die richtigen Zielkrankenhäuser angefahren worden? Ist dieses Wissen erarbeitet worden, können Forschende sich ein Bild der rettungsdienstlichen Versorgung verschaffen und Rettungsdienstorganisationen können ihre organisatorischen Prozesse planen.

17.4 Nennen Sie die 6 am häufigsten genutzten rettungsdienstlichen Tracerdiagnosen.

- Plötzlicher Kreislaufstillstand – Reanimation
- ST-Hebungsinfarkt (STEMI)
- Schlaganfall
- Sepsis
- Schwerverletzte/Polytrauma
- Schweres Schädel-Hirn-Trauma

17.5 Ergänzen Sie die Tabelle.

Anforderungen an Klinikeinrichtungen zur Behandlung der Tracerdiagnose Reanimation

Fachgebiet	**Erwachsene/Kinder**
Diagnostik	Herzkatheterlabor (24/7)
Gerät	Computertomografie (24/7)
Therapie	Intensivtherapie (24/7) mit ggfs. kinderintensivmedizinischer Versorgungsmöglichkeit und Temperaturmanagement
Neurologie	Fachneurologischer Dienst

17.6 Kreuzen Sie die richtige Antwort an.

Wie schnell nach dem Erstkontakt bei einer Sepsis sollte die Aufnahme in einer Klinik erfolgen?

✓ Spätestens nach 60 Minuten

17.7 Richtig oder falsch?

	Richtig	**Falsch**
1. Zur klinischen Versorgung eines polytraumatisierten Patienten sollte das nächstgelegene überregionale oder regionale Traumazentrum angefahren werden.	✓	
2. Betroffene Patienten sollten spätestens nach 90 Minuten in einer geeigneten Zielklinik eingetroffen sein.		✗
3. Eine Anforderung an ein Traumazentrum ist das Vorhandensein eines Schockraumes und einer Intensivstation.	✓	
4. Zur Behandlung eines schweren Schädel-Hirn-Traumas wird ein Krankenhaus mit Computertomografen benötigt.	✓	
5. Bei Kindern kann die Primärversorgung eines schweren SHT nicht an einer Klinik ohne Pädiatrie/Kinderchirurgie erfolgen.		✗

2. Betroffene Patienten sollten nach spätestens 60 Minuten in der Zielklinik eingetroffen sein.
5. Die Erstversorgung kann auch in einem Traumazentrum ohne pädiatrische Expertise erfolgen. Es sollte jedoch eine Rücksprache mit einer entsprechend erfahrenen Klinik durchgeführt werden. Zudem sollte nach Erstversorgung schnellstmöglich eine Verlegung erfolgen.

Menschen mit Verletzungen versorgen

18.1 Richtig oder falsch?

	Richtig	Falsch
1. Der passive Bewegungsapparat des Erwachsenen umfasst unter anderem Bänder, Knorpel und über 300 Knochen, die dem Körper als Gerüst dienen.		✗
2. Der aktive Bewegungsapparat umfasst unter anderem etwa 630 Einzelmuskeln und ist für einen erheblichen Anteil des Körpergewichts verantwortlich.	✓	
3. Röhrenknochen sind vom sogenannten Periost umgeben und werden in drei Bereiche aufgeteilt.	✓	
4. Diese werden Metaphyse, Hypophyse und Diaphyse genannt.		✗
5. Knochen bestehen unter anderem aus Kalzium und Phosphat.	✓	

1. Erwachsene haben etwas mehr als 200 Knochen, bei Kindern ist die Zahl durch unvollständige Knochenverbindungen nochmals höher.
4. Diese werden Metaphyse, Epiphyse und Diaphyse genannt.

18.2 Beschriften Sie die Abbildung.

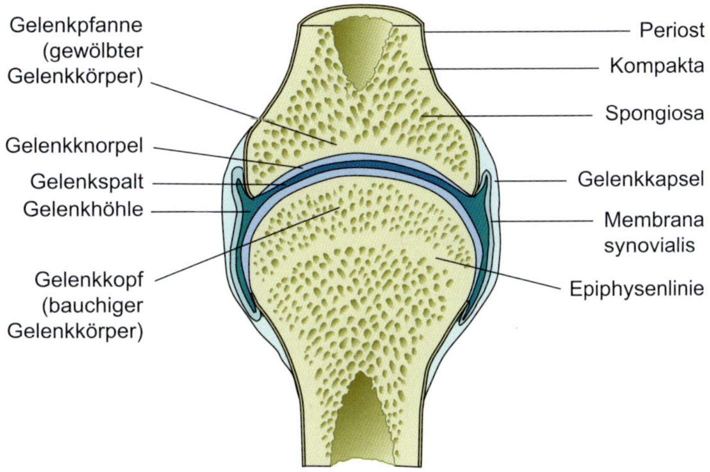

© Gerda Raichle

18.3 Erläutern Sie, welche Arten von Muskulatur im menschlichen Körper zu finden sind.

Der menschliche Körper enthält drei verschiedene Arten von Muskulatur. Die quergestreifte Skelettmuskulatur lässt sich willkürlich steuern und ist für große Kraftanstrengungen geeignet. Ihre Ausdauer ist allerdings gering. Die glatte Muskulatur der inneren Organe ist nicht direkt willkürlich beeinflussbar. Auch verfügt sie nur über eine geringe Kraft. Ihre Ausdauer ist allerdings sehr hoch. Die Herzmuskulatur stellt gewissermaßen eine Mischform aus beiden zuvor genannten Muskeltypen dar. Sie ist in der Lage, sowohl große Kräfte aufzubringen als auch ausdauernd zu arbeiten. Sie ist ebenfalls nicht direkt willkürlich beeinflussbar.

Menschen mit Verletzungen versorgen

18.4 Beschriften Sie die Abbildung.

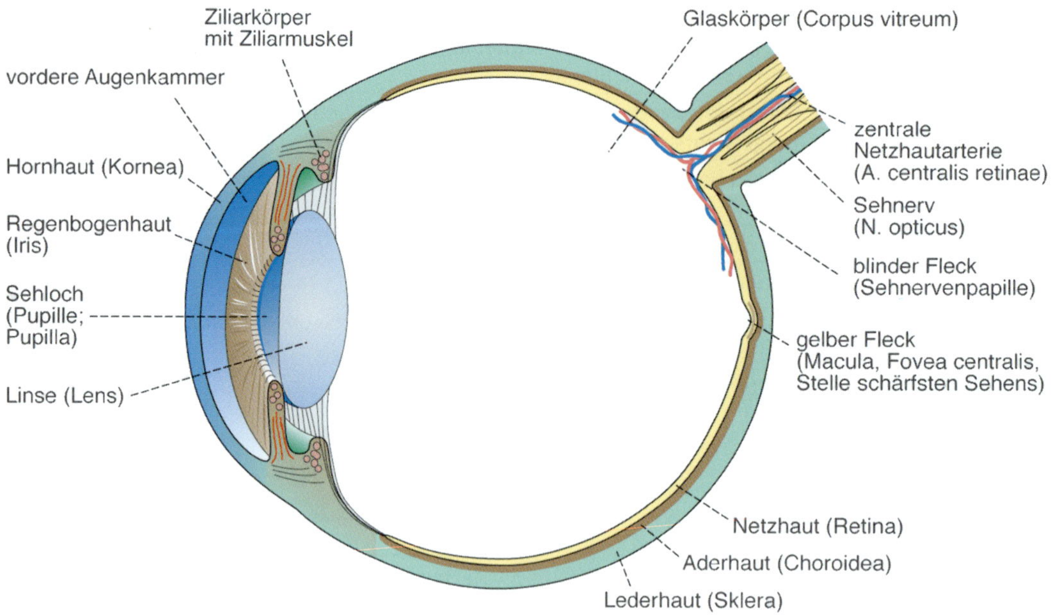

18.5 Erläutern Sie den Weg eines Geräusches durch das Ohr.

Durch die muschelartige Form des Ohres wird das Geräusch wie über einen Trichter aufgenommen. Infolgedessen wird es über den äußeren Gehörgang an das Trommelfell weitergegeben. Durch die Schallwellen beginnt es zu schwingen und bewegt so kleine Strukturen in der Paukenhöhle, die Gehörknöchelchen, die die Schalldruckwellen auf diesem Wege an das Innenohr weiterleiten. Im Innenohr werden sie über die Endolymphe in der Schnecke weitergeben und reizen feinste Härchen an den Hörzellen. Dies wird in elektrische Impulse übersetzt, die an das Hörzentrum des Gehirns weitergeleitet werden.

18.6 Erläutern Sie die jeweiligen Wundarten.

Wundarten

Name	Erläuterung
Schusswunden	Bei Schusswunden handelt es sich um Wunden, die durch das Eindringen eines Projektils in den Körper entstehen. Die Eintrittswunden sind zumeist klein, während die Austrittswunden größer sind.
Schürfwunden	Schürfwunden sind Abreibungen der Haut in verschiedener Tiefe und Ausdehnung.
Ablederungen	Ablederungen sind großflächige Ablösungen der Haut durch Scherkräfte, die auf das Gewebe eingewirkt haben.
Schnittwunden	Schnittwunden weisen einen scharf begrenzten Wundrand auf und sind von länglicher Form. Ihre Tiefe ist nicht immer leicht zu beurteilen.
Platzwunden	Platzwunden entstehen durch stumpfe Gewalteinwirkung auf die Körperoberfläche. Die dabei komprimierte Haut platzt durch den plötzlichen Druck auf.
Bisswunden	Bisswunden entstehen beim verletzenden Kontakt eines Gebisses bzw. eines Schnabels mit der Haut des Gebissenen. Bisswunden sind oftmals hochgradig infektionsgefährdet.

18.7 Nennen Sie die Wundart, um die es sich hier handeln könnte und begründen Sie Ihre Auswahl.

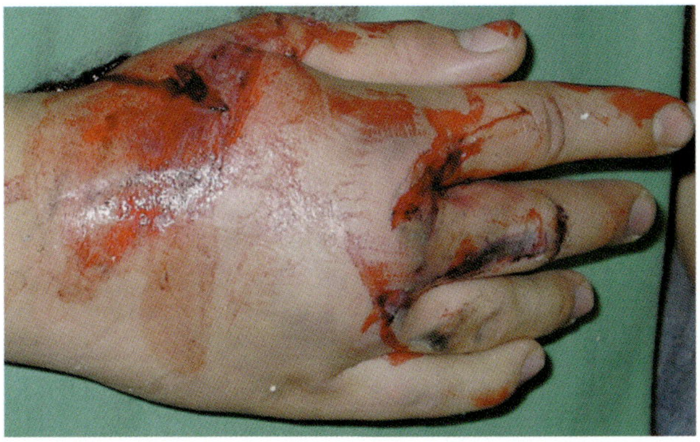

© Dr. Dr. med. Jürgen Luxem, Aschaffenburg

In diesem Fall handelt es sich um eine Quetschwunde. Dies ist durch die starke Deformierung und die deutliche Schwellung der Hand sowie durch die unregelmäßigen Wundränder erkennbar

18.8 Begründen Sie, wieso es sich bei Stichwunden um eine besonders gefährliche Wundart handelt.

Stichwunden sind kleine unauffällige Verletzungen in der Querschnittsform des verursachenden Gegenstands. Sie sind besonders bedrohlich, da ihre Tiefe nicht gut eingeschätzt werden kann. Diese hängt maßgeblich von der Länge der genutzten Stichwaffe und von deren Eindringtiefe ab. Auch sollte bedacht werden, dass die Stichrichtung nicht gut anhand der Wundform beurteilt werden kann. So kann zum Beispiel ein Stich in den Bauch, der von unten nach oben geführt wird, auch Verletzungen an der Lunge oder am Herzen verursachen.

18.9 Nennen Sie mindestens 6 Aspekte, die im Rahmen einer Wundbeurteilung eingeschätzt werden müssen.*

Wundart	Wundtiefe	Art der Blutung
Lokalisation	Wundgröße	Kontamination
Beschaffenheit der Wundränder	Beschaffenheit der Wundfläche	Mitverletzung von Organen

18.10 Beschreiben Sie die genannten Verbandmittel.

Kompresse:
Wundauflage, die oftmals steril verpackt ist, aber auch unsteril (etwa zur Reinigung unverletzter Haut) verwendet werden kann. Eines der wichtigsten Verbandmittel, da sie bei jeder Wundversorgung eingesetzt werden kann.

Verbandpäckchen:
Kombination aus Wundauflage und Fixiermittel. Eine sterile Kompresse ist hier mit einer Mullbinde vernäht. Verbandpäckchen eignen sich vor allem für die schnelle Wundversorgung an Kopf und Extremitäten und für die Anlage von Druckverbänden.

Hämostyptikum:
Hämostyptika werden zur Stillung größerer Blutungen, vor allem auch im Rahmen des Woundpacking eingesetzt. Zumeist handelt es sich bei ihnen um sterile Verbandmittel, die mit einem Medikament behandelt wurden, das die Blutgerinnung anregt.

Dreiecktuch:
Dreiecktücher sind sehr flexibel einsetzbare Fixiermittel. Sie können sowohl bei der Versorgung von stumpfen Verletzungen, zum Beispiel in Form von Armschlingen, als auch als Fixiermittel bei offenen Verletzungen, zum Beispiel Kopfplatzwunden, eingesetzt werden.

18.11 Erläutern Sie die Besonderheiten bei der Versorgung von Fremdkörperverletzungen.

Bei Fremdkörperverletzungen handelt es sich um eine relativ große Gruppe von Verletzungsbildern. Ein einfacher Splitter im Finger ist genauso ein Fremdkörper wie ein Messer, das im Thorax eines Patienten steckt. Während sehr kleine Fremdkörper im Regelfall, sieht man von Augenverletzungen ab, keinen Rettungsdiensteinsatz auslösen und durch die Patienten oder ihre Angehörigen gefahrlos entfernt werden können, geht von großen Fremdkörpern immer ein Risiko für Blutungskomplikationen und Sekundärverletzungen aus. So kann ein Messer, das sich im Thorax eines Patienten befindet, durch zusätzliche Bewegung weitere Verletzungen verursachen, da sich der Stichkanal erweitert. Auch kann es bei einer Entfernung von Fremdkörpern zu Nachblutungen kommen. Aus diesem Grunde müssen Fremdkörper immer gepolstert und damit gegen Bewegung gesichert werden. Sie dürfen unter keinen Umständen außerhalb der Klinik entfernt werden.

18.12 Planen Sie Ihr Vorgehen.

Sie werden zu einem Verkehrsunfall gerufen. Ein Patient ist von einem zurücksetzenden Auto an eine niedrige Steinmauer gedrückt worden. Dabei hat er schwere Verletzungen am rechten Unterschenkel erlitten. Die Wunde blutet sehr stark. Es muss von einer offenen Fraktur ausgegangen werden.

Im Rahmen des xABCDE-Schemas ist die erste Maßnahme die Stillung einer potenziell lebensgefährlichen Blutung. Dies kann auf mehrere Arten geschehen. In diesem Fall bietet sich die Anlage einer Blutsperre mit einem Tourniquet an, da ein Druckverband bei einer offenen Fraktur nicht gut platziert werden kann und schlimmstenfalls weiteren Schaden anrichtet. Wichtig ist, dass das Tourniquet mit Abstand zur Wunde und nicht direkt im Gelenkbereich angelegt werden darf. Es muss zudem so fest zugezogen werden, dass die Blutung zum Stillstand kommt. Nun folgen die weiteren Maßnahmen gemäß des xABCDE-Schemas: Der Atemweg wird gesichert, Sauerstoff wird verabreicht und ein i. v.-Zugang wird gelegt. Es müssen zudem eine gezielte und effiziente Schmerzbehandlung und ein zügiger Transport in eine geeignete Klinik erfolgen.

18.13 Nennen Sie jeweils mindestens 4 sichere und 4 unsichere Frakturzeichen.*

Frakturzeichen

Sichere Frakturzeichen	Unsichere Frakturzeichen
• Fehlstellung • Sichtbare Knochenfragmente • Krepitation • Abnorme Beweglichkeit	• Schmerzen • Schwellung • Hämatome • Funktionseinschränkungen

18.14 Nennen Sie mindestens 4 mögliche Hilfsmittel zur Frakturversorgung.*

- Vakuumschienen
- Splint-Schienen
- Dreiecktücher
- Vakuummatratzen

18.15 Unterscheiden Sie „Distorsionen" und „Luxationen".

Bei einer Distorsion handelt es sich um eine sogenannte Verstauchung. Dabei wurde ein Körpergelenk über seine normale Dehnfähigkeit hinaus belastet. Dies geht oftmals mit Schmerzen, Schwellungen und Bewegungseinschränkungen einher.

Luxationen sind sogenannte Verrenkungen. Hier war die Krafteinwirkung auf das Gelenk so stark, dass es seine natürliche Position verlassen hat und eine Fehlstellung entstanden ist. Infolgedessen können Durchblutung, Motorik und Sensibilität der unterhalb des Gelenks liegenden Körperpartie eingeschränkt sein.

18.16 Erläutern Sie die hier dargestellte Maßnahme.

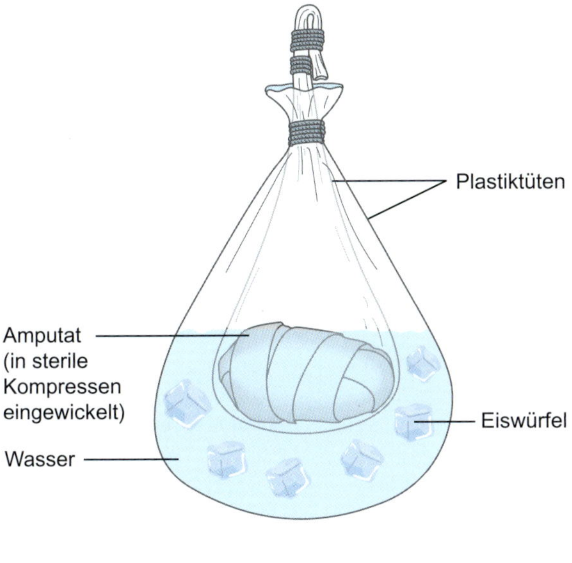

© Gerda Raichle

Es handelt sich in diesem Fall um die Versorgung eines Amputats. Es wurde in eine sterile Kompresse eingewickelt und wasserdicht in eine Plastiktüte verpackt. In eine weitere, das Amputat umschließende, Tüte wurden kalte Flüssigkeit und Eis gegeben. Auf diese Weise soll eine kühlende Lagerung der amputierten Gliedmaße ermöglicht werden, ohne das Gewebe zu schädigen.

18.17 Vergleichen Sie die Anwendung der Schaufeltrage mit der Anwendung des Spineboards.

Die Schaufeltrage dient in erster Linie der Umlagerung eines Patienten, der sich in Rückenlage befindet. Hierfür muss dieser nur wenig bewegt werden. Die Schaufeltrage wird an die Länge des Patienten angepasst und in der Mitte getrennt. Beim Spineboard hingegen ist ein aktives Umlagern des Patienten nötig, um ihn auf das Board zu bringen. Dies geschieht zumeist mit drei Helfern. Auch kann das Spineboard nicht auf die Länge des Patienten angepasst werden. Da die Schaufeltrage immer im Zusammenhang mit der Vakuummatratze genutzt wird, wird mehr Zeit zur Immobilisation benötigt als bei der Nutzung des Spineboards.

18.18 Lösen Sie das Rätsel.

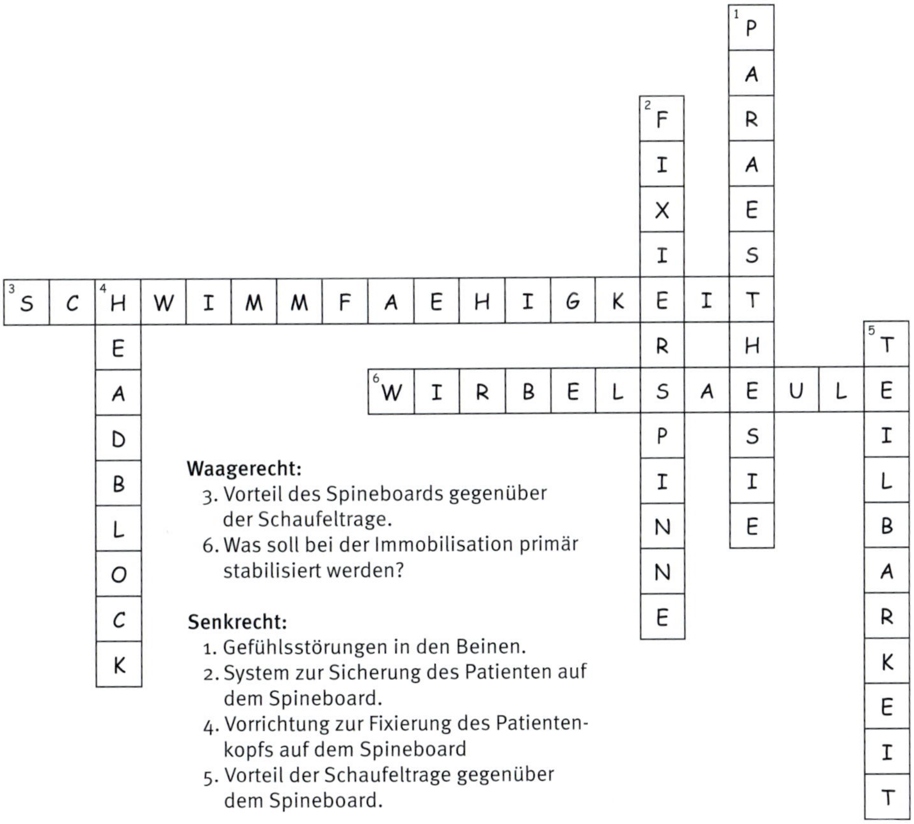

Waagerecht:
3. Vorteil des Spineboards gegenüber der Schaufeltrage.
6. Was soll bei der Immobilisation primär stabilisiert werden?

Senkrecht:
1. Gefühlsstörungen in den Beinen.
2. System zur Sicherung des Patienten auf dem Spineboard.
4. Vorrichtung zur Fixierung des Patientenkopfs auf dem Spineboard
5. Vorteil der Schaufeltrage gegenüber dem Spineboard.

18.19 Erläutern Sie Funktion und Verwendung einer Vakuummatratze.

Eine Vakuummatratze dient der Ganzkörperimmobilisierung und damit der Schienung etwaiger Frakturen von Wirbelsäule, Hüfte und Oberschenkeln. Vakuummatratzen sind mit einem Granulat aus kleinen Kunststoffkugeln gefüllt. Wird die Luft auf der Matratze abgesaugt, verdichten sich die Kügelchen und sorgen für eine zunehmende Steifheit der Matratze. Im Einsatz sollte eine Vakuummatratze immer sorgfältig vorbereitet werden, damit die Umlagerung des Patienten problemlos klappt. Zudem muss sie regelmäßig auf ihre Funktion hin überprüft werden. Undichtigkeiten würden eine Verwendung unmöglich machen.

18.20 Splintschienen können in verschiedene Formen gebracht werden, die unterschiedliche Vorteile haben. Beschreiben Sie, wie die unten genannten Formen hergestellt werden.

C-Kurve (Dachrinne):
- Daumen beidseits zum Erstellen der C-Kurve in der Mitte der SAM-Schiene platzieren.
- Schiene in der Mitte nach unten drücken.
- Gleichzeitig die Seitenränder der Schiene mit den übrigen Fingern nach oben biegen, sodass die Form einer Dachrinne entsteht.

Umgeschlagene C-Kurve:
- Zunächst C-Kurve formen.
- Festigkeit kann erhöht werden, indem die Kanten der gebogenen C-Kurve nach außen umgefaltet werden.

T-Faltung:
- SAM® Splint in Längsrichtung in der Mitte zusammenfalten.
- Anschließend die Seitenränder an den Außenkanten der Schiene um etwa ein Drittel nach außen biegen, um T-förmigen Balken zu erzeugen.

18.21 Was ist der Unterschied zwischen einem offenen und einem geschlossenen Schädel-Hirn-Trauma?

✓ Eröffnung der Dura mater

18.22 Beschriften Sie die Abbildung.

Tipp: Die gesuchten Begriffe bezeichnen anatomische Strukturen bzw. Formen der Hirnblutung.

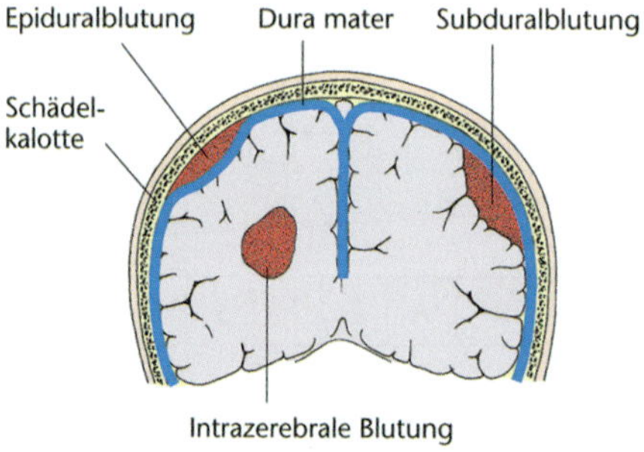

18.23 Ergänzen Sie die Tabelle.

Grad	GCS
Leichtes SHT	13–15
Mittelschweres SHT	9–12
Schweres SHT	<9

Lösungen

18.24 Planen Sie Ihr Vorgehen.

Auf einem Sanitätsdienst wird ein junger Patient von einer Sanitätsstreife aufgefunden. Er blutet deutlich am Kopf und ist bewusstlos. Versuche, ihn zu wecken, schlagen fehl. Sie werden von den Kollegen der Fußstreife hinzugezogen.

Sie sollten den Patienten schnellstmöglich nach dem xABCDE-Schema untersuchen und weitere Kräfte nachfordern. Die tiefe Bewusstlosigkeit stellt eine Notarzt-Indikation dar. Denken Sie auch an die Immobilisation der Halswirbelsäule, welche unter Umständen verletzt sein könnte. Nachdem Sie die Atemwege gesichert und Absaugbereitschaft hergestellt haben, sollten Sie hochdosierten Sauerstoff verabreichen. Eine Hochlagerung des Oberkörpers kann nur dann erfolgen, wenn der Patient achsengerecht gelagert werden kann. Dies wäre zum Beispiel nach der Überlagerung auf eine Schaufeltrage oder ein Spineboard möglich. Der Patient sollte monitorüberwacht werden und sein Zustand regelmäßig mit der Durchführung des xABCDE-Schemas neu evaluiert werden. Ein i. v.-Zugang kann vorbereitet bzw. angelegt werden.

18.25 Nennen Sie mindestens 5 anatomische Strukturen, die bei einer Verletzung des Brustkorbs mitverletzt werden können.*

- Rippen
- Lungenflügel
- Herz
- Zwerchfell
- Aorta

18.26 Definieren Sie die „Rippenserienfraktur“ und grenzen Sie diese von der „Rippenstückfraktur“ ab.

Eine Rippenserienfraktur ist dann gegeben, wenn zwei nebeneinanderliegende oder drei sich auf einer Körperseite befindenden Rippen gebrochen sind. Eine Rippenstückfraktur wiederum ist ein mehrfacher Bruch einer Rippe. Eine Kombination aus Rippenstück- und Rippenserienfrakturen ist besonders gefährlich, da auf diese Weise ein loses Thoraxwandfragment entstehen kann, dass die Atemmechanik stark beeinträchtigt.

18.27 Erläutern Sie die dargestellte Abbildung.

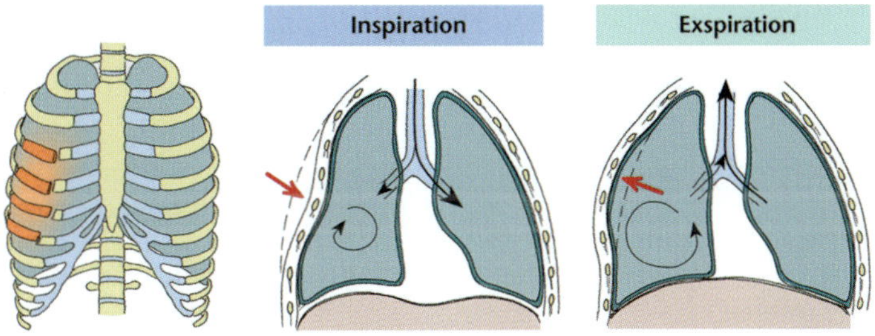

© Gerda Raichle

Auf dieser Abbildung ist eine Kombination aus Rippenserien- und Rippenstückfraktur zu erkennen, die zu einem losen Thoraxwandfragment geführt hat. Die Folge hieraus ist, dass der Widerstand des Thorax gegen die Druckschwankungen bei der Atmung stellenweise nicht mehr vorhanden ist. Dies führt dazu, dass eine paradoxe Atmung entsteht, die die physiologische Atmung behindert.

18.28 Planen Sie Ihr Vorgehen.

Sie treffen auf einen Patienten, dem ein Pferd gegen den Brustkorb getreten hat. Ihr Team stellt bei der Untersuchung gestaute Halsvenen, einen fehlenden Radialispuls und ein aufgehobenes Atemgeräusch über dem rechten Lungenflügel fest. Der Patient trübt zunehmend ein.

Offenbar hat Ihr Patient einen Spannungspneumothorax. Neben der hochdosierten Sauerstoffgabe müssen Sie dringend die Thoraxpunktion nach Monaldi oder eine Thoraxdrainage nach Bülau für den behandelnden Notfallsanitäter bzw. Notarzt vorbereiten. Ziel ist eine schnellstmögliche Entlastung des Spannungspneumothorax, da sich der Patient aktuell in einem Schockzustand befindet.

18.29 Nennen Sie mindestens 5 mögliche Anzeichen für eine Wirbelsäulenverletzung.*

- Schmerzen
- Gefühlsstörungen
- Motorische Störungen
- Prellmarken an der Wirbelsäule
- Unkontrollierter Harn- und/oder Stuhlabgang

18.30 Benennen Sie die 3 dargestellten Frakturtypen

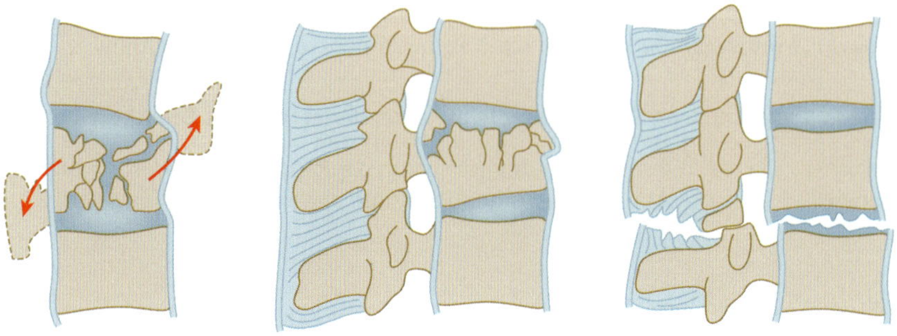

© Stefan Dangl, München

Schubfraktur	Kompressionsfraktur	Luxationsfraktur

18.31 Erläutern Sie den Grundsatz: „If in doubt, immobilize!"

Übersetzt bedeutet „If in doubt, immobilize!" sinngemäß „Im Zweifel: immobilisieren!". Dieser Leitsatz besagt, dass eine Immobilisation in einer Situation, in der sie nicht notwendig war, weniger Schaden anrichtet als keine Immobilisation in einer Situation, in der sie notwendig gewesen wäre. Dennoch sollte, insbesondere bei zeitkritischen Verletzungsbildern, nicht unnötig viel Zeit für die Immobilisation aufgewendet werden.

18.32 Richtig oder falsch?

	Richtig	Falsch
1. Ein hoher Querschnitt kann eine Atemlähmung zur Folge haben. Daher ist eine Wirbelsäulenimmobilisation bei vielen Unfallmechanismen unumgänglich.	✓	
2. Zunächst muss eine manuelle Fixierung der Halswirbelsäule erfolgen, alternativ kann die stabile Seitenlage eingesetzt werden.		✗
3. Der HWS-Immobilisationskragen muss vor der Abnahme eines Motorradhelms angelegt werden, um die Halswirbelsäule bei der Abnahme zu schienen.		✗
4. Eine gute Möglichkeit, einen Patienten ohne viele unnötige Bewegungen umzulagern und zu immobilisieren, ist der Einsatz von Schaufeltrage und Vakuummatratze.	✓	
5. Wenn der Patient bei Bewusstsein ist, sollte ihm jeder Arbeitsschritt zunächst erklärt werden.	✓	

2. Die stabile Seitenlage dient nicht der Immobilisation der Halswirbelsäule.
3. Die HWS wird bei der Helmabnahme manuell stabilisiert.

18.33 Nennen Sie je 3 mögliche Mechanismen zur Entstehung eines „stumpfen" bzw. eines „penetrierenden Bauchtraumas".*

Bauchverletzungen

Mögliche Ursachen für stumpfe Bauchverletzungen	Mögliche Ursachen für penetrierende Bauchverletzungen
• Sturz gegen Fahrradlenker • Tritt in den Abdominalbereich • Fußballtreffer im Abdominalbereich	• Stichverletzung • Schussverletzung • Pfählung beim Sturz auf einen herausragenden Gegenstand

18.34 Erläutern Sie den Begriff „zweizeitige Milzruptur".

Bei einer zweitzeitigen Milzruptur kommt es zu einer Blutung innerhalb der intakten Kapsel des Organs. Diese Sickerblutung lässt den Druck innerhalb der Milzkapsel zunehmend steigen. Innerhalb von Stunden bis Tagen kann es dadurch zu einem Zerreißen dieser kommen. Die resultierenden Blutungen sind in der Regel so massiv, dass die Patienten einen Volumenmangelschock entwickeln. Aus diesem Grunde sollten Patienten auch nach zurückliegenden Traumata befragt werden.

18.35 Erläutern Sie die dargestellte Lagerungsform.

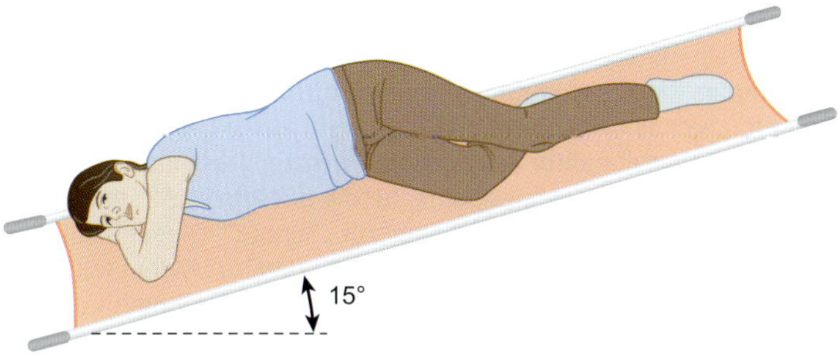

© Stefan Dangl, München

Bei dieser Lagerungsform handelt es sich um eine sogenannte angepasste Schocklage. Diese stellt immer eine Kombination aus der Schocklage mit einer anderen Lagerung dar. So zum Beispiel kann bei Patienten mit Bauchverletzungen die bauchdeckenentlastende Lagerung mit der Schocklage kombiniert werden. Im abgebildeten Fall wurde bei einem bewusstlosen Patienten die Schocklage mit der stabilen Seitenlage kombiniert.

18.36 Ergänzen Sie den Text.

xABCDE-Schema – Schocklage – hochdosierten – Puls – Sicherheit – Schockzustand – i. v.-Zugang

Sie werden zu einem Unfallort gerufen. Einem Bauarbeiter ist ein Metallträger in den Bauch gestoßen. Nachdem Sie die **Sicherheit** der Einsatzstelle überprüft haben, beginnen Sie mit der Untersuchung nach dem **xABCDE-Schema**. Sie stellen dabei einen schnellen **Puls** und eine deutliche Prellmarke am Abdomen fest. Hieraus schließen Sie, dass sich Ihr Patient im drohenden **Schockzustand** befindet. Sie fordern umgehend einen Notarzt nach und verabreichen **hochdosierten** Sauerstoff. Zudem sollte die Anwendung einer **Schocklage** erfolgen und ein **i. v.-Zugang** vorbereitet werden.

18.37 Nennen Sie die Definition des Polytraumas nach Tscherne.

Ein Polytrauma wird definiert als mehrere gleichzeitig entstandene Verletzungen verschiedener Körperregionen, von denen mindestens eine oder die Kombination mehrerer lebensbedrohlich ist.

18.38 Richtig oder falsch?

	Richtig	Falsch
1. Die Versorgung eines Polytraumas erfolgt zumeist noch am Unfallort. Für diesen Zweck halten die Notarzteinsatzfahrzeuge Blutkonserven vor.		✗
2. Die „Golden Hour of Trauma" besagt, dass ein eingeklemmter Patient innerhalb einer Stunde aus dem Fahrzeug befreit sein muss.		✗
3. Liegt keine Einklemmung vor, sollte die Versorgungszeit vor Ort unter 15 Minuten liegen.	✓	
4. Aufgrund des Stresses im Rahmen einer Einklemmung ist ein zusätzlicher Wärmeerhalt nicht notwendig.		✗
5. Beim Arbeiten am einklemmten Unfallpatienten sollte der Aktionsbereich des Airbags freigehalten werden.	✓	

1. Im Regelfall sind bisher keine Blutkonserven auf Notarzteinsatzfahrzeugen verlastet. Zudem werden vor Ort lediglich die Vitalfunktionen gesichert, eine definitive Therapie ist nur operativ möglich.
2. Die „Golden Hour of Trauma" besagt, dass ein polytraumatisierter Patient in weniger als einer Stunde nach dem Unfallereignis in einer geeigneten Klinik behandelt werden muss.
4. Bei allen traumatologischen Patienten, insbesondere bei Polytraumatisierten, ist der Wärmeerhalt eine wesentliche Basismaßnahme.

18.39 Was versteht man unter dem „KISS-Schema"?

Beim KISS-Schema handelt es sich um ein Akronym, mit dem das Risiko von Beckenfrakturen und die Notwendigkeit einer Beckenstabilisierung eingeschätzt werden kann. „K" steht für Kinematik. Ist also das Trauma sehr intensiv (z. B. bei einem Hochrasanztrauma), ist eine Beckenfraktur nicht auszuschließen. „I" steht für Inspektion. Werden eine Verformung des Beckens oder Hämatome erkannt, sollte von einer Beckenfraktur ausgegangen werden. Das erste „S" steht für Schmerzen. Liegen Schmerzen im Becken vor, sollte eine Stabilisierung des Beckens, für die das letzte „S" steht, erfolgen. Das KISS-Schema wird zunehmend durch das S-KIPS-Schema abgelöst. Das erste „S" steht für „Schock". Dieser ist die notwendige Bedingung für die Beckenimmobilisation – ohne Schock also keine Immobilisation. „KIPS" steht für „Kinematik", „Inspektion", „Palpation" und „Schmerzen". Liegt einer dieser Faktoren zusätzlich vor, ist die hinreichende Bedingung für die Beckenimmobilisation erfüllt.

18.40 Unterscheiden Sie „schonende Rettung" und „Crashrettung".

Bei der schonenden Rettung handelt es sich um einen Rettungsvorgang bei stabilen Patienten. Es herrscht kein oder nur ein geringer Zeitdruck, sodass die Rettung schrittweise und wirbelsäulenschonend erfolgen kann. Bei einer Crashrettung handelt es sich um die Rettung eines instabilen Patienten. Hier erfolgt nur eine manuelle Stabilisierung der Halswirbelsäule oder ggf. die Anlage eines HWS-Stützkragens. Ziel ist die schnelle Rettung des Patienten, um sein Leben zu bewahren.

18.41 Nennen Sie mindestens 4 mögliche Notfallbilder, die die Augen betreffen.*

- Stumpfes Trauma
- Penetrierendes Trauma
- Glaukomanfall
- Plötzlicher Sehverlust

18.42 Richtig oder falsch?

	Richtig	Falsch
1. Verätzungen des Auges werden unterschieden je nachdem, welche Substanzart für die Verätzung verantwortlich ist.	✓	
2. Laugenverätzungen führen zu Koagulationsnekrosen, Säureverätzungen zu Kolliquationsnekrosen.		✗
3. Stumpfe Verletzungen des Auges sind deutlich häufiger als penetrierende Verletzungen.	✓	
4. Bei stumpfer Gewalteinwirkung auf das Auge ist der Orbitaboden besonders frakturgefährdet.	✓	
5. Kleinere Fremdkörper werden oftmals durch den Tränenfluss entfernt und stellen nicht immer einen Notfall dar.	✓	

2. Laugenverätzungen führen zu Kolliquationsnekrosen, Säureverätzungen zu Koagulationsnekrosen.

18.43 Beschreiben und erläutern Sie die dargestellte Abbildung.

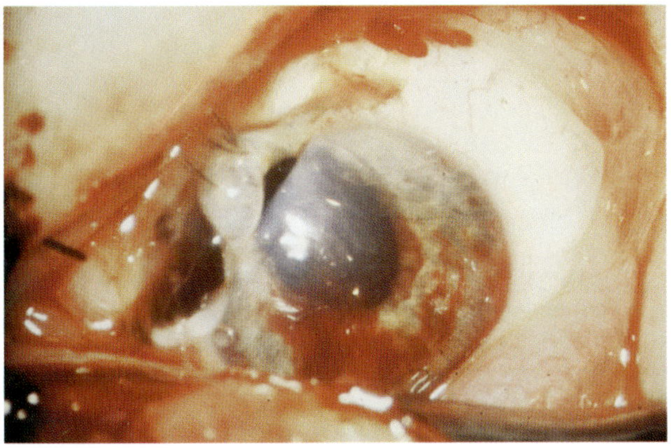

© Dr. med. U. Meyer-Bothling, Hamburg

Beim dargestellten Befund handelt es sich um eine perforierende Augenverletzung. Zu erkennen ist eine große Verletzung des Glaskörpers mit einem einhergehenden Schaden der Iris. Die Pupille ist deformiert und wirkt milchig. Auch das Augenlid ist eröffnet. Es ist anzunehmen, dass das Auge nach einer solchen Verletzung permanent geschädigt bleiben wird.

18.44 Erläutern Sie Ihre Vorgehensweise im Rahmen einer Augenverletzung.

Zunächst einmal sollte der Patient unter Anwendung des xABCDE-Schemas auf lebensbedrohende Störungen hin untersucht werden. Sind diese ausgeschlossen, muss untersucht werden, ob es sich bei der Augenverletzung um eine stumpfe oder eine penetrierende Verletzung oder gar um eine Verätzung handelt. Bei Verätzungen muss großzügig mit Spüllösung gespült werden. Die Spülung sollte so früh wie möglich erfolgen und nicht durch andere Untersuchungen verzögert werden. Bei stumpfen Augenverletzungen kann die Kühlung mit einem Eisbeutel erfolgen. Große Fremdkörper müssen unbedingt im Auge belassen werden. Sind diese Untersuchungs- und Behandlungsschritte erfolgt, sollte eine sterile Abdeckung des betroffenen Auges erfolgen, bevor beide Augen verbunden werden.

18.45 Korrigieren Sie die Fehler im Text.

Beim **Glaukom** handelt es sich um einen Sammelbegriff für Erkrankungen, denen eine zunehmende Schädigung des Sehnervs durch eine **Erhöhung** des Augeninnendrucks gemeinsam ist. Diese **Erhöhung** erfolgt durch ein Missverhältnis zwischen Kammerwasserproduktion und Kammerwasserabfluss. Ein Glaukomanfall entsteht durch einen kurzfristigen hohen Anstieg des **Augeninnendrucks** aufgrund eines **Verschlusses** des Kammerwasserabflusses. Symptomatisch fallen häufig ein **gerötetes** Auge sowie eine stumpfe Hornhaut auf. Die Pupille des betroffenen Auges ist **weit** und lichtstarr. Der betroffene Augapfel ist im Tastbefund **steinhart**.

18.46 Nennen Sie mindestens 4 mögliche Begleitsymptome, die bei einem Glaukomanfall auftreten können.*

- Übelkeit und Erbrechen
- Kopfschmerzen
- Hypertonie
- Tachykardie

18.47 Erläutern Sie Ihre Maßnahmen im Rahmen eines Glaukomanfalls.

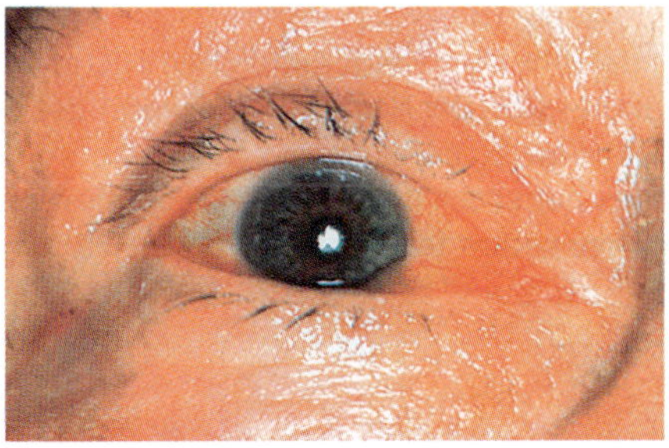

© LaFleur Brooks M. Exploring Medical Language. 8th ed. Elsevier/Mosby, 2011

Bei einem Glaukomanfall ist höchste Eile geboten. Im präklinischen Umfeld kann keine kausale Therapie erfolgen. Aus diesem Grunde sollte die schnellstmögliche Verbringung in ein Krankenhaus mit Augenabteilung erfolgen. Beide Augen werden zum Schutze verdunkelt. Eine Notarztnachforderung sollte im Rahmen starker Schmerzen oder anderer Komplikationen erfolgen.

18.48 Nennen Sie mindestens 6 mögliche Ursachen für einen plötzlichen Sehverlust.*

- Netzhautablösung
- Gefäßverschluss im Auge
- Entzündungsprozesse in der Ader- oder der Netzhaut
- Sehnervenentzündungen
- Glaskörperblutungen
- Neurologische Ursachen (z. B. Schlaganfälle)

18.49 Schildern Sie, was auf der Abbildung zu erkennen ist.

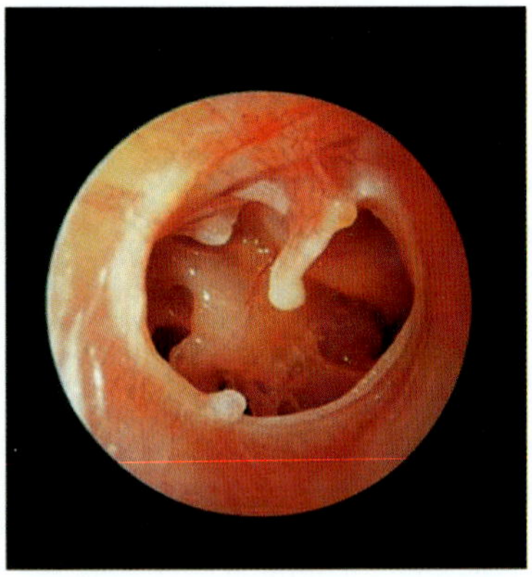

© Leonard PC. Building A Medical Vocabulary with Spanish Translations, 6th. ed., Elsevier/Saunders, 2005

Zu erkennen ist ein eröffnetes Trommelfell. Die Paukenhöhle mit den darin liegenden Gehörknöchelchen kann eingesehen werden.

18.50 Nennen Sie 3 mögliche Ursachen von Blutungen aus den Ohren.*

- Verletzungen der Schädelbasis
- Verletzungen des Trommelfells, etwa durch Penetration oder ein Knalltrauma
- Entzündungen des Gehörgangs

18.51 Nennen Sie 3 schwerwiegende Komplikationen bei Blutungen aus dem Mund-Rachen-Raum.*

- Erschwerung einer endotrachealen Intubation (A-Problem)
- Aspiration von Blut (A- bzw. B-Problem)
- Starker Blutverlust bis hin zum Schockgeschehen (C-Problem)

18.52 Nennen Sie 3 begünstigende Faktoren für das Auftreten von Nasenbluten.*

- Hoher Blutdruck
- Gefäßanomalien in der Nase
- Einnahme blutverdünnender Medikamente

18.53 Beschreiben Sie Ihr Vorgehen im Rahmen eines unstillbaren Nasenblutens.

Zunächst muss der Patient nach dem xABCDE-Schema untersucht werden, um einen lebensbedrohlichen Zustand auszuschließen. Ist dies geschehen, kann versucht werden, durch eine Kompression der Nasenflügel eine Blutstillung zu bewirken. Zudem sollte der Patient angehalten werden, seinen Kopf nach vorne zu nehmen und das Blut abfließen zu lassen, bzw. auszuspucken. Außerdem sollte ein Coolpack in den Nacken des Patienten gelegt werden. Bei bewusstlosen Patienten ist unbedingt darauf zu achten, dass die Blutung nicht die Atemwege gefährdet. Bei sehr starken Blutungen oder bei hypertensiven Zuständen muss ein Notarzt hinzugezogen werden.

18.54 Ergänzen Sie den Text.

subjektiv – Umgebungsgeräuschen – Hörnervs – chronifiziert – psychosomatische – Innenohrschäden – Symptom – Belastung – Pfeifen – Ohrgeräusche – Tinnitus

Ein **Tinnitus** stellt ein Ohrgeräusch dar, das nur **subjektiv** wahrgenommen werden kann und das zusätzlich zu den objektiv vorhandenen **Umgebungsgeräuschen** besteht. Die Qualität der **Ohrgeräusche** ist breit. Patienten geben ein **Pfeifen**, Rauschen, Brummen oder Zischen an. Der Tinnitus selbst ist ein **Symptom** einer zugrunde liegenden Erkrankung. Oftmals liegen **Innenohrschäden** vor. Aber auch Erkrankungen des **Hörnervs** oder ein Ohrenschmalzpfropf können einen Tinnitus verursachen. Ein Tinnitus kann **chronifiziert** auftreten. Häufig liegt dann eine **psychosomatische** Ursache zugrunde. Er stellt eine große **Belastung** für die betroffenen Patienten dar und sollte von den Rettungskräften dementsprechend ernst genommen werden.

18.55 Erläutern Sie mögliche Ursachen eines Hörsturzes.

Ursächlich wird der Hörsturz noch nicht vollkommen verstanden. Er ist aller Wahrscheinlichkeit nach durch eine Vielzahl von zusammenwirkenden Faktoren bedingt. So könnten Durchblutungsstörungen des Innenohrs, Infektionen oder Stoffwechselerkrankungen für sein Entstehen verantwortlich sein. Auch überdurchschnittlicher Stress und die darauf in manchen Fällen folgende psychosomatische Reaktion ist eine mögliche Ursache. Allerdings darf es durch diesen Umstand nie dazu kommen, dass die Beschwerden des Patienten als „geringfügig" abgetan werden.

18.56 Finden Sie die 8 versteckten Begriffe.

Tipp: Sie alle haben etwas mit dem sogenannten „Vertigo" zu tun.

N	L	A	W	F	G	F	X	M	Y	R	H	W	U	A	L	I	Q	J
E	C	P	U	U	V	D	R	E	H	S	C	H	W	I	N	D	E	L
Q	U	W	E	H	R	Y	C	D	L	D	R	Q	I	Y	M	K	M	V
C	O	E	E	K	O	W	X	N	J	P	O	F	S	U	Z	C	K	U
L	V	X	Y	J	W	Y	H	L	T	S	K	Z	N	C	F	E	C	Q
J	B	E	W	E	G	U	N	G	S	S	C	H	W	I	N	D	E	L
Y	G	A	N	G	U	N	S	I	C	H	E	R	H	E	I	T	T	U
W	N	T	A	C	H	Y	K	A	R	D	I	E	V	E	Y	O	X	B
V	O	G	R	B	M	W	V	R	L	R	S	E	H	G	E	P	V	E
I	X	J	X	D	W	M	X	B	H	O	N	R	D	E	P	O	T	R
U	T	Z	M	S	P	L	J	L	C	S	R	M	S	H	J	U	L	B
A	A	C	E	X	U	O	E	G	R	P	F	Q	Q	L	S	P	W	R
J	Y	Z	P	V	F	P	O	C	G	I	O	G	C	V	O	Q	L	E
T	M	E	D	V	J	J	G	Q	M	X	C	A	N	G	S	T	S	C
M	D	U	Q	O	O	Y	I	J	Q	X	W	O	Y	K	W	Y	O	H
B	S	C	H	W	A	N	K	S	C	H	W	I	N	D	E	L	D	E
X	O	G	P	P	E	V	D	B	G	T	D	H	S	U	D	F	E	N
D	P	D	Ü	B	E	L	K	E	I	T	V	Y	P	R	S	L	Z	P
X	O	U	Q	Z	S	Q	Y	O	J	Z	N	A	H	Y	U	C	R	W

Lösungen

Menschen nach Elektrounfällen versorgen

19.1 Erläutern Sie die Besonderheiten von Strom- und Blitzunfällen.

Insbesondere Verletzungen mit Starkstrom sind hochgradig gefährlich. Zum einen können die Verbrennungseinwirkungen Haut, Muskel-, Binde- und Knochengewebe betreffen. Zum anderen können durch die Einwirkungen des elektrischen Stroms schwerste Herzrhythmusstörungen auftreten. Eine EKG-Untersuchung ist absolute Pflicht. Hier sollte auch die Einwirkung von Haushaltsstrom nicht unterschätzt werden. Daneben ist Strom, im Gegensatz zu Hitze oder offenem Feuer, eine kaum wahrnehmbare Gefahrenquelle. Es muss dringend auf den Eigenschutz geachtet werden.

19.2 Nennen Sie mindestens 4 Situationen, in denen es zu einem Stromfluss durch den Körper kommen kann.*

- Direkte Berührung eines Stromleiters bei gleichzeitigem Erdkontakt.
- Direkte Berührung zweier Phasen eines Drehstromnetzes.
- Indirekter Kontakt mit einem Stromleiter bei Isolationsdefekt.
- Indirekter Kontakt mit einem unter Hochspannung stehenden Leiter, wenn die Isolierwirkung der Luft nicht mehr ausreicht (Lichtbogen).
- In der Natur beim Blitzschlag.

19.3 Erläutern Sie die Begriffe.

Kleinspannung:
Spannung unterhalb der Niederspannung mit Spannungswerten von 50 Volt (Wechselstrom) bzw. 120 Volt (Gleichstrom).

Niederspannung:
Stromspannung von unter 1.000 Volt. In den meisten Haushalten wird eine Niederspannung von 230 Volt mit einer Frequenz von 50 Hz verwendet.

Hochspannung:
Spannung ab 1.000 Volt. Meist liegen Hochspannungsanlagen deutlich darüber, z. B. in Fahrdrähten der Eisenbahn (15.000 V), in Überlandleitungen, Elektrizitätswerken oder Umspannstationen (bis zu 400.000 V).

19.4 Erläutern Sie die Abbildung.

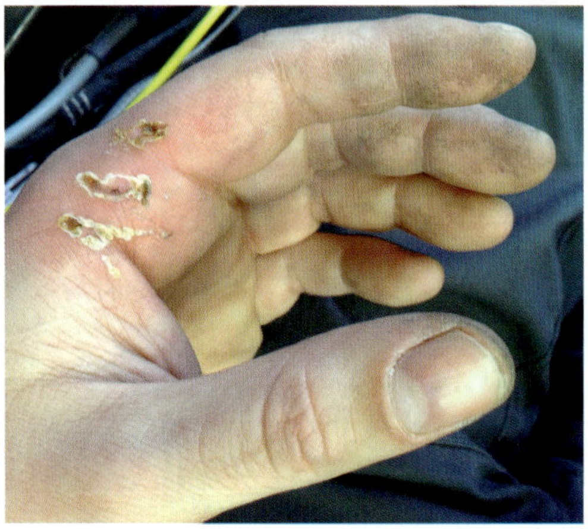

© Dr. Dr. med. Jürgen Luxem, Aschaffenburg

Zu sehen ist eine Strommarke. Diese sind typisch bei Elektrounfällen, bei denen der Strom in den Körper eintritt und ihn durchfließt. Im Regelfall gibt es sowohl eine Eintritts- als auch eine Austrittsmarke. Anhand dieser Marken, der Körperposition und des Unfallhergangs kann der Weg des Stroms durch den Körper nachvollzogen werden. Dies ist unter anderem wichtig, um das Risiko von Herzrhythmusstörungen einschätzen zu können.

Menschen nach Tauch- und Ertrinkungsunfällen versorgen

20.1 Nennen Sie mindestens 5 mögliche Unfallursachen des Ertrinkens.*

- Unterschätzen von Gefahren
- Erschöpfung
- Verzicht auf benötigte Sicherheitsausrüstung
- Eiseinbruch
- Internistische Erkrankungen

20.2 Richtig oder falsch?

	Richtig	Falsch
1. Phase 1 des Ertrinkens wird auch Akzeptanzphase genannt.		✗
2. Phase 2 des Ertrinkens ist die des willkürlichen Atemanhaltens.	✓	
3. Phase 3 zeichnet sich durch die einsetzende Atemnot aus.	✓	
4. Phase 4 ist die Hypothermiephase.		✗
5. Phase 5 ist die Phase der Atemlähmung.	✓	

1. Phase 1 wird auch Abwehrphase genannt. Typisch für sie sind die aufkommende Panik und die in einigen Fällen heftigen körperlichen Bewegungen.
4. In Phase 4 treten hypoxische Krämpfe auf. Daher wird sie auch als Krampfphase bezeichnet.

20.3 Finden Sie die 6 versteckten Begriffe.

Tipp: Bei allen handelt es sich um Symptome oder Folgen des Ertrinkens.

I	P	U	S	G	Y	X	K	M	V	O	I	S	V	K	L	P	D	X
T	K	M	B	D	X	N	E	Y	N	J	T	I	O	A	X	H	X	D
N	P	W	K	T	O	F	X	J	C	J	S	P	R	Z	U	Ä	Y	N
N	S	D	F	S	Z	Y	A	N	O	S	E	L	A	A	T	M	Z	O
K	E	Z	B	S	N	Y	M	Y	R	R	A	O	T	R	L	O	P	H
L	U	N	G	E	N	Ö	D	E	M	V	J	F	E	J	Q	L	M	O
S	I	X	D	E	M	X	R	L	O	A	T	M	M	G	O	Y	I	G
B	H	T	B	U	S	P	L	A	G	T	H	C	S	W	H	S	K	F
L	X	Q	Q	B	L	T	S	R	G	R	V	G	T	Q	M	E	P	I
A	Q	C	Q	B	X	T	A	N	L	L	J	I	I	M	B	S	J	B
K	R	E	I	S	L	A	U	F	S	T	I	L	L	S	T	A	N	D
I	Q	E	Y	Y	I	Y	B	N	G	H	I	P	L	M	B	U	D	R
D	F	A	Z	I	D	O	S	E	O	G	I	M	S	N	W	S	Y	O
W	H	K	R	J	M	K	K	A	P	O	N	Y	T	G	H	D	Q	I
K	D	X	V	J	A	B	G	J	G	B	W	G	A	B	S	G	O	A
F	V	I	T	F	T	O	Q	W	D	X	R	V	N	T	R	X	T	J
S	H	P	V	D	U	Y	U	S	G	U	U	C	D	K	J	X	Y	G
S	C	H	A	U	M	B	I	L	D	U	N	G	U	K	A	T	N	V
Z	G	L	V	R	E	X	S	A	M	X	G	K	K	U	Q	T	T	P

20.4 Nennen Sie die 3 möglichen Arten des Sporttauchens und deren notfallmedizinisch relevanten Gefahren.

- **Apnoetauchen**
  Beim Apnoetauchen besteht insbesondere bei einer vorangegangenen Hyperventilation die Gefahr eines Bewusstseinsverlusts unter Wasser.

- **Schnorcheltauchen**
  Beim Schnorcheltauchen besteht die Gefahr einer Totraumpendelatmung, durch die Kombination aus der Atemwegsverlängerung durch den Schnorchel und dem Druck auf den Thorax, der die Einatmung erschwert.

- **Gerätetauchen**
  Beim Gerätetauchen sind die Taucher vor allem durch Barotraumen und die Dekompressionskrankheit bedroht.

20.5 Erläutern Sie die Begriffe.

Kompressionsphase	Abtauchphase eines Tauchvorgangs. Hierbei steigt der Druck auf den menschlichen Körper zunehmend.
Isopressionsphase	Tauchvorgang in gleichbleibender Tiefe. Der Druck hält ein konstantes Niveau, ist jedoch deutlich höher als an der Wasseroberfläche.
Dekompressionsphase	Auftauchphase eines Tauchvorgangs. Hierbei sinkt der Druck auf den menschlichen Körper stetig.

20.6 Erläutern Sie den Zusammenhang zwischen Barotraumen und dem Tauchsport.

Beim Tauchen wirken starke Kräfte auf den menschlichen Organismus, die mit der Zunahme des Umgebungsdrucks unter Wasser zusammenhängen. Insbesondere luftgefüllte Räume im menschlichen Körper, wie etwa die Lunge, die Nebenhöhlen oder die Ohren, sind anfällig für diese Druckunterschiede, da sich das Gas in ihnen mit zunehmendem oder abnehmendem Umgebungsdruck komprimiert bzw. dekomprimiert. Dies kann zu Schäden an den festen Strukturen in diesen Bereichen führen.

20.7 Nennen Sie mindestens 8 mögliche Symptome der Dekompressionskrankheit.*

- Müdigkeit
- Hautjucken
- Schwellungen
- Schmerzen
- Schwindel
- Lähmungen
- Sprachstörungen
- Atemabhängige Thoraxschmerzen

21.1 Nennen Sie die äußeren und inneren Geschlechtsorgane der Frau.

Äußere Geschlechtsorgane	Innere Geschlechtsorgane
• Große Schamlippen (Labia majora) • Kleine Schamlippen (Labia minora) • Klitoris • Scheidenvorhof (Vestibulum vaginae)	• Eierstöcke (Ovarien) • Eileiter (Tuben) • Gebärmutter (Uterus) • Scheide (Vagina)

21.2 Beschriften Sie die Abbildung.

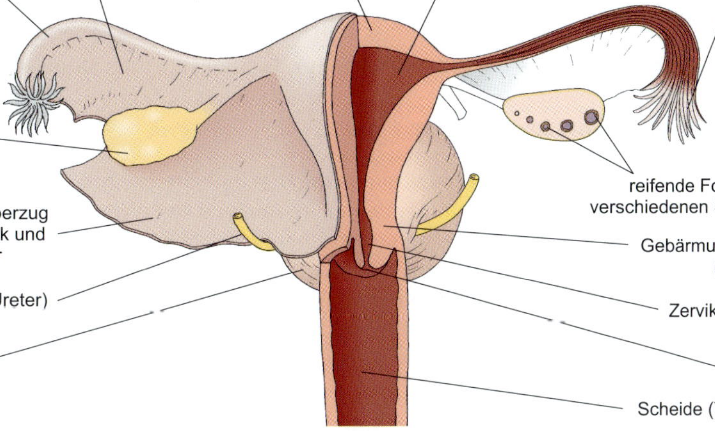

21.3 Richtig oder falsch?

	Richtig	Falsch
1. Die Bildung geschlechtsspezifischer Hormone beginnt bei Mädchen mit der Geburt.		✗
2. Die beiden wichtigsten Sexualhormone der Frau sind Östrogen und Protestosteron.		✗
3. Diese werden durch die Hormone der Epiphyse (FSH und LH) in ihrer Ausschüttung reguliert.		✗
4. Östrogene sorgen unter anderem für die Ausbildung der Geschlechtsmerkmale, die Förderung der Eireifung und die Vorbereitung der mütterlichen Brust für die Milchproduktion.	✓	
5. Im Alter von 45 bis 55 Jahren nimmt die hormonelle Stimulation der Frau ab. Dieser Abschnitt des Lebens wird als „Wechseljahre“ bezeichnet.	✓	

1. Die Ausschüttung relevanter Mengen geschlechtsspezifischer Hormone beginnt im Rahmen der Pubertät.
2. Die beiden wichtigsten Sexualhormone der Frau sind Östrogen und Progesteron.
3. FSH und LH werden über die Hypophyse ausgeschüttet.

21.4 Planen Sie Ihr Vorgehen.

Sie werden in einen Privathaushalt gerufen. Eine 30-jährige schwangere Frau erwartet Sie. Sie habe vor 5 Minuten ihren Blasensprung gehabt. Dem Fruchtwasser sei auch etwas Blut beigemengt gewesen. Sie habe keine Wehen, spüre aber anhaltend die Bewegungen ihres Kindes.

Die Patientin befindet sich in der Eröffnungsperiode der Geburt. Diese dauert bei Erstgebärenden etwa 5–10 Stunden. Es besteht somit kein Grund zur Eile oder zur Vorbereitung einer Notgeburt. Wenn die Fruchtblase bereits eröffnet ist, bevor der kindliche Kopf fest im Becken der Mutter liegt, kann es in seltenen Fällen zu einem sogenannten Nabelschnurvorfall kommen. Um dies zu verhindern, wird die Mutter ab dem Zeitpunkt des Blasensprungs idealerweise liegend transferiert und transportiert. Oftmals kommt es beim Fruchtwasserabgang zu kleineren Blutungen. Diese sollten das Rettungsfachpersonal nicht beunruhigen. Werden jedoch größere oder langandauernde Blutungen beobachtet, sollte über einen Eiltransport in den nächstgelegenen Kreissaal oder die Nachforderung eines Notarztes bzw. eines RTWs nachgedacht werden. Die Patientin sollte während des Transports ggf. in der Fritsche-Lagerung und in Linksseitenlage transportiert werden, wenn dies mit dem Patientenwunsch vereinbar ist. Eine Anmeldung im gewünschten Kreissaal sollte immer erfolgen. Dies ermöglicht den dort tätigen Hebammen, alle wichtigen Vorbereitungen zu treffen.

21.5 Nennen und erläutern Sie die 3 Phasen der Geburt.

Die drei Phasen der Geburt heißen: Eröffnungs-, Austreibungs- und Nachgeburtsperiode. Die Eröffnungsperiode beginnt mit dem Blasensprung oder dem Einsetzen regelmäßiger Wehen im Abstand von etwa 8–10 Minuten. Der Muttermund weitert sich nun kontinuierlich und die Wehenhäufigkeit steigt zunehmend. In der Austreibungsperiode ist der Muttermund vollständig geöffnet. Das Kind gleitet durch die rhythmischen Kontraktionen der Gebärmutter durch den Geburtskanal und verlässt den Körper der Mutter. Definitionsgemäß wird dies als Geburtszeitpunkt bezeichnet. Die Nachgeburtsperiode ist die Phase unmittelbar nach der Geburt. Die Gebärmutter sollte sich nun durch die Nachwehen wieder verkleinern, was etwaige Blutungen verhindert und die Plazenta löst, die auf diese Weise abgehen kann.

21.6 Nennen Sie mindestens 8 mögliche gynäkologische Notfallbilder.*

- Vaginaltrauma
- Eileiterschwangerschaft
- Stieldrehungen
- Entzündungen der Eileiter
- Vaginale Blutungen
- Frühgeburt
- Eklampsie
- Nabelschnurvorfall

21.7 Geben Sie an, um welches Notfallbild es sich in der Abbildung handelt und nennen Sie die wichtigste mögliche Spätkomplikation.

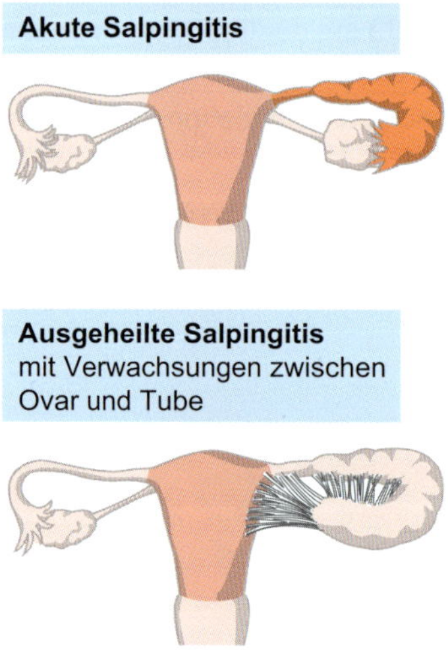

© Martha Kosthorst, Borken

Es handelt sich um eine Salpingitis. Die wichtigste mögliche Spätkomplikation ist ein Passagehindernis für Eizellen aufgrund der Verwachsungen. Auf diese Weise kann es im späteren Leben zum Auftreten von Eileiterschwangerschaften kommen.

21.8 Erläutern Sie mögliche Entstehungswege von vaginalen Blutungen.

Vaginale Blutungen werden zunächst in Blutungen mit und ohne Vorliegen einer Schwangerschaft unterschieden. Ursachen für vaginale Blutungen in der Schwangerschaft können das Einsetzen des Geburtsvorgangs oder auch Verletzungen sein. Bei Blutungen, die nicht mit einer Schwangerschaft in Verbindung stehen, kann es sich sowohl um verstärkte Menstruationsblutungen, um Blutungen im Rahmen von Entzündungsprozessen oder im Rahmen von Tumorerkrankungen handeln. Blutungen innerhalb der Schwangerschaft müssen immer abgeklärt werden. Sie können zum Beispiel auf einen Abort oder eine Placenta praevia hindeuten. Diese Auflistung stellt natürlich nur eine Auswahl dar.

21.9 Beschreiben Sie Ihr Vorgehen bei der Behandlung einer Patientin mit vaginalen Blutungen.

Die Patientin wird nach dem xABCDE-Schema untersucht. Bei Bedarf werden ihr Sauerstoff verabreicht und eine Infusion angelegt. Wie bei allen Blutungsnotfällen muss eine engmaschige Überwachung erfolgen. Die Patientin wird idealerweise in die Fritsch-Lagerung verbracht. Als Zielkrankenhaus sollte immer ein Klinikum mit Gynäkologie ausgewählt werden.

Bei diesem Notfallbild muss das Einsatzteam besonders rücksichtsvoll vorgehen. Sollte eine Untersuchung des Vaginalbereiches notwendig sein, sollte diese von einer Frau durchgeführt werden. Hierbei geht es vor allem um die Einschätzung der verlorenen Blutmenge. Eine gründliche Untersuchung, bei der die Blutungsquelle detektiert werden kann, ist erst klinisch möglich.

21.10 Ergänzen Sie den Text.

Eileiterschwangerschaft – Blutungen – Bauchfellentzündung – Dehnungsschmerzen – Ultraschalluntersuchung – Gynäkologie – Erkrankungen – Blutentnahme – vital – Schockgeschehen

Im ersten Drittel einer Schwangerschaft sind Unterbauchschmerzen relativ häufig. Zu achten ist allerdings darauf, ob zusätzliche **Blutungen** vorliegen. Dies ist immer ein Warnzeichen. Meistens handelt es sich um **Dehnungsschmerzen**. Dennoch müssen insbesondere die **Eileiterschwangerschaft** und die Appendizitis ausgeschlossen werden. Beide **Erkrankungen** können, wenn sie fortschreiten, bis hin zu einer **Bauchfellentzündung** führen. Bei dieser ist ein **Schockgeschehen** nicht ungewöhnlich. Die betroffenen Patientinnen sind dann **vital** bedroht. Dementsprechend sollten die Patientinnen in eine Klinik mit **Gynäkologie** und chirurgischer Abteilung verbracht werden. Dort erfolgen die Durchführung einer **Ultraschalluntersuchung** und ggf. einer **Blutentnahme**.

21.11 Richtig oder falsch?

	Richtig	Falsch
1. Fehlgeburten sind oftmals die Folge von Fehlbildungen der Gebärmutter oder Fehlentwicklungen des Fetus.	✓	
2. Die Schwangerschaft wird in 2 Hälften unterteilt (1. und 2. Duomenon).		✗
3. Im ersten Abschnitt der Schwangerschaft sind die Erkrankungen oftmals andere als im späteren Verlauf.	✓	
4. Bei einer Plazentainsuffizienz kommt es zu einer Unterversorgung des ungeborenen Kindes.	✓	
5. Die Placenta praevia kann eine Kaiserschnittindikation sein, da es zu einer Blockade des inneren Muttermunds kommen kann.	✓	

2. Die Schwangerschaft wird in drei Abschnitte unterteilt (1.–3. Trimenon).

21.12 Nennen Sie 4 Symptome einer Eklampsie.*

- Hypertonie
- Ödeme
- Proteinurie
- Krampfanfälle

Lösungen

21.13 Welche therapeutischen Ziele müssen bei einer Eklampsie verfolgt werden?

Eine Eklampsie zeichnet sich durch das Vorliegen von Krampfanfällen bei bestehender Präeklampsie (Hypertonie, Ödeme, Proteinurie) aus. Die Durchbrechung des Krampfanfalles ist von daher die wichtigste Aufgabe. Zudem müssen die Vitalfunktionen durch das Freihalten des Atemwegs und durch Sauerstoffgabe gesichert werden. Die Anlage eines i. v.-Zugangs ist ebenfalls von Nöten. Die Therapie der Hypertonie erfolgt idealerweise in Rücksprache mit der weiterversorgenden gynäkologischen Abteilung.

21.14 Nennen Sie 2 mögliche Ursachen für einen vorzeitigen Blasensprung.*

- Pilzinfektion oder bakterielle Infektion
- Bauchtrauma

21.15 Erläutern Sie eine Untersuchungsmöglichkeit im Rettungsdienst, um Wehen festzustellen.

Hebammen und Gynäkologen setzen hierfür Wehenschreiber ein. Diese zeichnen den Verlauf und die Intensität der Wehen auf und dokumentieren sie. Zudem kann der Herzschlag des Kindes erfasst werden. Im Rettungsdienst steht dieses Hilfsmittel nicht zur Verfügung. Die einfachste Möglichkeit zur Erfassung der Wehen ist das Befragen der Patientin und die genaue Dokumentation der Zeiten. Sensibler ist manchmal die Tastuntersuchung. Hierzu legt man die Hände auf den Bauch der Schwangeren. Je nach Abstand der Wehen kann eine starke Anspannung der Gebärmutter gefühlt werden. Der Bauch wird nach ca. 20 Sekunden sehr fest und dann langsam wieder weicher.

21.16 Erläutern Sie die Entstehung eines Nabelschnurvorfalls.

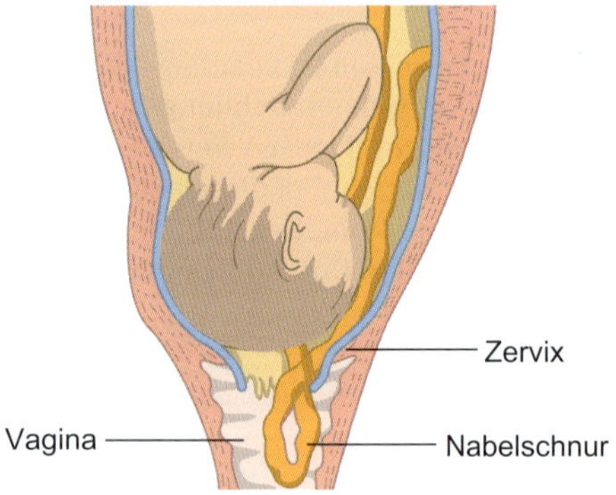

Ein Nabelschnurvorfall entsteht, wenn die Nabelschnur bei einem vorzeitigen Blasensprung vor dem Kind im Geburtskanal liegt, das Kind durch Wehen tiefer in den Geburtskanal eindringt und die Nabelschnur dabei abklemmt. Dies ist im Regelfall bis zur 36. Schwangerschaftswoche zu erwarten, da hier der Kopf des Kindes noch nicht fest im Becken der Mutter liegt. Der Nabelschnurvorfall stellt einen absoluten Notfall dar, der das Leben des Kindes aktiv gefährdet. Es muss sofort gehandelt werden.

21.17 Planen Sie Ihr Vorgehen.

Sie sollen eine Schwangere mit Wehen in der 34. Schwangerschaftswoche ins Krankenhaus transportieren. Sie werden als KTW alarmiert. Vor Ort fällt Ihnen auf, dass ein Nabelschnurvorfall vorliegt.

Lagern Sie die Patientin sofort in der Beckenhochlage. Fordern Sie umgehend einen RTW, ggf. auch ein NEF nach. Bereiten Sie alles für den Transport vor. Dieser muss zügig durchgeführt werden. Außerdem muss eine manuelle Dekompression der Nabelschnur erfolgen. Dazu wird das Köpfchen des Kindes mit dem Zeige- und Ringfinger durch die Scheide vorsichtig hochgedrückt, bis die Nabelschnur wieder pulsiert. Diese Position muss bis zur Geburt während des Kaiserschnitts aufrechterhalten werden.

21.18 Definieren Sie den Begriff „Notgeburt“.

Als Notgeburt wird die ungeplante Geburt außerhalb der Geburtsklinik bezeichnet.

21.19 Nennen und beschreiben Sie die 3 Phasen einer Geburt.

1. Eröffnungsperiode	Die Geburt beginnt in der Regel mit dem Einsetzen der Eröffnungswehen. Sie kommen in einem eher langen Abstand und dienen der Verkürzung des Gebärmutterhalses und der Erweiterung des Muttermunds.
2. Austreibungsphase	Wenn der Muttermund vollständig geöffnet ist, beginnt die Austreibungsphase. Die Wehen sind hier häufig und die Frau hat das Bedürfnis aktiv mitzupressen. Die Austreibungsphase ist beendet, sobald das Kind vollständig entwickelt ist.
3. Nachgeburtsphase	Die Nachgeburtsphase dient der Ablösung und Entwicklung der Plazenta. Sie ist zeitlich sehr variabel und endet mit der Geburt des Mutterkuchens.

21.20 Beschreiben Sie grob Ihr Vorgehen im Rahmen einer Notgeburt auf einem Krankentransport.

Zunächst sollten Sie weitere Kräfte, ggf. sogar eine Hebamme nachfordern. Die Patientin sollte sich in eine für sie bequeme Position begeben. Wenn das Köpfchen des Kindes noch nicht zu sehen ist, kann versucht werden, die Patientin zur Hechelatmung anzuleiten. Diese vermindert die Wehen und kann Zeit überbrücken, bis die nachgeforderten Kräfte eingetroffen sind. Ist das Köpfchen schon zu sehen, sollte die Mutter angeleitet werden, mit den Wehen zu pressen.
Das Kind wird sich beim Geburtsvorgang drehen. Sie können diesen Vorgang vorsichtig unterstützen. Besonders bei der Entwicklung der Schulter kann es sein, dass Ihre Unterstützung benötigt wird. Untersuchen Sie nach der Geburt das Kind mit dem APGAR-Schema und schützen Sie es gegen Wärmeverlust. Untersuchen Sie auch die Mutter. Schließen Sie hier aktiv größere Nachblutungen aus.

21.21 Ergänzen Sie die Tabelle.

APGAR-Schema

Beurteilungskriterium	Bewertung		
	0 Punkte	**1 Punkt**	**2 Punkte**
Atembewegungen	keine (Apnoe)	flach, unregelmäßig, Schnappatmung	regelmäßige Atmung, kräftiges Schreien
Puls	nicht wahrnehmbar	< 100/min	> 100/min
Grundtonus (Muskeltonus, Aktivität)	schlaffer Tonus, keine Bewegungen	geringer Tonus, wenig Bewegungen	guter Tonus, aktive Bewegungen
Aussehen (Hautfarbe)	blau (zyanotisch), weiß/blass	Stamm rosa, Extremitäten blau	vollständig rosa
Reflexerregbarkeit (Reaktion auf Hautreiz oder Absaugen)	keine Reaktion	Grimassieren, geringe Reaktion	Schreien, Husten, Niesen, abwehrende Reaktion

22 Notfälle bei Säuglingen, Kindern und Jugendlichen versorgen

22.1 Nennen Sie 4 generelle Besonderheiten bei Kindernotfällen.

- Kinder unterscheiden sich anatomisch und physiologisch von Erwachsenen
- (Insbesondere kleine) Kinder haben oftmals Angst vor dem Rettungsdienstpersonal
- Die Eltern können einen zusätzlichen Stressfaktor darstellen
- Kindernotfälle stellen emotional mitunter eine große Belastung für das Einsatzpersonal dar

22.2 Sortieren Sie die Entwicklungsabschnitte zu den jeweiligen Altersangaben.

Zahnwechsel – Freies Laufen – Sitzen – Lächeln bei Sichtkontakt – Erster Milchzahn – Kennt Vor- und Nachnamen – Kennt Tag, Monat, Jahr und Uhr – Greifen

≥ 6 Wochen	Lächeln bei Sichtkontakt
≥ 5 Monate	Greifen
6–8 Monate	Erster Milchzahn
6–9 Monate	Sitzen
≥ 18 Monate	Freies Laufen
≥ 3 Jahre	Kennt Vor- und Nachnamen
> 6 Jahre	Zahnwechsel
8–10 Jahre	Kennt Tag, Monat, Jahr und Uhr

22.3 Höher (>), niedriger (<) oder gleich (=)?

Vergleich der Messwerte zwischen Kindern und Erwachsenen

Parameter	Verhältnis
Atemfrequenz	Kinder > Erwachsene
Atemzugvolumen pro Kilogramm Körpergewicht	Kinder = Erwachsene
Totraumvolumen pro Kilogramm Körpergewicht	Kinder = Erwachsene
Herzfrequenz	Kinder > Erwachsene
Blutdruck	Kinder < Erwachsene
Blutvolumen pro Kilogramm Körpergewicht	Kinder > Erwachsene
Schlagvolumen (Herz)	Kinder < Erwachsene
Körpertemperatur	Kinder = Erwachsene
Blutzuckerspiegel	Kinder = Erwachsene

22.4 Zeichnen Sie die Atemwege bei Kindern und bei Erwachsenen schematisch ein.

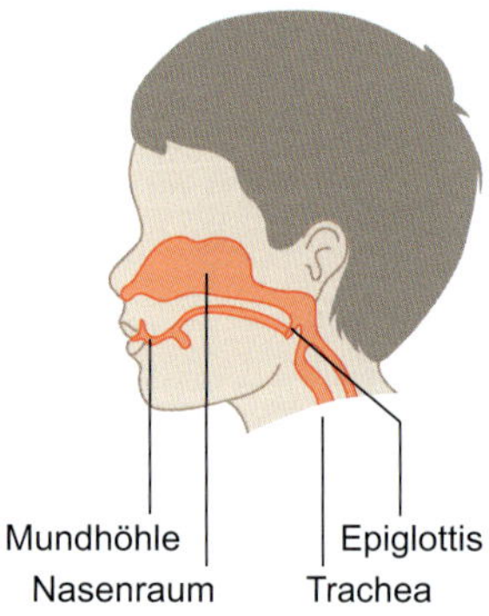

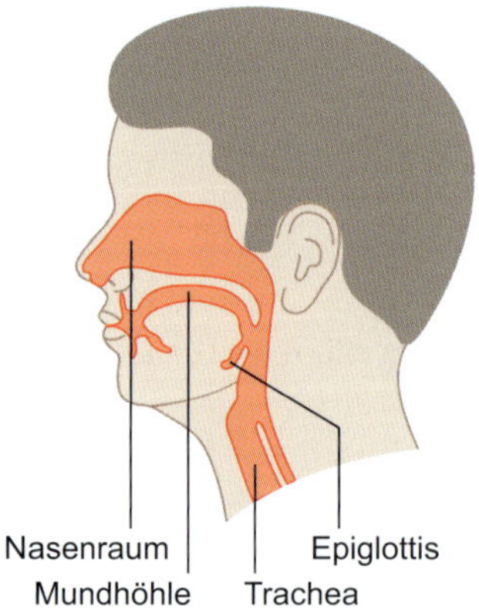

Lösungen

22.5 Nennen Sie mindestens 5 mögliche Anzeichen für respiratorische Störungen bei Kindern.*

- Atemabhängige Hauteinziehungen zwischen den Rippen
- Fahlgraue/blasse Haut
- Nasenflügeln mit Schwitzen
- Veränderungen der Atemfrequenz (zunächst Tachypnoe, später Bradypnoe)
- Pathologische Atemgeräusche

22.6 Ergänzen Sie den Text.

Giemen – Atemwege – Erdnussschalen – selten – Mund – Fremdkörper – Stimmbandebene – Lungenabschnitt – Bronchialbaum – Fremdkörperaspiration

Besonders kleine Kinder neigen dazu, ihre Umgebung mit den Händen und dem **Mund** zu erkunden. Dabei kann es dazu kommen, dass kleine Gegenstände oder Lebensmittel wie etwa **Erdnussschalen** in ihre **Atemwege** gelangen. Der Großteil dieser **Fremdkörper** ist so klein, dass er durch den Kehlkopf in den **Bronchialbaum** gelangt. Ein geringerer Teil blockiert die Atemwege oberhalb der **Stimmbandebene**. Eine vollständige Verlegung der Atemwege ist vergleichsweise **selten**. Dennoch muss in solchen Einsatzszenarien immer damit gerechnet werden. Symptome einer **Fremdkörperaspiration** sind beispielsweise Stridor bzw. **Giemen** bei der Atmung oder ein abgeschwächtes bzw. aufgehobenes Atemgeräusch über einem **Lungenabschnitt**.

22.7 Ergänzen Sie die Tabelle.

Differenzialdiagnose zwischen Pseudokrupp und Epiglottitis

Symptome	Pseudokrupp	Epiglottitis
Beginn	langsam	plötzlich, aus völliger Gesundheit heraus
Allgemeinzustand	gut, nur gering beeinträchtigt, unruhig	schwer krank, still
Gesichtsausdruck/Atmung	Mund geschlossen, Nasenflügeln	Mund offen, ängstlich, Nasenflügeln, vorgeschobener Unterkiefer
Atemnot	mäßig	erheblich
Husten	bellend	keiner
Schlucken	normal	erhebliche Schluckstörungen
Speichelfluss	normal	verstärkt
Körpertemperatur	Körpertemperatur < 38 °C	(hohes) Fieber, > 38 °C

22.8 Erläutern Sie die Basismaßnahmen, die im Rahmen eines Pseudokrupp-Anfalls getroffen werden müssen.

Zunächst muss ausgeschlossen werden, dass es sich um eine bedrohliche Störung der Atmung handelt. Dies kann zum Beispiel über die konsequente Anwendung des pädiatrischen Beurteilungsdreiecks bzw. des xABCDE-Schemas und die Fiebermessung geschehen. Zumeist verläuft ein Pseudokruppanfall unproblematisch. Das Wichtigste ist der beruhigende Zuspruch gegenüber den Eltern. Zudem sollte die Lagerung des Kindes aufrecht und auf einem Arm bzw. dem Schoß eines Elternteils erfolgen. Zusätzlich kann ein Fenster geöffnet werden, um kühle Luft hineinzulassen. Dies wirkt sich günstig auf die Atemwegsschwellung aus. Auch sollte die Nachforderung eines RTW bzw. NEF zur medikamentösen Therapie erfolgen.

22.9 Nennen Sie mindestens 6 mögliche Ursachen für eine Exsikkose bei Kindern.*

- Zu geringe Trinkmenge (z. B. bei Trinkverweigerung)
- Vernachlässigung (Inkaufnahme einer geringen Trinkmenge seitens der Eltern)
- Starkes Erbrechen
- Heftiger Durchfall
- Massives Schwitzen
- Hohes Fieber

Lösungen

22.10 Finden Sie 9 versteckte Begriffe.

Tipp: Sie alle stehen im Zusammenhang mit Untersuchungen bei exsikkierten Kindern.

R	F	L	Y	B	L	S	Y	H	H	A	U	T	F	A	R	B	E	R
L	W	J	G	I	X	Q	U	W	U	E	G	X	S	L	G	R	G	K
W	E	M	B	S	C	H	L	E	I	M	H	Ä	U	T	E	T	G	T
C	D	D	T	O	Q	T	I	P	K	F	S	Q	T	N	N	T	W	S
L	I	D	S	C	H	L	A	G	A	O	U	H	R	T	T	V	G	K
S	K	K	E	T	V	Z	C	T	J	T	Z	X	D	B	W	E	O	Q
S	U	R	W	R	L	K	O	L	I	G	U	R	I	E	O	C	C	P
A	X	G	R	E	I	S	E	N	H	A	F	T	I	G	K	E	I	T
U	V	D	P	B	I	B	T	V	C	C	M	G	L	G	S	B	Y	U
G	F	S	N	U	L	D	P	P	A	I	Y	D	F	X	F	U	A	S
R	M	S	W	E	S	R	G	Q	D	T	V	S	I	B	Z	I	P	O
E	W	Z	F	M	U	S	K	E	L	S	C	H	M	E	R	Z	E	N
F	G	F	S	C	H	W	Ä	C	H	E	J	C	M	U	M	U	K	T
L	N	J	Z	K	Y	V	P	L	O	N	N	X	T	H	O	B	R	G
E	L	L	X	K	L	Y	L	X	B	M	S	E	M	Q	H	V	T	Q
X	J	U	N	J	P	F	J	X	H	O	W	X	B	E	F	Y	T	Y
O	F	F	O	N	T	A	N	E	L	L	E	J	H	H	L	G	M	D
G	T	T	R	X	I	V	B	R	R	P	Z	S	J	I	C	V	O	K
J	T	R	V	D	K	Y	S	R	R	W	J	N	V	V	Y	C	C	B

22.11 Richtig oder falsch?

	Richtig	Falsch
1. Fieberkrämpfe sind zerebrale Krampfanfälle, die zur Gruppe der sogenannten Gelegenheitsanfälle gehören.	✓	
2. Oftmals treten sie aus völliger Gesundheit heraus auf, da der erste hohe Fieberanstieg im Rahmen eines Infekts für sie verantwortlich ist.	✓	
3. Fieberkrämpfe sind zumeist fokale Krampfanfälle, die dazu neigen, sekundär zu generalisieren.		✗
4. Das Bewusstsein ist bei ihnen meistens erhalten, die Kinder haben hinterher jedoch oftmals eine Amnesie.		✗
5. Im Großteil der Fälle ist der Krampfanfall bei Eintreffen des Rettungsdiensts bereits beendet.	✓	

3. Fieberkrämpfe sind primär generalisiert. Fokale Krämpfe sind ein Warnzeichen und müssen neurologisch abgeklärt werden.
4. Das Bewusstsein ist bei Fieberkrämpfen erloschen.

22.12 Nennen Sie die 3 wichtigsten Basismaßnahmen im Rahmen eines kindlichen Fieberkrampfs.

- Eltern beruhigen
- Kind vor Verletzungen schützen
- Weitere Kräfte (Notarzt) nachfordern

22.13 Unterscheiden Sie die Begriffe „SIDS" und „BRUE".

„SIDS" steht für „Sudden Infant Death Syndrome" und bezeichnet den plötzlichen, unerwarteten Tod eines Säuglings oder kleinen Kindes ohne erkennbare Ursache. „BRUE" steht für „Brief Resolved Unexplained Event". Hierbei handelt es sich um einen kurzen und von der Präsentation her potenziell lebensbedrohlichen Zustand, der in der Regel bei Eintreffen der Rettungskräfte bereits beendet ist und präklinisch nicht sicher diagnostiziert werden kann. Ein BRUE sollte jedoch nicht mit einem Beinahe-Kindstod verwechselt werden. Vielmehr handelt es sich um eine Störung, die bewusst unabhängig vom SIDS beschrieben und diagnostiziert wird.

22.14 Richtig oder falsch?

	Richtig	Falsch
1. Oftmals werden Kinder, die an einem SIDS verstorben sind, an Nachmittagen aufgefunden.		✗
2. Der Großteil von ihnen wird in Rückenlage aufgefunden.		✗
3. Im Großteil der Fälle sind keine Reanimationsmaßnahmen mehr möglich bzw. führen nicht mehr zu einem Erfolg.	✓	
4. Liegen keine sicheren Todeszeichen vor, muss unbedingt mit Wiederbelebungsmaßnahmen begonnen werden.	✓	
5. Der plötzliche Kindstod gilt als natürliche Ursache. Das Hinzuziehen der Polizei ist insofern nicht notwendig.		✗

1. Oftmals werden die Kinder morgens im Bett liegend aufgefunden.
2. Der Großteil von ihnen wird/wurde in Bauchlage aufgefunden.
5. Obwohl der plötzliche Kindstod eine natürliche Todesursache ist, kann er nur durch eine rechtsmedizinische Untersuchung diagnostiziert werden. Aus rettungsdienstlicher Perspektive handelt es sich immer um einen ungeklärten Todesfall, bei dem die Polizei hinzugezogen werden muss.

22.15 Nennen Sie die 3 generellen Formen der Kindesmisshandlung und definieren Sie diese.

Formen der Kindesmisshandlung

Form	Definitionen
Vernachlässigung	Körperliche Vernachlässigung durch Vorenthalten von lebensnotwendigen Ressourcen und emotionale Vernachlässigung durch Vorenthalten einer emotionalen Bindung
Körperliche Kindesmisshandlung	Direkte, nicht unfallbedingte Gewaltanwendung gegen das Kind
Sexualisierter Kindesmissbrauch	Sexuelle Handlungen mit oder an Kindern, sexuelle Handlungen mit Jugendlichen unter bestimmten Bedingungen

Zudem wird auch emotionale Misshandlung inzwischen von vielen Quellen hinzugezählt. Diese umfasst unter anderem das Abwerten und Demütigen von Kindern.

22.16 Nennen Sie die wesentlichen Grundsätze zur Vorgehensweise beim Verdacht auf eine Kindesmisshandlung.

- Umsichtiges Vorgehen
- Keine Vorwürfe machen (Situation oft unklar)
- Kind in jedem Falle transportieren
- Kind nicht mehr aus den Augen lassen
- Ggf. Nachforderung eines Notarztes
- Ggf. Nachforderung der Polizei

23 Ältere Menschen versorgen

23.1 Ordnen Sie die Jahreszahlen zu.

1910–1950–2021

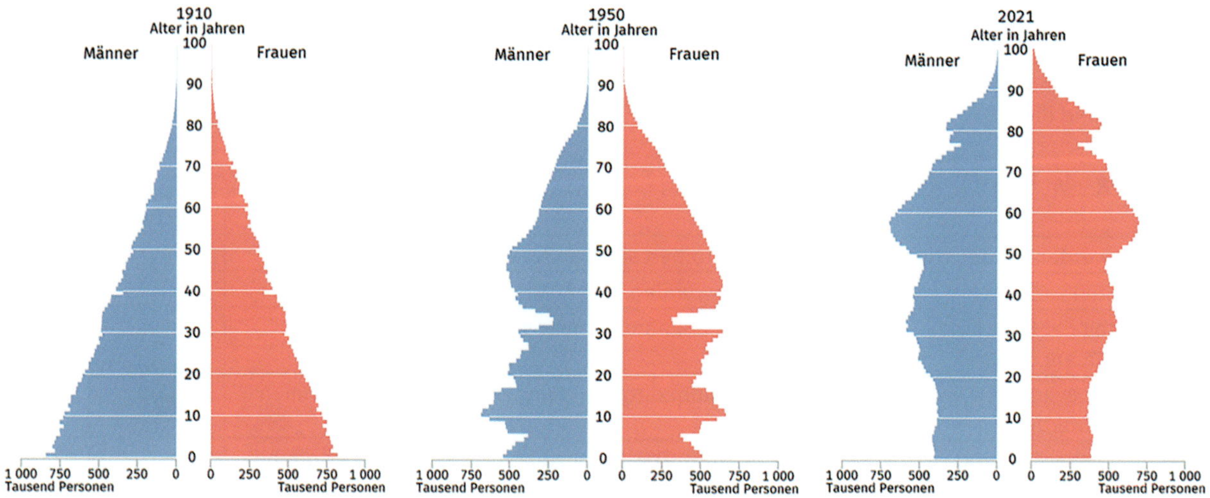

23.2 Erläutern Sie, was die obere Grafik über die Geschlechterverteilung im Jahr 2021 aussagt.

Diese Aufgabe ist nicht ganz leicht. Am besten legt man ein Lineal an, um die Personenanzahl der verschiedenen Altersgruppen besser vergleichen zu können. Die linke Seite der Grafik steht für die Männer, hochkant ist das Alter der Personengruppen abgebildet. Misst man nun die Breite der einzelnen Balken kommt man auf die Personenzahl, die in einer bestimmten Alterskohorte im Jahr 2021 am Leben war. Man sieht, dass etwa gleich viele Mädchen wie Jungen geboren werden. Auch sieht man, dass in den meisten Generationen etwa gleich viele Männer wie Frauen gleichzeitig am Leben sind. Allerdings stellt man an der Spitze fest, dass es mehr hochaltrige Frauen als Männer gibt. Männer sterben im Durchschnitt etwas früher als Frauen.

23.3 Ergänzen Sie den Text.

8,5 – älter – ältere – Fünfte – geriatrische – Hilfsbedürftigkeit – professionelle – Unfällen – vollstationär

Die Menschen in Deutschland werden immer **älter**. Mit steigendem Lebensalter nimmt jedoch die Pflege- und **Hilfsbedürftigkeit** deutlich zu. In der Altersgruppe der 75- bis 79-Jährigen ist jeder Zehnte pflegebedürftig. Bei den 80- bis 85-Jährigen ist es jeder **Fünfte**. Ab dem 90. Lebensjahr sind 66 % auf **professionelle** Hilfe angewiesen. Dies spiegelt sich auch in den Krankenhausbehandlungen wider. Der Anteil der über 65-jährigen Patienten an den **vollstationär** versorgten Patienten beträgt aktuell ca. 43 Prozent. Das sind bei ungefähr 20 Millionen stationären Krankenhausbehandlungen etwa **8,5** Millionen Menschen. Dies liegt sowohl daran, dass ältere Menschen häufiger schwer erkranken, als auch daran, dass sie bei **Unfällen** ein höheres Verletzungsrisiko haben. Dies alles wird dazu führen, dass in einer alternden Gesellschaft verstärkt **ältere** Patienten im Rettungsdienst versorgt werden müssen. Ein solides Wissen über **geriatrische** Notfälle ist also unerlässlich.

23.4 Planen Sie Ihr Vorgehen.

Sie werden in eine Pflegeeinrichtung gerufen. Frau Hildebrandt ist eine 89-jährige Patientin mit einer Alzheimer-Demenz. Sie nimmt diverse Antihypertensiva, Diuretika und hat vor einigen Tagen einen Infekt der oberen Luftwege gehabt. Die zuständige Pflegefachkraft sagt Ihnen, dass sie sich normalerweise am Gehwagen frei im Wohnbereich bewege. Sie sei in der letzten Nacht sehr unruhig gewesen. Am Morgen habe man sie im Bett liegend vorgefunden. Ihre Atmung ist schwer und beschleunigt. Sie öffnet die Augen auf Ansprache, wirkt aber verlangsamt. Obwohl sie normalerweise flüssig sprechen könne, spricht sie derzeit nicht mit Ihnen. Ihr Blick geht ins Leere. Bei der Blutdruckmessung macht sie gezielte Abwehrbewegungen.

Zur Lösung des Falles stehen natürlich nicht alle benötigten Informationen zur Verfügung. Dennoch kann die Situation anhand der vorliegenden Informationen differenzialdiagnostisch und einsatztaktisch analysiert werden. Frau Hildebrandt ist offensichtlich in einem deutlich reduzierten Allgemeinzustand. Ihre GCS liegt bei 9 (Augen öffnen auf Ansprache 3 Punkte, kein Sprechen 1 Punkt, gezielte Abwehr 5 Punkte). Normalerweise würde ihre GCS vermutlich bei 14–15 Punkten liegen (ggf. 1 Punkt Abzug für desorientierte Sprache im Rahmen der Alzheimer-Demenz). Auch atmet sie schwer und schnell. Dies kann auf ein Problem mit Herz, Lunge oder Metabolismus hindeuten. So könnte sie etwa ein Lungenödem, eine Pneumonie oder eine Urosepsis haben. In jedem Falle muss die Diagnostik bei Frau Hildebrandt zügig vervollständigt werden. Dazu wird das ABCDE-Schema angewendet, die Vitalwerte inkl. Blutzuckerspiegel und Körpertemperatur werden gemessen und es wird eine Anamnese nach SAMPLER- bzw. OPQRST-Schema durchgeführt. Auf Basis der Untersuchungsergebnisse müssen Entscheidungen wie die Gabe von Sauerstoff, die Etablierung eines Venenzugangs oder die Nachforderung eines NEF diskutiert werden.

23.5 Richtig oder falsch?

	Richtig	Falsch
1. Etwa 1–2 von 1000 Menschen in Deutschland leiden unter Morbus Parkinson	✓	
2. Bei Morbus Parkinson sind die Motoneurone degeneriert, daher kommt es zu Bewegungsstörungen.		✗
3. Leitsymptome sind Bewegungsarmut in Kombination mit Rigor und/oder Tremor.	✓	
4. Die Krankheit kann durch Dopaminzufuhr geheilt werden.		✗
5. Parkinsonsymptome können denen eines Schlaganfalls ähneln.	✓	

2. Zwar kommt es im Rahmen einer Parkinson-Erkrankung auch zur Degeneration von Nervenzellen, allerdings sind nicht die Motoneurone sondern die Substantia nigra betroffen.
4. Die Erkrankung wird unter anderem mit Dopaminagonisten behandelt, kann jedoch damit nicht geheilt werden.

23.6 Nennen Sie 3 typische Symptome von Harnwegsinfektionen im Alter.*

- Schmerzen
- Brennen bei der Miktion
- Ständiger Harndrang

23.7 Erläutern Sie Veränderungen des Blutdrucks im Alter.

Bei den meisten Menschen nimmt die Gefäßsteifigkeit im Laufe des Lebens zu. Damit gehen erhöhte Blutdruckwerte einher. Dies führt zu einer zunehmenden Linksherzhypertrophie, die sich bei den meisten Personen ab dem 70. Lebensjahr bemerkbar macht. Die Folge davon ist unter anderem eine Zunahme des kardiovaskulären Mortalitätsrisikos, sodass eine angemessene antihypertensive Therapie erfolgen sollte. Es wird jedoch kritisch diskutiert, auf welchen Zielbereich der Blutdruck eingestellt werden sollte, da ein zu niedriger Blutdruck mit einem erhöhten Risiko für Synkopen einhergeht. Bei bestimmten Erkrankungen wie Anämien oder einem Morbus Parkinson kann es auch zu latent erniedrigten Blutdrücken kommen, die ebenfalls zu synkopalen Ereignissen führen können.

23.8 Kreuzen Sie die richtige Lösung an.

✓Das Risiko für eine Oberschenkelhalsfraktur liegt im Alter von > 65 Lebensjahren bei etwa 0,5–1/100.

Anmerkung: Das Risiko liegt bei 600–900 von 100.000, wir haben für diese Anzahl also leicht gerundete Zahlen verwendet.

24 Menschen mit abdominellen Beschwerden versorgen

24.1 Ergänzen Sie den Text.

Bauchspeicheldrüse – Magen – Dickdarm – Speiseröhre – Leber – Verdauungssystem – Nährstoffanteil – Abschnitte – Mund

Das menschliche **Verdauungssystem** lässt sich in mehrere **Abschnitte** unterteilen. Es beginnt im **Mund**, wo der Nahrungsbissen von den Zähnen zerkleinert und mit Speichel gleitfähig gemacht wird. Die **Speiseröhre** transportiert den Nahrungsbrei dann in den **Magen**, wo er mit Hilfe von Salzsäure angedaut wird. Über den sogenannten Pförtner wird nun der Zwölffingerdarm erreicht. Hier werden noch Verdauungsenzyme aus der **Bauchspeicheldrüse** und das Gallensekret aus der **Leber** hinzugegeben. Dem Zwölffingerdarm schließt sich der Dünndarm an, auf welchen der **Dickdarm** folgt. Dieser endet mit dem Rektum. Auf diesem Weg sind dem Speisebrei sowohl das Wasser als auch der **Nährstoffanteil** entzogen worden.

24.2 Beschriften Sie die Abbildung.

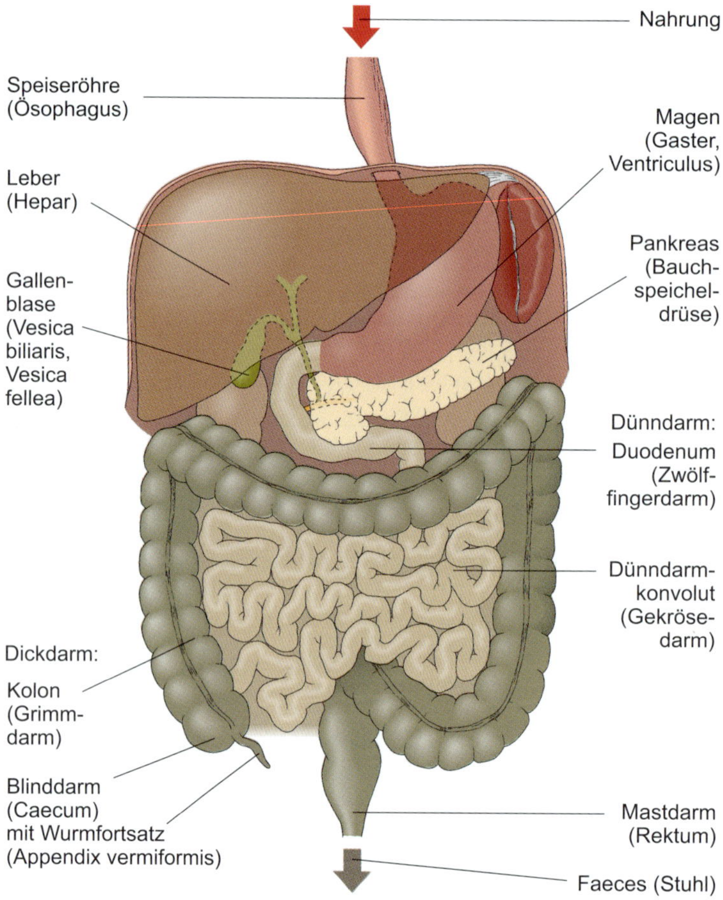

Lösungen

24.3 Vervollständigen Sie die Tabelle.

Zelltypen des endokrinen Pankreas

Zelltyp	Hormon	Funktion
D-Zellen	Somatostatin	Wirkt hemmend auf die Ausschüttung von Insulin und Glukagon
B-Zellen	Insulin	Sorgt für die Aufnahme von Glukose in die Körperzellen und senkt somit den Blutzuckerspiegel
A-Zellen	Glukagon	Erhöht den Blutzuckerspiegel durch Glykogenabbau

24.4 Nennen Sie mindestens 6 mögliche Differenzialdiagnosen.*

Frau Anatoli klagt über Schmerzen im Unterbauch. Sie seien bereits seit dem Morgen da und in den letzten Stunden so stark geworden, dass sie sich entschieden habe, einen RTW zu rufen.

- Nierenkolik
- Appendizitis
- Ileus
- Extrauterine Gravidität
- Mesenterialinfarkt
- Divertikulitis

24.5 Beschreiben Sie den Aufbau der Bauchspeicheldrüse.

Die Bauchspeicheldrüse, auch Pankreas genannt, ist eine 15–20 cm lange haken oder keilförmige Struktur, welche im zentralen bzw. im linken Oberbauch zu finden ist. Sie wiegt zwischen 70 und 90 g und ist vom Bauchfell überzogen. Das heißt, dass sie sich retroperitoneal befindet. Das Pankreas besteht aus einem Kopf, einem Körper und einem Schwanz, wobei der Kopf im Duodenal-C eingebettet liegt. Im Längsschnitt können zahlreiche Kanälchen gesehen werden, die sich zum großen Bauchspeicheldrüsengang vereinen, der zum Zwölffingerdarm zieht. Über ihn werden die Verdauungsenzyme transportiert, die über die Vater-Papille in das Darmlumen abgegeben werden. Der endokrine Anteil des Pankreas ist mit bloßem Auge nicht erkennbar.

24.6 Richtig oder falsch?

	Richtig	Falsch
1. Die Leber ist das größte und wichtigste Stoffwechselorgan des Menschen.	✓	
2. Ihr Gewicht liegt zwischen 2.000 g und 3.000 g. Sie ist damit das schwerste Organ im menschlichen Körper.		✗
3. Die Leber hat eine Vielzahl von Aufgaben, zum Beispiel die Gallenproduktion, die Bildung von Bluteiweißen oder die Energiespeicherung.	✓	
4. Zu den Bluteiweißen gehören beispielsweise Albumin, Gerinnungsfaktoren, Magnesium und Enzyme.		✗
5. Bei der Entgiftung des Organismus spielt die Leber ebenfalls eine zentrale Rolle.	✓	
6. Auch die Glykogenolyse, also die Neubildung von Glukose aus Fetten und Aminosäuren, findet in der Leber statt.		✗

2. Die Leber wiegt etwa 1.500 g.
4. Magnesium ist kein Eiweiß.
6. Auch die Glukoneogenese, also die Neubildung von Glukose aus Fetten und Aminosäuren, findet in der Leber statt.

Lösungen

24.7 Richtig oder falsch?

	Richtig	Falsch
1. Die Niere hat neben der Entgiftung des Körpers auch die Aufgabe, Hormone und Enzyme zu produzieren.	✓	
2. Die Nierenhülle setzt sich aus zwei Schichten zusammen. Die Fettkapsel schützt die Niere vor Stößen, und die Nierenkapsel gibt der Niere als bindegewebige Hülle ihre Struktur.		✗
3. Die Niere ist ein paarig angelegtes Organ und wiegt bei Erwachsenen zwischen 120 g und 200 g.	✓	
4. Die Niere ist gut durchblutet. Sie wird täglich von über 1.500 l Blut durchflossen und filtert es dabei.	✓	
5. Bei dieser Filterung werden täglich etwa 1,5 l Primärharn gebildet, die auf diesem Wege ausgeschieden werden können.		✗

2. Die Nierenhülle besteht aus drei Schichten (Nierenkapsel, Fettkapsel, Fasziensack).
5. Es werden täglich etwa 1,5 l Sekundärharn gebildet.

24.8 Beschriften Sie die Abbildung.

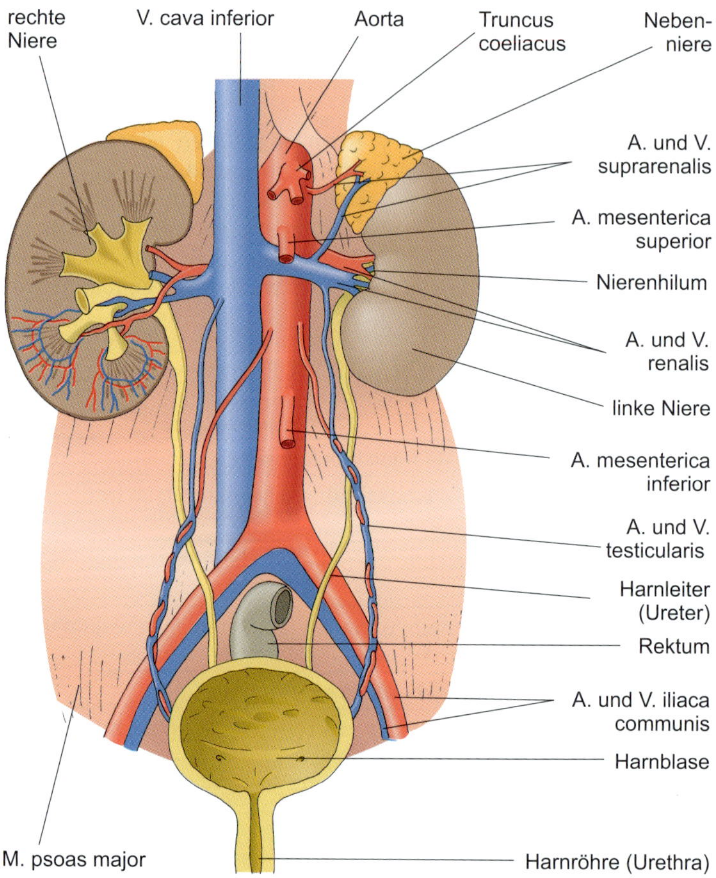

© Gerda Raichle

24.9 Nennen Sie alle Bestandteile der ableitenden Harnwege.

- Nierenbecken
- Harnleiter
- Harnblase
- Harnröhre

24.10 Erläutern Sie die Einweisungsdiagnose und nennen Sie mindestens 4 mögliche Differenzialdiagnosen.*

Sie werden in eine Pflegeeinrichtung gerufen, um Herrn Silbermann in ein Krankenhaus zu transportieren. Auf dem Einweisungsschein steht, dass er eine „Makrohämaturie" habe.

Bei einer Makrohämaturie handelt es sich um das sichtbare Vorhandensein von Blut im Urin. Bei einer Mikrohämaturie hingegen wäre das Blut nur mit Laboruntersuchungen nachweisbar.

Mögliche Ursachen für eine Makrohämaturie sind:
- Verletzungen (z. B. durch einen Dauerkatheter)
- Tumorerkrankungen
- Harnwegsentzündungen
- Nierensteine

24.11 Erläutern Sie den Begriff „Stoffwechsel".

Oftmals wird der Begriff Stoffwechsel in der Alltagssprache eher unscharf verwendet. Jemandem, der scheinbar viel essen kann, ohne zuzunehmen, wird zum Beispiel ein „guter Stoffwechsel" nachgesagt. In der Medizin wird der Begriff etwas präziser verwendet. Er beschreibt die Gesamtheit der biochemischen Vorgänge im Körper, bei denen Nähr-, Hilfs- und Baustoffe verwendet, umgewandelt oder ausgeschieden werden. Es wird zwischen Baustoffwechsel (Anabolismus) und Energiestoffwechsel (Katabolismus) unterschieden, die durch Energiekopplung miteinander verbunden sind. Ein klassisches Beispiel, das auch im Rettungsdienst eine mittelbare Rolle spielt, ist der Fettstoffwechsel. Liegen bestimmte Transportmoleküle (LDL) in zu hoher Zahl vor, wird zu viel Cholesterin aus der Leber in die Körperperipherie transportiert. Es kommt zu Einlagerung in die Blutgefäßwände und damit zur Atherosklerose, die zu einer KHK führen kann.

24.12 Tragen Sie die Verteilung der Flüssigkeit im Körper in die Abbildung ein.

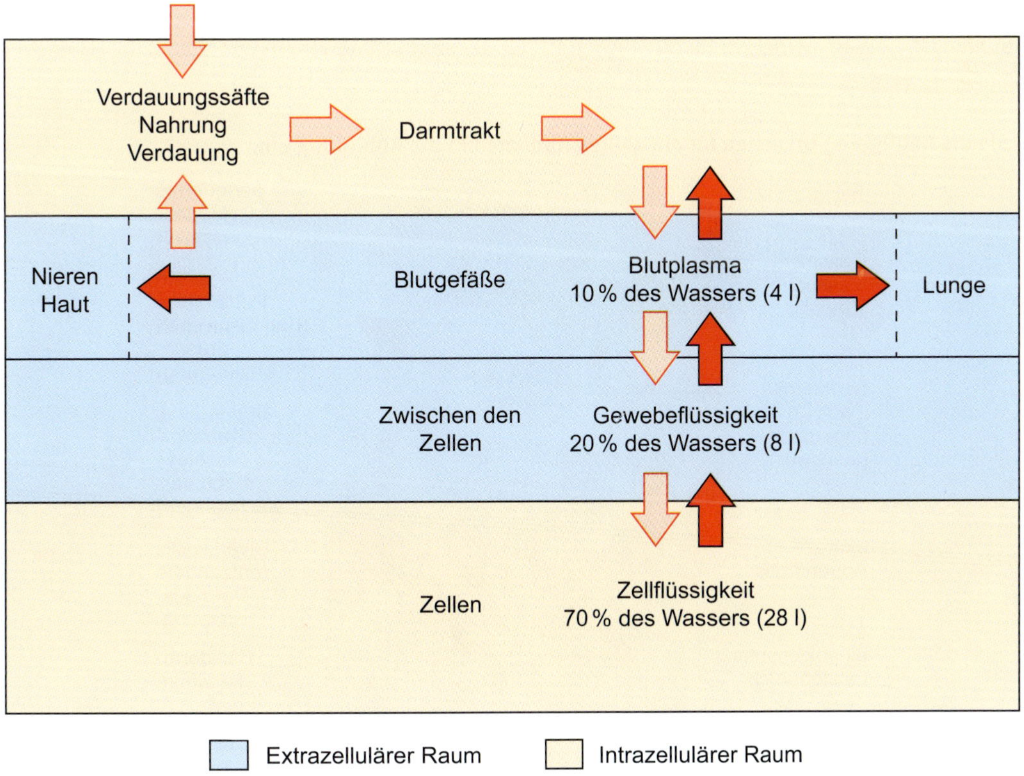

24.13 Richtig oder falsch?

	Richtig	Falsch
1. Die Wasserverschiebungen im Körper werden durch die Balance von Flüssigkeit und Ionen gesteuert bzw. aufrechterhalten.	✓	
2. Die Osmolarität ist die Konzentration der gelösten Teilchen in einem Kilogramm Lösungswasser bezogen auf die Masse.		✗
3. Bei der Dehydratation liegt eine Verminderung der Körperflüssigkeit vor.	✓	
4. Bei der Isohydratation liegt eine Vermehrung der Körperflüssigkeit vor.		✗
5. Es kann sowohl bei Dehydratation als auch bei Hyperhydratation zwischen isotonen, hypotonen und hypertonen Formen unterschieden werden.	✓	

2. Die OsmolaLITÄT ist die Konzentration der gelösten Teilchen in einem Kilogramm Lösungswasser bezogen auf die Masse. Die OsmolaRITÄT ist die Konzentration bezogen auf ein Volumen.
4. Bei einer Isohydratation liegt eine physiologische Menge an Körperflüssigkeit vor.

24.14 Erläutern Sie grob, wie der Säure-Basen-Haushalt reguliert wird.

Der Säure-Basen-Haushalt ist wichtig, da biochemische Prozesse im menschlichen Körper nur innerhalb eines bestimmten pH-Bereichs regelhaft ablaufen können. Der pH-Wert ist definiert als der negative dekadische Logarithmus der Protonenkonzentration. Das klingt zunächst kompliziert, gemeint ist allerdings lediglich, dass die Konzentration von Wasserstoffmolekülen (Protonen) in eine relativ einfach handhabbare Zahl überführt werden kann. Es liegen 1028 Protonen im menschlichen Körper vor. Dies entspräche einer Zahl mit 28 Nullen. Der pH-Wert hingegen reicht lediglich von 0 bis 14, wobei 0 sauer und 14 basisch ist.

Um den pH-Wert des Blutes zwischen 7,36 und 7,44 zu halten, werden drei Systeme benötigt:
- Puffersysteme in Blut und Geweben (Bikarbonat und Proteine),
- der Gasaustausch über die Lunge und
- der Ausscheidungsmechanismus der Nieren.

Ziel ist es immer, die Anzahl der Protonen über diese Puffer- und Ausscheidungswege zu regulieren, dass sie in der notwendigen Konzentration vorliegen, um dem oben genannten pH-Bereich zu entsprechen.

24.15 Definieren Sie den Begriff „akutes Abdomen".

Das akute Abdomen ist ein Sammelbegriff für plötzlich auftretende, sehr schmerzhafte und potenziell lebensbedrohliche Erkrankungen.

24.16 Tragen Sie die häufigsten Ursachen für ein akutes Abdomen in die Abbildung ein.

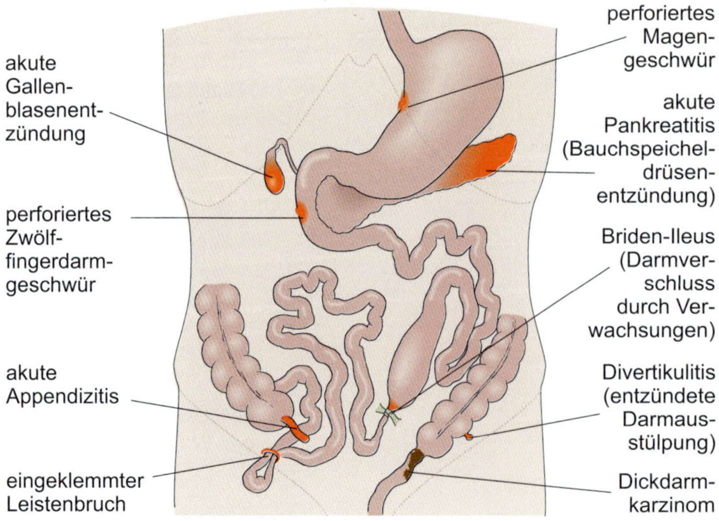

Lösungen

24.17 Richtig oder falsch?

	Richtig	Falsch
1. Kolikartige Schmerzen sind Schmerzen, die in einer sehr schnellen Frequenz (> 100/Min.) wellenförmig auftreten.		✗
2. Häufig werden Koliken von vegetativen Symptomen, wie etwa Schweißausbrüchen oder Übelkeit, begleitet.	✓	
3. Entzündungsschmerzen steigen in ihrer Intensität zunehmend und sind gut lokalisierbar.	✓	
4. Typisch ist diese Schmerzform zum Beispiel bei einem festsitzenden Gallenstein.		✗
5. Perforationsschmerzen zeichnen sich durch ein heftiges Schmerzereignis zu Beginn und einen dann zunächst nachlassenden Schmerz aus.	✓	

1. Kolikartige Schmerzen kommen und gehen und werden daher als wellenförmig beschrieben. Allerdings sind die Intervalle deutlich länger.
4. Zumeist setzt der Schmerz bei einem Gallensteinleiden plötzlich ein und verläuft kolikartig.

24.18 Unterscheiden Sie viszerale und somatische Schmerzen.

Schmerzcharakter

Viszeraler Schmerz	Somatischer Schmerz
• Dumpf • Diffus und schlecht lokalisierbar • Häufig begleitet von vegetativen Symptomen	• Scharf • Gut lokalisierbar

24.19 Ordnen Sie die passenden Begriffe einander zu.

Hyperperistaltik – Paralytischer Ileus – Magen-Darm-Infektionen – Mechanischer Darmverschluss – Metallisch klingende Darmgeräusche – Fehlende Darmgeräusche

Hyperperistaltik → Magen-Darm-Infektionen
Metallisch klingende Darmgeräusche → Mechanischer Darmverschluss
Fehlende Darmgeräusche → Paralytischer Ileus

24.20 Benennen Sie das pathologische Zeichen, das in dieser Abbildung zu erkennen ist.

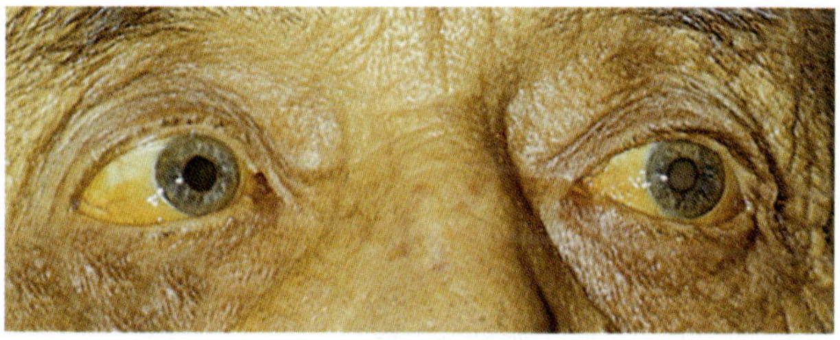

© Gruber G, Hansch A. Blickdiagnosen Innere Medizin, 2. A. Elsevier/ Urban & Fischer Verlag, 2024

Ikterus

24.21 Richtig oder falsch?

	Richtig	Falsch
1. Ein heller, lehmfarbener Stuhl spricht für eine obere gastrointestinale Blutung.		✗
2. Durchfall (Diarrhoe) hat zumeist eine stressbedingte Ursache. Erst wenn er an 3 aufeinanderfolgenden Tagen aufgetreten ist, sollte das Personal Infektionsschutzmaßnahmen treffen.		✗
3. Blutstuhl tritt bei unteren gastrointestinalen Blutungen auf und ist stets als Warnsignal anzusehen.	✓	
4. Kaffeesatzartiges Erbrechen ist ein Zeichen für einen mechanischen Darmverschluss.		✗
5. Erbrechen von hellem Blut spricht für eine aktive Blutung in Speiseröhre oder Magen.	✓	

1. Heller, lehmfarbener Stuhl spricht für ein Gallenleiden.
2. Durchfall wird definiert als > 3× Stuhlgang pro Tag, der relativ großvolumig ist (> 250 g). Bei allen Patienten mit Durchfall muss von einer infektiösen Ursache ausgegangen werden.
4. Kaffeesatzartiges Erbrechen ist ein Zeichen für eine obere GI-Blutung.

24.22 Nennen Sie mindestens 5 mögliche Komplikationen eines akuten Abdomens.*

- Stärkste Schmerzen
- Atemwegsverlegungen durch Erbrochenes
- Kreislaufdysregulationen und Synkopen
- Sepsis und septischer Schock
- Volumenmangel und hypovolämischer Schock

24.23 Zeichnen Sie die gesuchten Punkte in die Abbildung ein.

McBurney – Lanz – Blumberg

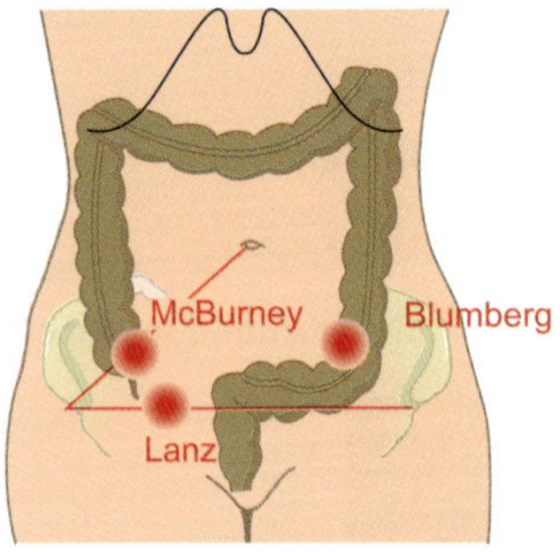

© Martha Kosthorst, Borken

24.24 Welches ist die schwerste Komplikation einer Appendizitis?

✓ Perforation

24.25 Ergänzen Sie den Text.

Leber – Überdruckvarizen – Leberzirrhose – Pfortader – Speiseröhrenvenen – Alkoholerkrankung – Blutstau – Ösophagusvarizen – Transport

Eine der gefürchtetsten gastrointestinalen Blutungen ist die Ösophagusvarizenblutung. Sie tritt selten auf, ist aber in vielen Fällen tödlich. **Ösophagusvarizen** sind **Überdruckvarizen**, die entstehen, wenn es zu einem **Blutstau** vor der **Leber** kommt. Dieser ist im Regelfall auf eine **Leberzirrhose** im Rahmen einer **Alkoholerkrankung** zurückzuführen. Das Blut der **Pfortader** staut sich vor der kaum noch durchfließbaren Leber und wählt einen Umgehungskreislauf über die **Speiseröhrenvenen**. Im Rahmen dieser Blutungsereignisse muss schnell reagiert werden. Vorgegangen wird nach dem xABCDE-Schema. Der Patient benötigt dringend Sauerstoff und intravenöse Flüssigkeit. Ein eiliger **Transport** in die nächstgelegene Gastroenterologie ist sehr wichtig.

24.26 Unterscheiden Sie den „paralytischen" und den „mechanischen Ileus".

Ein mechanischer Ileus entsteht durch eine Verlegung des Darmlumens. Diese kann durch eine Verstopfung von innen, z. B. durch einen Tumor, oder aber durch eine Kompression von außen, etwa bei einer Darmverdrehung (Volvulus), verursacht sein. Der paralytische Ileus hingegen tritt im Rahmen einer Darmparalyse, also einer Darmlähmung, auf. Zugrunde liegen können hier zum Beispiel schwere entzündliche Prozesse oder Ischämien. Ein Ileus ist ein absoluter Notfall und muss schnellstmöglich im Krankenhaus behandelt werden. Zeichen für einen Ileus sind Veränderungen der Darmgeräusche (metallisch klingend oder nicht vorhanden) und der Stuhlverhalt.

24.27 Unterscheiden Sie Typ-I- und Typ-II-Diabetes.

Beim Typ-I-Diabetes handelt es sich um einen immunologisch oder idiopathisch bedingten absoluten Insulinmangel. Dieser entsteht durch eine Zerstörung der β-Zellen in den Langerhans-Inseln. Ab einer Zerstörung von etwa 80 % der Zellen kommt es zu klinisch bemerkbaren Krankheitszeichen. Dem Typ-II-Diabetes hingegen liegt eine verminderte Ansprechbarkeit der Insulinrezeptoren in den Geweben zugrunde. Dies führt zu einem steigenden Insulinbedarf und zu einem schrittweisen Erschöpfen der β-Zellen. Als Hauptursachen gelten Überernährung und Bewegungsmangel.

24.28 Geben Sie mögliche Folgeerkrankungen des Diabetes mellitus an.

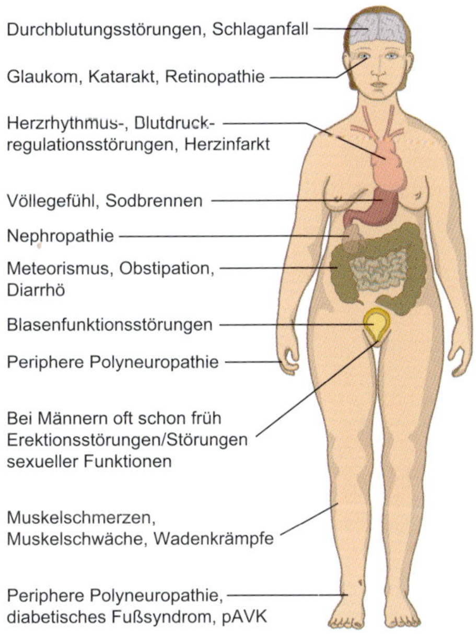

© Gerda Raichle

24.29 Nennen Sie mindestens 8 mögliche Symptome einer Hypoglykämie.*

- Kollapsneigung
- Kopfschmerzen
- Tremor
- Übelkeit und Erbrechen
- Lähmungen
- Sprachstörungen
- Krampfanfälle
- Koma
- Unruhe
- Halluzinationen

Die Hypoglykämie gilt als das Chamäleon der Notfallmedizin!

24.30 Beschreiben Sie die Entstehung eines Coma hepaticum.

Ein Leberkoma (Coma hepaticum) entsteht aufgrund eines akuten Leberversagens oder einer chronischen Leberschädigung. Die Leber hat als größte Drüse des Körpers zahlreiche Aufgaben im Stoffwechsel. Unter anderem spielt sie bei der Entgiftung von neurotoxischem Ammoniak eine Rolle. Steigt der Ammoniakspiegel wegen der mangelnden Entgiftungsleistung an, kommt es zu zentralnervösen Auswirkungen wie Verwirrtheit, Wesensveränderung oder Koma. Es wird zwischen dem reversiblen Leberausfallkoma und dem irreversiblen Leberzerfallskoma unterschieden.

24.31 Nennen Sie mindestens 5 mögliche urologische oder nephrologische Notfallbilder.*

- Hodentorsion
- Nieren- bzw. Harnleiterkolik
- Harnverhalt
- Akutes Nierenversagen
- Trauma des Urogenitaltrakts

24.32 Nennen Sie das Erkrankungsbild und planen Sie Ihr Vorgehen.

Auf einem Sanitätsdienst bei einem Sommerfest kommt eine junge Mutter auf Sie zu. Ihr Kind habe nach einem Mittagschlaf plötzlich nicht mehr aufgehört zu schreien. Sie habe zunächst gedacht, dass es eine neue Windel benötige. Beim Wickeln sei ihr dann der Hoden ihres Sohnes aufgefallen.

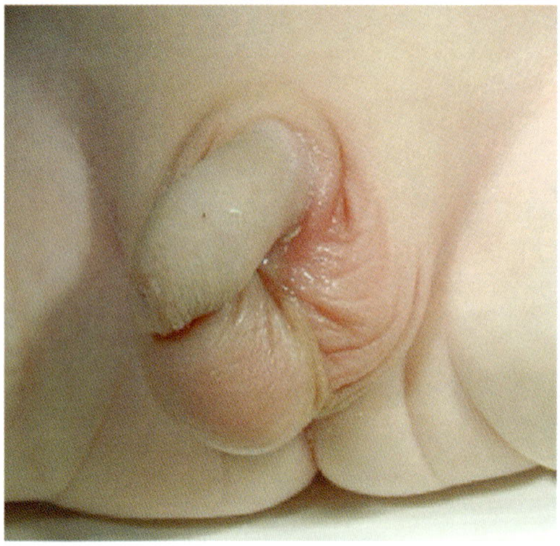

© Cuervo, J. L. et.al.: Perinatal testicular torsion: A unique strategy. In: Journal of Pediatric Surgery. Volume 42, Issue 4, Pages 699-703. Elsevier, April 2007.

Aller Wahrscheinlichkeit nach handelt es sich hierbei um eine Hodentorsion, also einer Drehung des Hodens um seine eigene Längsachse. Sie sollten den Patienten mit dem pädiatrischen Beurteilungsdreieck einschätzen und einen Notarzt hinzuziehen. Bei Kindern sollte zunächst ein zurückhaltendes Vorgehen erfolgen. Bereiten Sie stattdessen alle Maßnahmen wie etwa die Monitorüberwachung oder die Anlage eines venösen Zugangs vor, um Zeit zu sparen, wenn der Notarzt eingetroffen ist. Ihr Patient muss schnellstmöglich in eine pädiatrische Klinik verbracht werden.

24.33 Nennen Sie mindestens 4 mögliche Ursachen für einen Harnverhalt.*

- Prostatavergrößerung
- Lageveränderung des Uterus
- Blasensteine
- Traumatische Ursache

24.34 Planen Sie Ihr Vorgehen.

Sie haben den Auftrag, eine ältere Dame mit der Einweisungsdiagnose Harnverhalt ins Krankenhaus zu fahren. Bei der Übernahme stellen Sie fest, dass Ihre Patientin stark schwitzt und sichtlich Schmerzen hat.

Untersuchen Sie die Patientin strukturiert nach dem xABCDE-Schema, um eine vitale Bedrohung auszuschließen. Auch sollten Sie aufgrund der starken Schmerzen in Erwägung ziehen, einen RTW bzw. ggf. sogar ein NEF nachzufordern. Verabreichen Sie ggf. etwas Sauerstoff und bereiten Sie einen venösen Zugang vor. Bis dahin führen Sie eine Monitorüberwachung der Patientin durch. Auch sollten Sie Ihre Leitstelle über die Verzögerung informieren.

24.35 Unterscheiden Sie „akutes Nierenversagen" von der „chronischen Niereninsuffizienz".

Beim akuten Nierenversagen ist die Harnsekretion durch einen Ausfall der Nierenfunktion zum Erliegen gekommen. Das akute Nierenversagen entwickelt sich rasch, geht aber oftmals mit einer guten Prognose einher. Die chronische Niereninsuffizienz hingegen bezeichnet eine irreversible Schädigung der Nierenstrukturen über einen längeren Zeitraum. Sie endet oftmals in der Dialysepflicht.

24.36 Finden Sie die 10 versteckten Begriffe.

Tipp: Sie alle stehen im Zusammenhang mit akuten oder chronischen Funktionsstörungen der Nieren.

O	A	N	L	B	Z	O	R	R	X	C	O	Z	R	S	I	J	M
U	J	H	Y	F	S	X	Q	E	M	J	F	R	E	U	W	W	S
C	A	Y	C	A	N	U	R	I	E	J	Y	A	O	R	M	R	X
W	M	P	C	J	J	S	J	G	V	K	D	S	B	I	O	B	E
D	G	E	F	E	D	L	O	F	U	K	I	K	A	N	H	W	Q
I	X	R	N	L	W	S	P	W	R	G	U	O	M	G	B	X	R
A	Q	T	Y	U	Z	R	X	I	Ä	D	R	O	T	E	G	F	H
L	T	O	K	P	H	W	H	Q	M	F	E	U	Q	R	E	K	F
Y	M	N	H	U	X	O	H	O	I	M	S	M	P	U	K	H	O
S	E	I	I	C	E	M	T	C	E	J	E	G	I	C	L	J	K
E	K	E	A	M	L	X	E	M	V	W	H	N	F	H	Q	D	P
K	I	H	Y	P	O	G	L	Y	K	Ä	M	I	E	M	S	U	U
O	Y	M	P	J	O	V	I	J	T	C	D	T	L	D	R	Y	K
F	V	N	Q	J	U	C	K	R	E	I	Z	G	R	B	W	F	U
F	Q	V	O	V	F	M	F	F	V	R	S	Y	Y	D	W	M	N
K	F	D	P	M	R	Z	Ö	D	E	M	E	N	J	X	B	P	N
W	K	E	C	S	W	W	A	D	E	N	K	R	Ä	M	P	F	E
G	R	F	H	O	Q	A	I	O	G	W	H	Y	G	X	E	M	J

24.37 Planen Sie Ihr Vorgehen.

Sie werden zu einem Notfall gerufen. Ein Patient klagt über immer wiederkehrende dumpfe Schmerzen im Bereich der Nierenlager.

Auf den ersten Eindruck klingt dieser Symptomkomplex nach einer Nierenkolik. Ihr Teamleiter wird den Patienten nach dem xABCDE-Schema untersuchen. Währenddessen sollten Sie eine Sauerstoffgabe und die Monitorüberwachung vorbereiten. Außerdem ist es wahrscheinlich, dass eine i. v.-Zugangsanlage erfolgen wird, um krampflösende Mittel zu verabreichen. Eine NEF-Nachforderung muss ggf. erfolgen, sollten hierfür keine Freigaben in Ihrem Einsatzbereich vorliegen.

24.38 Nennen Sie mindestens 2 weitere mögliche Symptome der zuvor dargestellten Störung.*

- Übelkeit und Erbrechen
- Kaltschweißigkeit

Menschen mit psychischen Störungen versorgen

25.1 Nennen Sie 4 Bereiche, die im Rahmen von psychiatrischen Notfällen gestört sein können.

- Denken
- Handeln
- Stimmung
- Soziale Beziehungen

25.2 Nennen Sie mindestens 8 Aspekte, die im Rahmen von psychiatrischen Notfällen beobachtet bzw. beurteilt werden müssen.*

- Bewusstsein (qualitativ/quantitativ)
- Orientierung
- Aggressivität
- Suizidalität
- Krankheitseinsicht
- Eigengefährdung
- Fremdgefährdung
- Erregung/Angst
- Intoxikation
- Entzugssymptome

25.3 Erläutern Sie den Begriff „Krankheitseinsicht".

Im Rahmen psychiatrischer Erkrankungen ist es wichtig, dass die Patienten ihren Zustand selbst als Störung und damit als potenziell veränderbar wahrnehmen. Ist diese Wahrnehmung nicht vorhanden, wird von fehlender Krankheitseinsicht gesprochen. Insbesondere bei psychotischen Patienten kann dies zu einer großen Herausforderung werden. Wichtig ist zu betonen, dass eine fehlende Krankheitseinsicht keinen Grund für eine Klinikaufnahme oder eine Zwangsunterbringung darstellt. Dies ist nur im Rahmen von Fremd- oder Eigengefährdung möglich. Zudem ist nicht jeder Patient, der ein „komisches Denken oder Verhalten" zeigt, auch gleich psychisch krank. Grundsätzlich ist Krankheitseinsicht ein wichtiges, aber auch herausforderndes Konzept. Insbesondere bei psychiatrischen Erkrankungen sind die Grenzen zwischen Gesundheit und Krankheit fließend. Dennoch kann bei sehr schweren Symptomatiken (z. B. intensiver und anhaltender Traurigkeit mit Antriebslosigkeit und Affektverflachung unter Ausschluss einer körperlichen Ursache) vom Vorliegen einer psychiatrischen Störung (im genannten Beispiel dem Vorliegen einer Depression) ausgegangen werden.

25.4 Erläutern Sie, wieso sich die Arbeit mit syndromorientierten Zuständen im Rettungsdienst mehr eignet als die Arbeit mit definierten psychiatrischen Diagnosen.

Rettungseinsätze zeichnen sich trotz moderner Kommunikationsmittel, gutem Training der Einsatzkräfte und jahrelanger Routine durch Spontanität und Unvorhersagbarkeit aus. Im Gegensatz zu Allgemeinmedizinern oder Psychiatern, die die Anamnese ihrer Patienten oftmals über Jahrzehnte miterleben, wird Rettungsfachpersonal sinnbildlich oftmals in ein Einsatzgeschehen „hineingeworfen". Die Einsatzkräfte kennen die bereits bestehenden Diagnosen der Patienten nicht und können sich im Rahmen psychiatrischer Notfälle auch nicht auf eine gute Abgrenzbarkeit bestimmter Störungen verlassen. So kann eine manische Episode einer bipolaren Störung wirken wie eine Schizophrenie oder das impulsive Handeln im Rahmen einer Stresssituation bei Patienten mit emotional instabiler Persönlichkeitsstörung. Abgrenzungen der einzelnen Krankheitsbilder brauchen Expertise und Zeit. Beides steht im Rettungsdienst in Hinblick auf psychiatrische Störungen nicht zur Verfügung. Allerdings ist Rettungsfachpersonal geübt in Symptombeobachtung und Symptomkontrolle. Aus diesem Grunde bietet es sich an, mit Symptomkomplexen wie dem psychomotorischen Erregungssyndrom zu arbeiten. So können zügig kluge Entscheidungen getroffen werden, die mitunter auch sehr kooperativ mit den Patienten erarbeitet werden können.

25.5 Nennen Sie mindestens 6 Differenzialdiagnosen, bei denen Angst eine zentrale Rolle spielt.*

- ACS
- Exazerbierte COPD
- Schlaganfall
- Lungenembolie
- Verletzungen
- Angststörung

25.6 Finden Sie die 8 versteckten Begriffe.

Tipp: Sie alle haben etwas mit Angst zu tun.

W	C	C	P	I	Q	B	L	F	G	J	Q	Z	B	S	Q	I	J
D	R	B	S	C	I	D	J	J	S	A	T	S	U	O	W	F	G
P	C	D	V	U	B	**D**	**U**	**R**	**C**	**H**	**F**	**A**	**L**	**L**	X	A	Q
R	N	Z	C	C	C	S	A	W	X	S	H	M	Y	Y	F	U	F
P	**S**	D	P	F	Y	Q	H	Y	**E**	**R**	**B**	**R**	**E**	**C**	**H**	**E**	**N**
N	**C**	N	Q	G	M	L	M	W	L	C	S	Z	N	C	K	A	A
T	**H**	**B**	**L**	**U**	**T**	**D**	**R**	**U**	**C**	**K**	**A**	**N**	**S**	**T**	**I**	**E**	**G**
A	**W**	N	X	I	K	G	I	Y	T	J	F	O	A	E	G	G	Y
C	**I**	X	U	M	A	F	T	G	T	O	I	Q	K	D	B	B	K
H	**T**	I	Q	L	U	Q	U	J	Q	B	C	N	T	R	S	P	D
Y	**Z**	**H**	**Y**	**P**	**E**	**R**	**V**	**E**	**N**	**T**	**I**	**L**	**A**	**T**	**I**	**O**	**N**
K	**E**	V	R	E	Q	B	A	P	P	D	D	J	W	L	R	S	W
A	**N**	B	P	X	S	Q	A	H	D	R	E	R	T	H	O	M	D
R	Y	O	T	S	**H**	**E**	**K**	**T**	**I**	**K**	E	D	D	T	X	H	D
D	K	E	H	E	L	K	R	F	K	J	L	M	J	V	D	W	W
I	T	L	T	Y	N	B	B	F	X	E	Y	N	V	Q	E	C	L
E	N	Q	I	**Z**	**I**	**T**	**T**	**E**	**R**	**N**	X	V	T	H	E	R	J
L	Y	L	I	D	J	V	H	B	P	P	U	M	K	P	M	G	H

25.7 Ergänzen Sie den Text.

Angst – Gefühl – Gesprächsangebot – Haltung – informiert – Klinik – Maßnahme – objektiv – Untersuchungen – zurückgelassen

Die wichtigste **Maßnahme** im Umgang mit Angstpatienten ist das **Gesprächsangebot**. Für den Erfolg des Gesprächs ist aber nicht nur Zuwendung, sondern vor allem auch die richtige **Haltung** gegenüber dem Patienten von Bedeutung. Es sollten Ruhe und Sicherheit ausgestrahlt werden. Der Patient muss in seiner **Angst** ernst genommen werden. Diese ist **objektiv** nicht immer begründet, was eine Herausforderung für das Rettungsfachpersonal darstellen kann. Der Patient muss allen **Untersuchungen** zustimmen oder sie ablehnen dürfen. Das vorherige Erklären der Maßnahmen ist Pflicht. Der Patient erhält dadurch das **Gefühl**, in die Situation miteinbezogen und damit selbstwirksam zu sein. Er sollte nie allein zurückgelassen werden. Je nach Situation müssen Angehörige **informiert** werden. Auch kann der Patient bei Bedarf in eine psychiatrische **Klinik** transportiert werden.

25.8 Unterscheiden Sie „unipolare Depression" und „bipolare Störung".

Unipolare Depressionen zeichnen sich dadurch aus, dass die Betroffenen mindestens phasenweise unter der Symptomtrias „verminderter Antrieb", „gedrückte Stimmung" und „Interessensverlust" leiden. Es können Phasen auftreten, in denen sich die Patienten relativ normal fühlen. Bei Patienten mit einer bipolaren Störung treten neben den depressiven Phasen auch manische Episoden auf, die durch eine übertrieben gehobene Stimmung gekennzeichnet sind und bis zu psychotischen Denkmustern führen können. Betroffene sind übermäßig aktiv und neigen dazu, in ihren Gedanken und Ideen hin und her zu springen.

25.9 Ergänzen Sie den Text.

Ursachen – Schlaganfall – schlagartig – Infekte – Störung – Demenz – Therapie – Desorientierung – Blutzuckerentgleisungen

Verwirrtheit ist ein Symptom vieler Erkrankungs- und Notfallbilder. Sie zeichnet sich durch **Desorientierung** bis hin zur Bewusstseinsstörung aus. Ihre **Ursachen** sind oftmals neuro-vaskuläre Störungen (z. B. nach einem **Schlaganfall**) oder neuro-degenerative Störungen (z. B. bei bestehender **Demenz**). Das Rettungsfachpersonal sollte immer dann besonders hellhörig werden, wenn sich der Patientenzustand **schlagartig** oder über einen sehr kurzen Zeitraum verändert hat. Dies ist oftmals ein Zeichen für eine akute **Störung**, die durch die richtige **Therapie** behoben werden kann. Gezielt sollten in diesen Fällen frische Schlaganfälle, kardiovaskuläre Erkrankungen, **Blutzuckerentgleisungen** und fieberhafte **Infekte** ausgeschlossen werden.

25.10 Nennen Sie mindestens 3 Beispiele für kardiovaskuläre Erkrankungen, die zu Verwirrtheitszuständen führen können.*

- Herzbeuteltamponaden
- Herzrhythmusstörungen
- Gefäßverengungen im Halsbereich

Bei allen 3 Beispielen ist die zerebrale Durchblutung eingeschränkt, was zu Verwirrung und anderen neurologischen Störungen führen kann.

25.11 Beschreiben Sie das „delirante Syndrom".

Das delirante Syndrom ist eine Kombination aus psychischen und somatischen Symptomen, welche lebensbedrohliche Ausmaße annehmen können. Zu den psychischen Symptomen gehören Verwirrtheit bis hin zu Wahnvorstellungen. Zu den somatischen Symptomen gehören vegetative Beeinträchtigungen wie etwa Blutdruckschwankungen, Schwindel oder Erbrechen.

25.12 Nennen Sie mindestens 4 mögliche Auslöser für ein delirantes Syndrom.*

- Wechselwirkungen verschiedener Psychopharmaka
- Unkontrollierte Medikamenteneinnahme
- Konsum von Sucht- und Rauschmitteln
- Entzug von Sucht- und Rauschmitteln

25.13 Erläutern Sie die Abkürzung „HOPS".

HOPS steht für „Hirnorganisches Psychosyndrom". Hierbei handelt es sich um einen Sammelbegriff für psychosoziale Folgen hirnorganischer Veränderungen. Die Veränderung bezieht sich im Regelfall auf die Leistungsbereiche: Denken, Handeln, Bewusstsein und Emotionsregulierung. Ein HOPS kann primär, etwa als Folge einer demenziellen Erkrankung oder einer Kopfverletzung, oder sekundär, also in Form einer indirekten Hirnschädigung durch systemische Störungen wie Diabetes mellitus vorliegen. Zudem kann zwischen einer akuten Form, die reversibel ist, und einer chronischen und damit irreversiblen Form unterschieden werden. Gemeinsam ist allen Formen des hirnorganischen Psychosyndroms, dass die Patienten viel Zuwendung und einen geduldigen Umgang benötigen. Notfallereignisse, Ortswechsel oder Schmerzen durch Maßnahmen des Rettungsdienstes können die Situation für die Betroffenen verschlimmern.

25.14 Beschreiben Sie das Störungsbild des „psychomotorischen Erregungssyndrom".

Als psychomotorisches Erregungssyndrom wird eine Anspannungssituation bezeichnet, die sich im Regelfall durch folgende Trias auszeichnet:
- Psychomotorische Unruhe
- Erregung
- Angespanntheit

Betroffene können aggressiv sein. Oftmals dominieren jedoch hastige, fahrige Bewegungen und Tics, die mitunter durch eine zugewandte Gesprächsführung reduziert werden können. Da sich das Erregungsniveau der Betroffenen und damit auch das Gefahrenpotenzial für das Einsatzteam schnell ändern kann, müssen Vorkehrungen zum Eigenschutz getroffen werden. So sollten sich die Einsatzkräfte immer mindestens in Rufweite voneinander befinden. Hektische Bewegungen und überfordernde Gesprächsangebote sollten vermieden werden. Daneben sollte stark agitierten Patienten niemals der Rücken zugedreht werden.

25.15 Nennen Sie 5 mögliche Maßnahmen im Rahmen der Behandlung eines psychomotorischen Erregungssyndroms.*

- Eigenschutz beachten
- Zugewandte Gesprächsführung (sofern möglich)
- (Fremd-)Anamnese einholen
- Ggf. Sedierung durch Notarzt
- Bei Zwangsmaßnahmen Absprache mit der Polizei

25.16 Ergänzen Sie den Text.

Suizidalität – Experte – Problemlage – psychiatrische – freiwillige – Ratschlägen – Suizidgedanken – Suizidankündigung

Der Begriff **Suizidalität** bedeutet „Neigung zur Selbsttötung". Diese abzuschätzen ist ungemein schwierig. Somit ist jede **Suizidankündigung** ernst zu nehmen, bis ein **Experte** den Patienten begutachtet hat. Oftmals hilft es, den Patienten direkt nach seinen **Suizidgedanken** zu fragen – insbesondere, wenn dieser keine Suizidankündigung gemacht hat, sich aber so auffällig verhält, dass das Rettungsfachpersonal annimmt, dass er suizidal sein könnte. Der Patient sollte während des Einsatzes durchgängig das Gefühl haben, dass er bei den Fachkräften ein offenes Ohr für seine **Problemlage** findet. Hierbei sollte das Rettungsfachpersonal zurückhaltend mit **Ratschlägen** oder Verurteilungen sein. Ziel ist dabei immer die **freiwillige** Mitfahrt in eine aufnahmebereite **psychiatrische** Klinik.

25.17 Erläutern Sie die Bedingungen, unter denen Patienten auch gegen ihren Willen in ein Krankenhaus eingewiesen werden können.

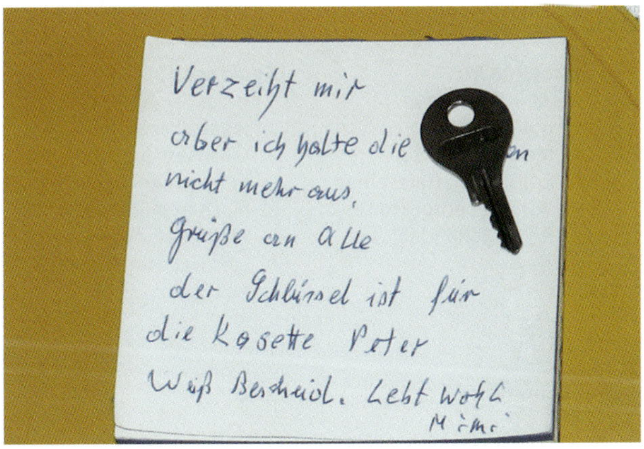

© Dr. Dr. med. Jürgen Luxem, Aschaffenburg

Grundsätzlich hat jeder Mensch das Recht, sich dort aufzuhalten, wo er es möchte, solange er dabei keine Straftaten (etwa Hausfriedensbruch) begeht. Dieses Recht ist ein Grundrecht. Auch eine psychische Krankheit ist kein Grund, einem Menschen dieses Recht vorzuenthalten. Allerdings existieren zwei Sondersituationen, in denen eine sogenannte Zwangsunterbringung erfolgen kann. Sobald eine Eigen- bzw. eine Fremdgefährdung vorliegt, ist es unter bestimmten Bedingungen möglich, eine Person zwangseinzuweisen. Dies wird in den jeweiligen Landesgesetzen zur Unterbringung psychisch erkrankter Menschen geregelt. Zu bedenken ist hier allerdings, dass das Rettungsfachpersonal im Regelfall nicht zu Zwangs- und Vollstreckungsmaßnahmen berechtigt ist. Hierfür sind Polizei oder Ordnungsämter zuständig. Lediglich, wenn im Rahmen von Notwehr oder Notstand gehandelt wird, darf im engen Rahmen auch Zwang durch Rettungsfachpersonal ausgeübt werden.

26 Menschen mit Vergiftungen versorgen

26.1 Zählen Sie die 6 „W-Fragen" auf, die stets bei Verdacht auf eine Vergiftung gestellt werden sollten.

- Wer hat das Gift eingenommen?
- Wann begann die Giftexposition?
- Warum kam es zu der Vergiftung (Suizidversuch, Arbeitsunfall, Unfall)?
- Welche(s) Gift(e) hat/haben die Intoxikation herbeigeführt?
- Wie viel Gift wurde aufgenommen?
- Worüber wurde das Gift aufgenommen?

26.2 Erläutern Sie die generellen Basismaßnahmen bei Vergiftungen.

Da Vergiftungen sehr vielgestaltig sind, richten sich die spezifischen Maßnahmen immer nach der Art des aufgenommenen Gifts. Grundsätzlich können aber immer wiederkehrende Basismaßnahmen genannt werden. Generell und insbesondere bei Kontaktgiften, die über die Haut aufgenommen werden können, steht der Eigenschutz an erster Stelle. Die persönliche Schutzausrüstung muss ggf. um spezielle oder zusätzliche Handschuhe, eine Schutzbrille sowie einen Mundschutz ergänzt werden. Im Folgenden sollten die Patienten nach dem xABCDE-Schema untersucht und behandelt werden. Hinweise auf das verwendete Gift, nötigenfalls auch Körperausscheidungen, sollten asserviert und der aufnehmenden Klinik übergeben werden.

26.3 Lösen Sie das Rätsel.

Tipp: Gesucht werden Drogen und Suchtstoffe.

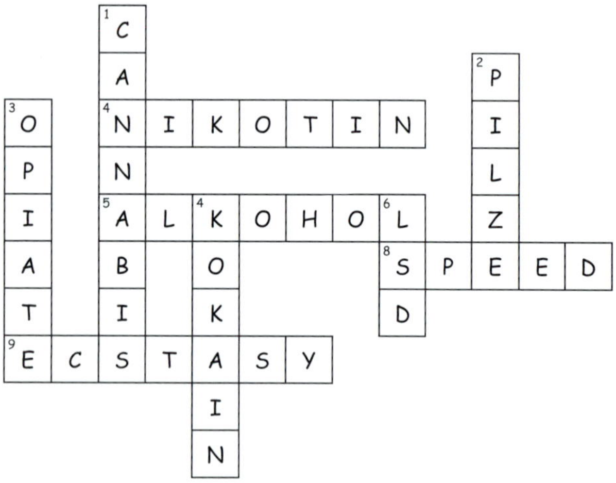

Waagerecht:
4. Ist in Zigaretten enthalten ...
5. Macht betrunken ...
8. Erhöht den Herzschlag ...
9. Wird in bedruckten Pillen gehandelt ...

Senkrecht:
1. Ist in den Niederlanden legal zu erwerben ...
2. Wachsen auch in heimischen Wäldern ...
3. Machen müde ...
4. Wird geschnupft ...
6. Löst Halluzinationen aus ...

26.4 Planen Sie Ihr Vorgehen.

Sie werden zu einem Rettungseinsatz gerufen. Frau Aslan sei in den letzten Tagen nicht mehr richtig wach geworden. Bei der Untersuchung stellt Ihr Team fest, dass auf ihrem Rücken mehrere Schmerzpflaster kleben.

Bei der Patientin besteht der Verdacht auf eine Opioidintoxikation. Die Schmerzpflaster sollten schnellstmöglich entfernt werden. Die Abgabe weiterer Opioide wird damit beendet. Unbedingt ist auf den Erhalt einer suffizienten Atmung zu achten, da diese durch die Wirkstoffe in ihrem Antrieb gemindert sein könnte. Hochdosierter Sauerstoff kann dem entgegenwirken, unter Umständen muss allerdings eine Beatmung erfolgen. Opioide können mit Naloxon antagonisiert werden. Es muss jedoch beachtet werden, dass es zu einem Rebound-Effekt kommen kann, da das Naloxon eine kürzere Halbwertszeit aufweist als die meisten Opioide.

26.5 Nennen Sie die 4 Stadien der Alkoholvergiftung und erläutern Sie diese kurz.

Alkoholvergiftung

Stadium	Erläuterung
Exzitation	Die Patienten sind euphorisch, enthemmt und unruhig. Zudem weisen sie Gleichgewichtsstörungen und im Verlauf auch eine lallende Sprache auf.
Hypnose	Die Patienten sind bewusstseinsgestört, aber erweckbar. Die Schmerzwahrnehmung ist eingeschränkt. Der Blutzuckerspiegel ist erniedrigt.
Narkose	Die Patienten weisen einen niedrigen Blutdruck auf, sind tachykard und tief bewusstlos.
Asphyxie	Die Patienten sind komatös und weisen keine Schutzreflexe mehr auf. Die Spontanatmung geht im Verlauf verloren, was ein Herz-Kreislauf-Versagen zur Folge hat.

26.6 Richtig oder falsch?

	Richtig	Falsch
1. Eine mögliche Nebenwirkung von Antiarrhythmika, insbesondere bei Überdosierungen, sind Herzrhythmusstörungen.	✓	
2. Bei der Überdosierung bestimmter Neuroleptika kommt es zu motorischen Störungen.	✓	
3. Opioide wirken bei Überdosierung beschleunigend auf Atmung und Herzfrequenz.		✗
4. Eine Intoxikation mit Barbituraten ist mit einer geringen Letalität verbunden.		✗
5. Bei der Überdosierung von Antidepressiva kommt es zu Tachykardien und Überhitzungen des Organismus.	✓	

3. Opioide verursachen eine Atemdepression und führen tendenziell zu Bradykardien.
4. Barbituratintoxikationen sind mit einer hohen Letalität verbunden.

26.7 Nennen Sie mindestens 4 Symptome einer Kohlendioxidvergiftung.*

- Kopfschmerzen
- Herzklopfen
- Atemnot
- Bewusstlosigkeit

26.8 Planen Sie Ihr Vorgehen.

Sie werden zu einem Notfall gerufen und finden die abgebildete Situation vor.

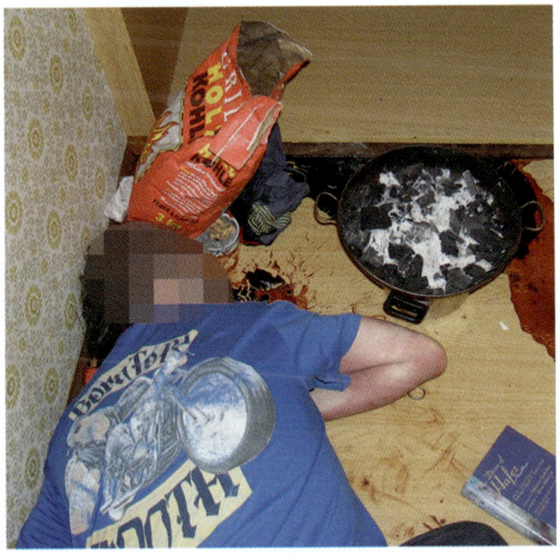

© Dr. Dr. med. Jürgen Luxem, Aschaffenburg

Sie müssen sofort die Wohnung verlassen! Der Holzkohlegrill in der Umgebung deutet darauf hin, dass es sich bei der Ursache für den Patientenzustand um eine Kohlenmonoxidvergiftung handelt. Die Feuerwehr muss nachgefordert werden, um den CO-Spiegel in der Raumluft zu messen und die Wohnung ggf. unter Atemschutz zu lüften. Sobald der Patient durch die Feuerwehr geborgen wurde oder die Feuerwehr die Einsatzstelle freigegeben hat, muss geprüft werden, ob Lebenszeichen vorliegen. Wenn dies der Fall ist, muss der Patient nach dem xABCDE-Schema behandelt werden. Eine wichtige Rolle kommt hier der Gabe von hochdosiertem Sauerstoff zu. Auch sollte über eine Druckkammertherapie nachgedacht werden. Sollten keine Lebenszeichen vorliegen, muss mit Reanimationsmaßnahmen begonnen werden, sofern keine sicheren Todeszeichen vorliegen.

Menschen mit Infektionskrankheiten versorgen

27.1 Unterscheiden Sie Bakterien und Viren.

In beiden Fällen handelt es sich um Krankheitserreger. Allerdings bestehen zwischen ihnen einige gravierende Unterschiede. Bakterien sind Lebewesen, während Viren nicht alle Merkmale des Lebens aufweisen. Bakterien verfügen über eine Zellwand, Zellplasma und Zellorganellen. Sie nutzen zur Replikation DNA bzw. RNA und haben einen eigenen Stoffwechsel. Dieser ist aerob oder anaerob. Viren hingehen bestehen aus einer Proteinhülle (Capsid), in die DNA bzw. RNA verpackt ist. Sie nutzen fremde Zellen (etwa Körperzellen), um sich zu vermehren. Sie können behüllt oder unbehüllt sein.

27.2 Ergänzen Sie die Tabelle.

Ausbreitung von Krankheitserregern

Begriff	Definition	Beispiel
Endemie	Zeitlich unbegrenztes Auftreten einer Infektionserkrankung in einem örtlich begrenzten Gebiet.	Borrelia burgdorferi (Erkrankung: Borreliose) sind in ganz Deutschland endemisch. Sie werden durch Zecken übertragen.
Epidemie	Zeitlich begrenztes vermehrtes Auftreten einer Infektionserkrankung in einem örtlich begrenzten Gebiet.	Influenzaviren (Erkrankung: Influenza/Grippe) treten in Wellen auf, meistens im Herbst und Winter.
Pandemie	Zeitlich begrenztes vermehrtes und weltweites Auftreten einer Infektionserkrankung.	SARS-CoV-2 (Krankheit: COVID-19) war der Erreger der Coronaviruspandemie.

27.3 Unterscheiden Sie „spezifische" und „unspezifische Immunabwehr"

Beide „Systeme" der Immunabwehr arbeiten eng zusammen und sind für sich allein genommen deutlich schwächer in ihrem Wirkungsgrad. Sie lassen sich jedoch relativ gut unterscheiden. Während die unspezifische Immunabwehr aus natürlichen Barrieren (etwa der Hautbarriere) sowie einem ganzen Arsenal von unspezifischen Abwehrzellen besteht, etwa Fresszellen oder histaminausschüttenden Zellen, ist die spezifische Immunabwehr ein lernendes System. Sie tastet den Erreger beim ersten Kontakt ab, aktiviert gezielt Zellen, um ihn zu zerstören und bildet Gedächtniszellen aus, die im Bedarfsfall zügig spezifische Antikörper produzieren können.

27.4 Erläutern Sie den Begriff „Infektionskrankheit".

Eine Infektionskrankheit ist eine durch Mikroorganismen ausgelöste Störung des Organismus. Sie wird von der reinen Infektion abgegrenzt, bei der keine Symptomatik vorliegen muss. Je nach Erreger und Symptomatik erfolgt eine andere Therapie der Erkrankung. Eine Gefahr geht von Infektionserkrankungen dadurch aus, dass sie, in Abhängigkeit vom spezifischen Erreger, das eingesetzte Personal durch eine mögliche Übertragung gefährden.

27.5 Nennen Sie 3 klinische Zeichen einer AIDS-Erkrankung.*

- Zunehmende Immunschwäche mit gehäuften und schwer verlaufenden Infektionserkrankungen
- Exantheme und andere Hautveränderungen
- Leistungsabfall

27.6 Kreuzen Sie die richtigen Lösungen an.

✓ Hepatitis B ist die häufigste chronische Virusinfektion des Menschen.
✓ Sie ist sexuell übertragbar und kommt im Blut und anderen Körperflüssigkeiten vor.
✓ Hepatitis C wird oft durch Nadelstichverletzungen oder geteilte Kanülen übertragen.

27.7 Planen Sie Ihr Vorgehen.

Sie werden zu einem Einsatz in einer Pflegeeinrichtung gerufen. Die Pflegerin weist Sie darauf hin, dass die Patientin mit einem 4-MRGN besiedelt sei.

Die Patientin ist mit multiresistenten gramnegativen Stäbchenbakterien infiziert. Oberstes Ziel in einem solchen Einsatz ist es, neben der medizinisch korrekten Versorgung der Patientin, eine Übertragung des resistenten Erregers zu verhindern. Hierfür sollte die Anzahl der Personen, die direkten Kontakt mit der Patientin haben, reduziert werden. Selbiges gilt für nicht benötigte Ausrüstungsgegenstände. Die persönliche Schutzausrüstung muss entsprechend der Vorgaben im Hygienehandbuch erweitert werden. Der Einsatz von Einmalmaterial ist zu empfehlen. Zudem sollten alle Einsatzmittel, die bei der Versorgung nicht benötigt werden, aus dem Patientenraum des RTW entfernt werden.

27.8 Richtig oder falsch?

	Richtig	Falsch
1. Infektionstransporte können in Ausnahmefällen auch von Personen durchgeführt werden, deren Impfschutz nicht vollständig ist.	✓	✗
2. Infektionstransporte sind immer planbar.		✗
3. Vor dem Transport des Patienten sollte die aufnehmende Einrichtung immer informiert werden.	✓	
4. Bei einer umfassenden Schlussdesinfektion wird unter anderem der gesamte Krankenraum desinfiziert.	✓	
5. Im Regelfall erfolgt neben der Dokumentation des Einsatzes eine zusätzliche Dokumentation auf einem speziellen Infektionstransportprotokoll.	✓	

1. Es gibt in den meisten Fällen keine Regelung, dass der Impfschutz des Personals vollständig sein muss. So etwa lassen viele Rettungsdienstmitarbeiter keine jährliche Grippeschutzimpfung durchführen. Die Datenlage deutet jedoch darauf hin, dass eine solche Impfung das Personal und nicht erkrankte Patienten schützen kann. Daher ist ein vollständiger Impfschutz anzustreben. Anders sieht es bei Pflichtimpfungen wie dem Masernschutz (Impfung oder Immunitätsnachweis) aus. Ohne diesen darf keine Tätigkeit im Gesundheitswesen ausgeübt werden.
2. Viele Infektionstransporte sind planbar. Allerdings zeichnet sich das rettungsdienstliche Arbeitsfeld durch seine Unvorhersehbarkeit aus.

Psychosoziale Erste Hilfe (PSNV) sicherstellen

28.1 Unterscheiden Sie PSNV-B und PSNV-E.

PSNV steht für „psychosoziale Notfallversorgung". Die Kürzel „B" und „E" stehen für „Betroffene" und „Einsatzkräfte". Hier wurden also gezielt die Hilfsangebote für diese beiden Personengruppen getrennt. Der Umgang mit zivilen Betroffenen und Einsatzkräften unterscheidet sich stellenweise erheblich. Dabei ist insbesondere darauf zu achten, dass keine Techniken aus der Krisenintervention bei Einsatzkräften in der Betreuung von zivilen Betroffenen Anwendung finden. Dies könnte unter Umständen zu einer Verschlimmerung der Situation für die Betroffenen führen.

28.2 Was sollten Einsatzkräfte tun, wenn sie sich nach einem Todesfall oder nach der Betreuung von trauernden Angehörigen belastet fühlen.

Je nachdem, wie intensiv das Belastungsgefühl ist, können verschiedene Wege gewählt werden. In vielen Fällen hilft ein Gespräch mit Kolleginnen und Kollegen, der eigenen Familie oder guten Freunden weiter. Es ist normal, dass bestimmte Einsätze einem näher gehen als andere, sodass nicht jede Traurigkeit, die eine Einsatzkraft empfindet, in einer weitergehenden Störung münden muss. Allerdings können manche Gefühlsreaktionen auch sehr stark und belastend sein. Hier kann das Aufsuchen eines notfallpsychologischen Angebotes sehr hilfreich sein.

28.3 Nennen Sie die 5 Prinzipien der Psychischen Ersten Hilfe (PEH).

1. Gefühlte Sicherheit, soweit real möglich, fördern
2. Beruhigen und entlasten
3. Selbstwirksamkeit und Kontrolle fördern
4. Kontakt und Anbindung fördern
5. Hoffnung stärken

28.4 Planen Sie Ihr Vorgehen.

Sie werden zu einer Kinderreanimation gerufen. Ein 5-Jähriger hat auf einem Kindergeburtstag eine Erdnuss gegessen und fing plötzlich an zu husten. Vor Ort befinden sich einige Eltern und weitere Kinder. Die Eltern des Patienten wurden bereits informiert, sind aber noch nicht vor Ort. Ihr Team stellt die medizinische Versorgung sicher. Dem Notfallsanitäter gelingt es, die Erdnuss bei der Laryngoskopie oberhalb der Stimmritze zu identifizieren und mit der Magill-Zange zu entfernen. Als das NEF eintrifft, atmet der Patient bereits wieder spontan, ist aber noch nicht bei Bewusstsein. Sie fragen sich, welche psychosozialen Maßnahmen nun ergriffen werden sollten.

Hierbei handelt es sich um eine wirklich stressige Situation. Für die meisten Einsatzkräfte sind kritische Kindernotfälle die belastendsten Einsatzerfahrungen. Hinzu kommt in dieser Situation, dass auch die Zeugen durch die Dramatik der Situation hoch belastet sind. Dies gilt insbesondere für die anwesenden Kinder. Einen besonderen Stellenwert haben die Eltern des betroffenen Kindes, die zwar noch nicht vor Ort sind, auf deren Ankunft man sich jedoch vorbereiten sollte. Das Einsatzteam muss sich jedoch vollständig auf die medizinische Versorgung konzentrieren. Daher sollten die anwesenden Eltern zur aktiven Hilfe aufgefordert werden. Einige von ihnen könnte sich um die anderen Kinder kümmern, andere könnten nachrückende Kräfte einweisen oder andere einfache Aufgaben übernehmen. Das stärkt ihr Handhabbarkeitsgefühl. Idealerweise erfolgt bereits früh die Nachalarmierung des Kriseninterventionsteams bzw. der Notfallseelsorge (PSNV-B). Über die Leitstelle kann auch die Zielklinik informiert werden, dass für die Eltern des Patienten ein psychischer Beistand benötigt werden könnte. Nach dem Einsatz sollte eine gemeinsame Nachbesprechung erfolgen. Dabei sollte aktiv auch die Möglichkeit angesprochen werden, die Dienste von PSNV-E-Einheiten in Anspruch zu nehmen.

29.1 Unterscheiden Sie „emotionsfokussierte" und „problemfokussierte" Stressbewältigung.

Stress erfordert immer einen Bewältigungsvorgang, um nicht zu einer chronischen Störung zu werden. Im Alltag sind Menschen täglich mehrfach leichtem bis hohem Stress ausgesetzt, für den sie jedoch gute Umgangsstrategien gefunden haben. Eine Möglichkeit, mit Stress umzugehen, ist die Fokussierung auf ein Problem. Steht man zum Beispiel vor einer Prüfung, kann es helfen, sich eine systematische Liste zu machen, welche Themen noch gelernt werden sollten und sich bei Freunden zu erkundigen, ob man sich gegenseitig abfragen könne. Oftmals reicht es aber nicht, nur an dem Problem selbst zu arbeiten. Eine Prüfung hat immer etwas Unvorhergesehenes, sodass Strategien zur Selbstberuhigung eine große Hilfe sein können. Man versucht also, die eigenen Emotionen zum Positiven hin zu verändern und auf diese Weise den Stress zu reduzieren. Im Alltag werden oftmals Kombinationen aus beiden Bewältigungswegen gewählt. Allerdings gibt es, zum Beispiel bei Todesfällen, manchmal keine Möglichkeit, problemfokussiert mit Stress umzugehen. Daher sollten Menschen sich schon früh darin üben, einen fairen und wohlwollenden Umgang mit ihren Emotionen zu finden.

29.2 Erläutern Sie die Rolle der Hormone Cortisol und Adrenalin im Rahmen von akutem bzw. chronischem Stress.

Sowohl Adrenalin als auch Cortisol sind wichtige Hormone der sogenannten „Stressachse". Sie haben allerdings unterschiedliche Wirkungen und spielen vor allem auch in der Unterscheidung zwischen akutem und chronischem Stress eine wichtige Rolle. Adrenalin wird sehr schnell über das Zusammenspiel von sympathischem Nervensystem und Nebennierenmark ausgeschüttet. Das Gefühl des schnell wirksamen Adrenalins kennt jeder, der schon mal von einem lauten Geräusch im Halbschlaf geweckt wurde. Es dient damit vor allem der kurzfristigen Reaktionsfähigkeit im Umgang mit akutem Stress. Cortisol hingegen wird langsamer ausgeschüttet und bereitet den Körper nach und nach auf längere Stressperioden vor. Dies ist In einem begrenzen Rahmen, etwa während eines harten Winters mit wenig Nahrung, auch sinnvoll. In der modernen Welt sind längere Stressperioden aber meistens sozialer Natur (zum Beispiel in der zuvor genannten Prüfungsphase). Da in der heutigen Zeit oftmals mehrere Stressperioden hintereinander liegen, kann es unter anderem durch die ständige Cortisolausschüttung zu einer Chronifizierung des Stressstoffwechsels mit entsprechenden psychischen und physischen Folgen kommen.

29.3 Geben Sie für jeden Bereich 5 Beispiele an.

Stressfolgen

Stress in den Gedanken	Stress in den Gefühlen	Stress im Körper	Stress im Verhalten
Grübeln	Gereiztheit	Rückenschmerzen	Zunahme von Missgeschicken
Problem, Wichtiges von Unwichtigem zu unterscheiden	Traurigkeit	Magen- und Verdauungsprobleme	Multitasking
Vergesslichkeit	Frustration	Zähneknirschen	Selbstmedikation und Zunahme des Alkoholkonsums
Leere im Kopf	Versagensängste	Hypertonus	Zunahme von Zwanghaftigkeit
Unentschlossenheit	Hilflosigkeit	Gehäufte Infektionen	Sozialer Rückzug

Daneben sind selbstverständlich noch viele weitere Beispiele möglich.

29.4 Geben Sie jeweils mindestens 3 mögliche Bedingungen traumatischer Situationen an.*

Bedingungen traumatischer Situationen

Situative Bedingungen	Individuelle Bedingungen
Direktes persönliches Erleben	Intensive situative Furcht
Zeugenschaft	Ausgeprägte Hilflosigkeit
Unerwarteter tatsächlicher oder drohender Tod	Sprachloses Entsetzen
Ernsthafte Verletzung oder Gefahr für die körperliche Unversehrtheit	

Lösungen

29.5 Ergänzen Sie die Abbildung

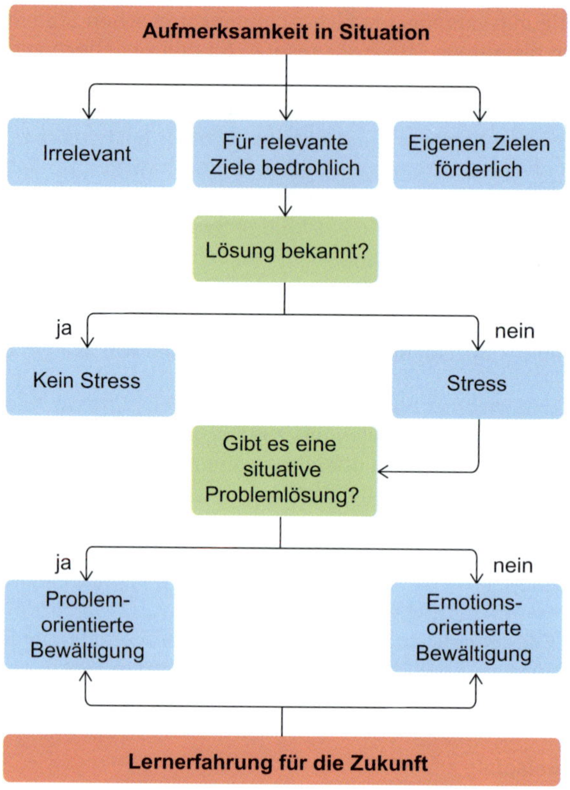

29.6 Ergänzen Sie den Text.

Mitarbeiter – Sprache – formuliert – verstorben – Floskeln – Betreuung – Prinzipien – Basiskrisenintervention – Mobilisieren – Abschiednehmen – Einsatzgeschehen

Eine **Basiskrisenintervention** kann von jedem **Mitarbeiter** der Hilfs- und Notdienste durchgeführt werden. Hierzu sollten einige grundsätzliche **Prinzipien** berücksichtigt werden. Angehörige sollten, sofern möglich, niemals ausgegrenzt, sondern aktiv ins **Einsatzgeschehen** mit einbezogen werden. Zudem sollte die eigene **Sprache** überdacht und angepasst werden. **Floskeln** sind zu vermeiden und es sollte inhaltlich eindeutig **formuliert** werden. Eine kontinuierliche **Betreuung** der Betroffenen schafft Vertrauen und baut Ängste ab. Insbesondere in Situationen, bei denen Menschen **verstorben** sind, sollte der nötige Raum für ein angemessenes **Abschiednehmen** zur Verfügung gestellt werden. In solchen und ähnlichen Situationen empfiehlt sich das **Mobilisieren** sozialer Ressourcen, wie etwa weiteren Familienangehörigen oder Freunden.

29.7 Erläutern Sie den Unterschied zwischen einer akuten Belastungsreaktion und einer Posttraumatischen Belastungsstörung.

Bei einer akuten Belastungsreaktion (ABR) handelt es sich um eine normale Reaktion auf ein nicht normales bzw. alltägliches Ereignis. So ist es zum Beispiel nicht verwunderlich, dass Menschen schlechter schlafen oder unkonzentriert sind, wenn sie einen Notfall miterlebt haben. Dabei können auch andere Symptome wie Derealisation, Unruhe oder Vergesslichkeit auftreten. Diese bilden sich jedoch zumeist innerhalb von 4 Wochen vollständig zurück. Damit hat die ABR keinen Krankheitswert. Dauern die Symptome länger an oder sind besonders intensiv, sollte eine Posttraumatische Belastungsstörung (PTBS) in Erwägung gezogen werden. Deren Leitsymptome sind Hyperarousal (Unruhe), Intrusionen (sich aufdrängende Gedanken) bzw. Flashbacks (Wiedererleben) und Vermeidungsverhalten. Eine PTBS ist stets als schwere psychische Erkrankung zu werten, die behandelt werden muss, um einer Chronifizierung vorzubeugen.

Bewältigungsstrategien (Copingstrategien) nutzen

30.1 Erläutern Sie die drei Bestandteile des Kohärenzsinnes.

Verstehbarkeit:
Menschen müssen belastende Ereignisse verstehen können, um mit ihnen umzugehen. Das bedeutet nicht, dass sie dafür Verständnis haben müssen. Bei einem Gewaltvorfall etwa ist es nicht nötig, sich damit abzufinden, sondern ein Konzept von der Situation zu haben („Ich war Gast in einer Bar und ein Betrunkener war mir gegenüber aggressiv – Betrunkene Menschen sind manchmal leider so. Das ist ein Problem, aber ich verstehe, dass sowas manchmal passiert und jeden Menschen treffen kann.“).

Handhabbarkeit:
Menschen brauchen das Gefühl, mit einer belastenden Situation umgehen zu können. Auch hier geht es nicht um die perfekte Lösung, sondern um die Vermeidung von Hilflosigkeit. Ziel ist es, eine Strategie für zukünftige Ereignisse zu haben („Mir hat der Vorfall mit dem aggressiven Betrunkenen Angst gemacht. Immerhin hat er mich sogar geschubst. Aber ich werde beim nächsten Barbesuch etwas mehr auf meine Umgebung achten. Außerdem haben meine Freunde ja auch auf mich aufgepasst und mir direkt geholfen.“).

Sinnhaftigkeit:
Zudem benötigen Menschen das grundlegende Gefühl, dass ihr Leben und die Dinge, die ihnen widerfahren, einen Sinn ergeben. Auch in diesem Fall geht es nicht um Moral. Ein aggressiver Betrunkener ist mit seiner Aggression immer im Unrecht, aber die Menschen, die von ihm angegangen werden, verlieren im Regelfall nicht ihr Sinngefühl. Vielmehr ist es so, dass die meisten Menschen sehr robust mit Belastungen umgehen können („Das war wirklich belastend, aber als ich gemerkt habe, dass meine Freunde mir direkt geholfen und Umstehende direkt die Polizei gerufen haben, habe ich gemerkt, dass ich mich auf meine Mitmenschen verlassen kann.“).

30.2 Nennen Sie mindestens 4 Möglichkeiten, mit Stress umzugehen.*

- Pausen machen, wenn es nötig ist.
- Die eigene Belastbarkeit stärken.
- An einer gesunden Einstellung arbeiten.
- Sich aktiv erholen.

Selbstverständlich sind noch viele weitere Aktivitäten möglich. Allerdings sollten keine Suchtmittel wie Alkohol, soziale Medien, Fernsehen oder Drogen zum Stressabbau genutzt werden. Diese erhöhen nachweislich mittel- bis langfristig das Stressniveau.

30.3 Ergänzen Sie den Text.

Arbeitswelt – Bedingungen – Kaffee – Planbarkeit – Rettungskräfte – Routinen – Schützenverein – Struktur – Tanzkurs – Team

Gewohnheiten und Rituale helfen Menschen dabei, ihren Alltag zu organisieren und auch in stressigen Situationen **Struktur** zu finden. Dies geht im Regelfall im ganz persönlichen Lebensumfeld los. Ganz gleich, ob es sich um die erste Tasse **Kaffee** am Morgen, um die präferierte News-App oder um den regelmäßigen Gang zum Fitnessstudio, zum **Tanzkurs** oder zum **Schützenverein** handelt, Menschen schaffen sich **Routinen** und Rituale um sich in der Welt zurechtzufinden. Dies kann auch in der **Arbeitswelt** genutzt werden. Idealerweise etablieren **Rettungskräfte** feste Rituale in ihrem Dienstalltag. Sei es im Einsatz oder an der Wache. Eine große Herausforderung ist jedoch die schlechte **Planbarkeit** der rettungsdienstlichen Arbeit. Manchmal ist ein gemeinsamer Morgenkaffee möglich, manchmal wird ein **Team** direkt zum Einsatz gerufen. Hier hilft es, kreativ zu sein und auszuprobieren, welche Rituale man auch unter diesen besonderen **Bedingungen** etablieren kann.

30.4 Richtig oder falsch?

	Richtig	Falsch
1. Hilfen auf Organisationsebene sind beispielsweise Gesundheitsangebote der Krankenkassen.		✗
2. Eine Supervision ist eine gemeinsame Einsatznachbesprechung mit einem Praxisanleiter.		✗
3. Als PSNV-Peers werden Rettungsfachkräfte mit einem universitären Abschluss in Notfallpsychologie bezeichnet.		✗
4. Das in Deutschland verwendete System „Stressbewältigung nach belastenden Einsätzen" (SbE) ist eine Adaptierung des „Critical Incident Stress Management" (CISM).	✓	
5. Individuelle Selbsthilfe umfasst Tätigkeiten und Aktivitäten, die auf gesunde Weise angenehme Emotionen erzeugen.	✓	

1. Hilfen auf Organisationebene sind beispielsweise strukturierte Einsatznachbesprechungen oder Supervisionen.
2. Supervisionen werden durch einen speziell ausgebildeten Supervisor durchgeführt. Dieser kommt oft von extern.
3. PSNV-Peers haben zwar eine Zusatzausbildung, sie sind jedoch nicht zwangsläufig akademisch ausgebildet. Vielmehr sollen sie Teil des Teams und damit auf gleicher Funktionsebene sein, um zielgerichtet helfen zu können.

31.1 Erläutern Sie das Prinzip des CRM.

CRM steht für „Crew Resource Management". Hierbei handelt es sich um ein System von Prinzipien und Handlungsvorgaben, um kritische Zwischenfälle zu vermeiden. Ursprünglich stammt CRM aus der Luftfahrt. Bei der Ursachenauswertung einiger größerer Flugzeugabstürze konnte festgestellt werden, dass die Ursachen nur in seltenen Fällen technische Fehler waren. Meistens gingen die Abstürze auf menschliches Versagen zurück. Daraus wurde jedoch nicht die Konsequenz gezogen, dass die handelnden Personen sich einfach mehr Mühe hätten geben müssen. Vielmehr kam man zu der Erkenntnis, dass dort, wo Menschen arbeiten, immer Fehler durch Missverständnisse oder Stress entstehen werden. Basierend auf dieser Erkenntnis wurde ein System geschaffen, das dem durch konkrete Regelungen, Checklisten, Redundanzen und Handlungsvorgaben entgegenwirken sollte. Dies hat zu einer deutlichen Reduktion der Luftfahrtunfälle geführt. Seit einiger Zeit werden CRM-Prinzipien auch in der Medizin angewendet.

31.2 Korrigieren Sie die Fehler in den 15 Leitsätzen des CRM nach Rall und Gaba.

1. Kenne deine **Arbeitsumgebung**.
2. Re-evaluiere die Situation immer wieder.
3. Habe **Zweifel** und überprüfe genau.
4. Übernimm die Führungsrolle oder sei ein gutes Teammitglied.
5. Achte auf gute Teamarbeit.
6. Verteile die **Arbeitsbelastung**.
7. Setze Prioritäten dynamisch.
8. Antizipiere und plane voraus.
9. Kommuniziere sicher und effektiv.
10. Fordere rechtzeitig **Hilfe** an.
11. Verwende **Merkhilfen** und schlage nach.
12. Mobilisiere alle vorhandenen Ressourcen.
13. Erkenne und vermeide **Fixierungsfehler**.
14. Beachte und verwende die vorhandenen Informationen.
15. Lenke deine **Aufmerksamkeit** bewusst.

31.3 Was ist ein „10-für-10"?

„10-für-10" steht umgangssprachlich für „10 Sekunden für 10 Minuten". Gemeint ist ein kurzer, strukturierter Austausch zwischen den beteiligten Einsatzkräften (10 Sekunden), um die Einsatzsituation analysieren und vorausplanen zu können. Auf diese Weise werden die notwendigen nächsten Schritte festgelegt und die Aufgaben (für die nächsten 10 Minuten) verteilt. Die genauen Zeitangaben dienen hier natürlich nur der Veranschaulichung. Wichtig ist, dass ein 10-für-10 immer ein Time-Out darstellt. Wird es durchgeführt, müssen alle nicht lebenswichtigen Maßnahmen unterbrochen werden, damit alle Teammitglieder ihre ungeteilte Aufmerksamkeit auf die gemeinsame Planung des weiteren Einsatzes verwenden können. Maßnahmen wie Thoraxkompressionen oder eine Beatmung müssen selbstverständlich weiterlaufen. Durch regelmäßige kurze Besprechungen können Fixierungsfehler reduziert werden und Fehlern kann vorgebeugt werden.

31.4 Erläutern Sie das FORDEC-Schema.

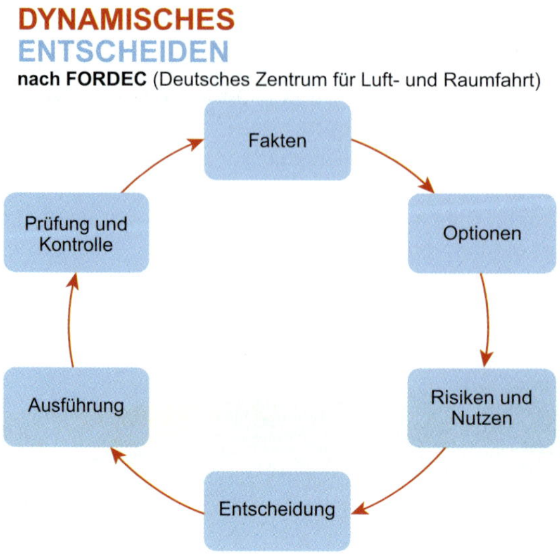

© Heike Hübner, Berlin

Die einzelnen Buchstaben des FORDEC-Schemas stehen jeweils für einen Schritt innerhalb eines strukturierten Entscheidungsprozesses:

- Facts: „Was genau ist das Problem?"
- Options: „Welche Handlungs-/Lösungsmöglichkeiten haben wir?"
- Risks: „Welche Risiken bringen diese Möglichkeiten mit sich?"
- Decision: Entscheidung für eine Handlungs-/Lösungsmöglichkeit
- Execution: Ausführung der Maßnahme
- Check: „Läuft alles?", „Wurde das Ziel erreicht?"

Zunächst wird das Problem analysiert und mögliche Optionen werden genannt. Im Anschluss daran wird jede Option auf Risiken (und Vorteile) geprüft. Auf dieser Basis kann eine Entscheidung getroffen werden, die nach bzw. während ihrer Ausführung immer wieder auf ihre Richtigkeit hin überprüft werden sollte.
FORDEC ist vor allem bei komplexen Entscheidungen mit widerstreitenden Interessen eine große Hilfe (z. B. beim Abwägen zwischen einer längeren Fahrtstrecke zum Erreichen einer großen Klinik oder einem schnelleren Transport in ein kleineres Krankenhaus bei kritisch erkrankten Patienten).

Erfolgreiche Prüfungsvorbereitung

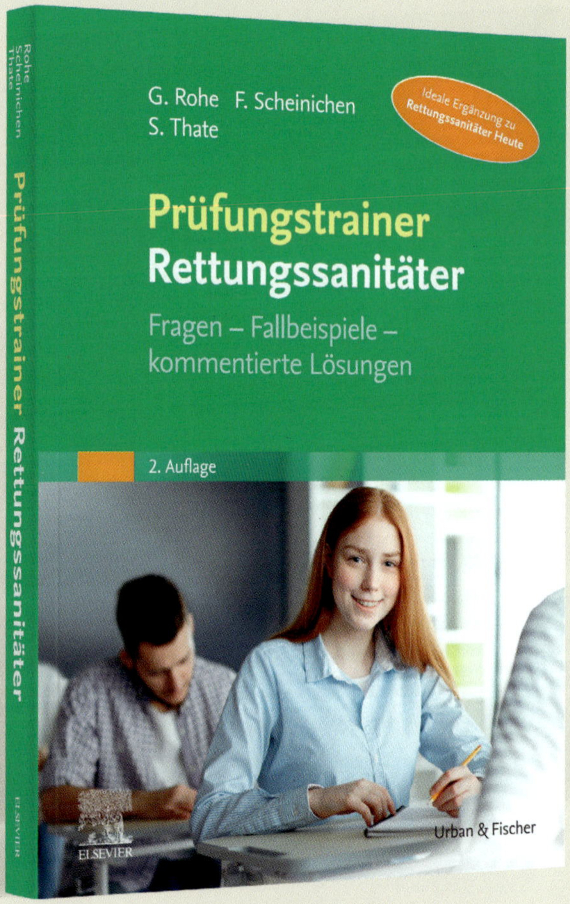

20260428c2 Irrtümer vorbehalten. Stand 4/2026

ELSEVIER

Diesen und viele weitere Titel sowie die aktuellen Preise finden Sie in Ihrer Buchhandlung vor Ort und unter **shop.elsevier.de**